# Inhalt

Dr. med. Matthias Rath

# Warum kennen Tiere keinen Herzinfarkt

## ... aber wir Menschen

Natürliche Vorbeugung von
Durchblutungsstörungen, Herzinfarkt,
Schlaganfall, Gefäßleiden bei Diabetes,
Bluthochdruck, Herzschwäche,
Herzrhythmusstörungen und anderen
Herz-Kreislauf-Problemen

MR Publishing

Vollständig überarbeitete und erweiterte Neuausgabe der
3. Auflage
1. Auflage 1-25.000



Satz: MR Publishing
Druck und Verarbeitung: echter Druck, Würzburg

MR Publishing B.V.
Postbus 859
NL-7600 AW Almelo
Fax +31(0)546 53 33 43
www.mr-verlag.com

ISBN 90-76332-54-1

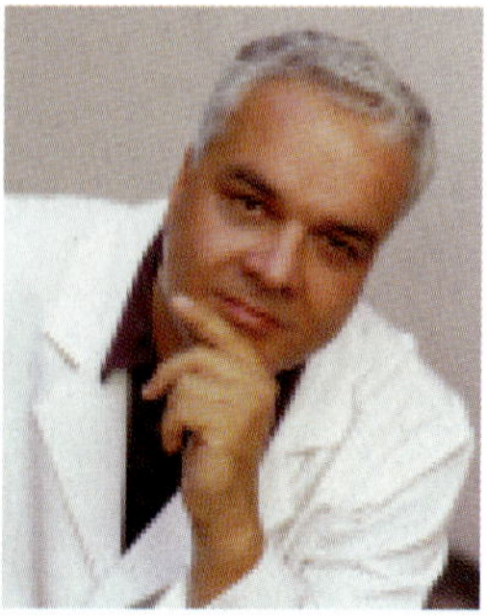

**Liebe Leserinnen und Leser,**

die größte „Epidemie" auf der Erde wird durch Herzinfarkte, Schlaganfälle und andere Formen von Herz-Kreislauf-Erkrankungen verursacht, die bereits Hunderte Millionen Menschenleben gefordert haben. Heute wissen wir, dass diese „Herz-Kreislauf-Epidemie" keine Krankheit im eigentlichen Sinne ist, sondern die Folge eines langfristigen Mangels an Vitaminen und anderen essentiellen Nährstoffen in Millionen von Zellen unseres Körpers - und dass sie vermeidbar ist. **Dieses Buch dokumentiert den wissenschaftlichen Durchbruch zum Sieg über den Herztod, der weltweit Millionen von Menschenleben rettet.**

Die „Herz-Kreislauf-Epidemie" stellt eine der größten ökonomischen Belastungen in Amerika und anderen Ländern dar. Die durch diese Krankheit verursachten direkten und indirekten Kosten belaufen sich weltweit auf mehrere Billionen Dollar jährlich. **Dieses Buch zeigt, wie der Großteil dieser Gelder eingespart werden kann und für andere wichtige soziale Aufgaben zur Verfügung steht.**

Ebendiese „Herz-Kreislauf-Epidemie" bildet auch das Kernstück für eines der größten Investitionsgeschäfte auf der Erde - das „Pharma-Geschäft mit der Krankheit". Das Ende dieser Epidemie führt zwangsläufig auch zum Ende dieses Geschäfts der Pharma-Industrie, wie wir es heute kennen. **Deshalb ließ die Pharma-Industrie dieses Buch auch auf den „Index" setzen.**

Angesichts der Tatsache, dass mit der Pharma-Industrie die größte und profitabelste Investmentbranche der Welt gegen die in diesem Buch beschriebenen Entdeckungen kämpft, ist es keine Überraschung, dass Sie möglicherweise noch nie von diesen Entdeckungen gehört haben. Die Pharma-Industrie erkauft sich Einfluss in den Medien, in der Medizin und in der Politik und war der größte Industriespender für die derzeitige US-Regierung. Dies bedeutet: **Je schneller sich die Botschaft dieses Buches verbreitet, desto rascher wird dem skrupellosen „Geschäft mit der Krankheit" ein Ende bereitet.**

Die dramatischen weltweiten Veränderungen, die schließlich auf diese Entdeckungen folgten, wurden durch den zweimaligen Nobelpreis-Träger Linus Pauling schon frühzeitig erkannt. Kurz vor seinem Tod sagte er zu mir: „Deine Entdeckungen sind für Millionen Menschen derart wichtig, dass sie ganze Industriezweige bedrohen. Vielleicht werden eines Tages sogar Kriege angezettelt, nur um die Verbreitung dieses Durchbruchs zu verhindern. Das ist der Zeitpunkt, an dem du deine Stimme erheben musst!" Aus diesem Grund habe ich in der *New York Times* und in anderen führenden internationalen Zeitungen die Wirtschaftsinteressen bloßgestellt, die den Irak-Krieg und internationale Krisen gezielt für ihre Zwecke einsetzen. Dies ist allen voran die Pharma- und petrochemische Industrie mit der Rockefeller-Gruppe als Hauptinvestoren.

Die globale Tragweite des gesundheitlichen Nutzens der Entdeckungen, die in diesem Buch beschrieben werden, ist atemberaubend. Durch ihre Umsetzung dieser Erkenntnisse in Gesundheitspolitik werden die weltweit wichtigsten Krankheits- und Todesursachen wirksam bekämpft, allen voran Herzinfarkte, Schlaganfälle und andere Volkskrankheit. **Dieses Buch enthält die Richtlinien für die Verwirklichung dieses Ziels.**

Über sechs Milliarden Menschen heute und Milliarden mehr in zukünftigen Generationen haben einen unmittelbaren Nutzen von der Beendigung des „Pharma-Geschäfts mit der Krankheit". Gemeinsam können wir Millionen Leben retten und Kosten in Billionenhöhe bei der medizinischen Vorsorge sparen. **Dieses Buch ist eine praktische Anleitung für das, was Sie schon jetzt tun können – wo immer Sie leben.**

Die „Befreiung zur Gesundheit des Menschen" ist die größte Befreiungsbewegung aller Zeiten. Ihre Tragweite ist global, und sie wirkt sich unmittelbar auf die Gesundheit und das Leben von sechs Milliarden Menschen aus, die heute auf unserem Planeten leben, ebenso wie auf die Gesundheit und das Leben künftiger Generationen. **Dieses Buch ist ein Appell an Sie, sich an dieser großen Aufgabe zu beteiligen - im Namen Ihrer Kinder und Enkelkinder.**

Die einzige geschichtlich dokumentierte Parallele, die dieser Bewegung nahekommt, ist die „Befreiung vom Analphabetentum" im Europa des Mittelalters. Mit der Erfindung des Buchdrucks und der Übersetzung der Bibel in die Umgangssprache vor 500 Jahren nahmen Millionen Menschen das Recht, lesen und schreiben zu lernen, in ihre eigenen Hände. Die damaligen Herrscher wussten, dass Wissen Macht ist, und sie wollten die Macht nicht teilen. Aber Millionen Menschen haben sie damals nicht um ihre Erlaubnis gefragt. Mit vereinten Kräften haben sie das „dunkle" Mittelalter besiegt und dem Zeitalter der Aufklärung den Weg bereitet und damit einem bisher nie dagewesenen Fortschritt für die Menschheit – bis heute.

Heute steht der Menschheit mit der „Befreiung zur Gesundheit" vom Joch des „Pharma-Geschäfts mit der Krankheit" sogar noch größerer Nutzen in Aussicht – allem voran die Ausmerzung der verbreitetsten Krankheiten unserer Zeit. Doch dieser Lohn stellt sich nicht von selbst ein. **Wir alle müssen uns für eine Welt einsetzen, in der Gesundheit, Frieden und soziale Gerechtigkeit die Regel – und nicht die Ausnahme – sind. Dieses Buch bringt uns diesem Ziel näher.**

Mit freundlichen Grüßen

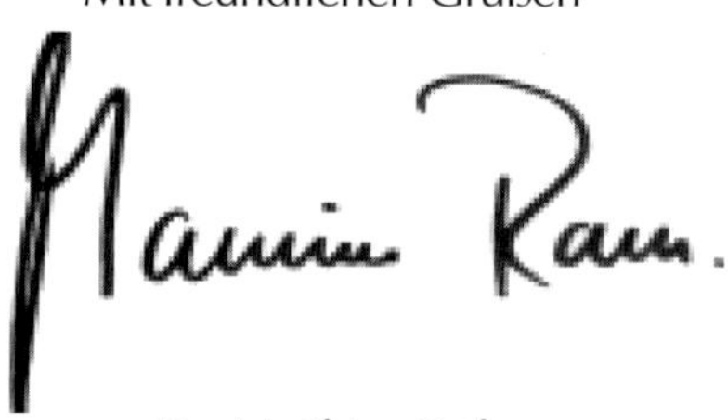

Dr. Matthias Rath

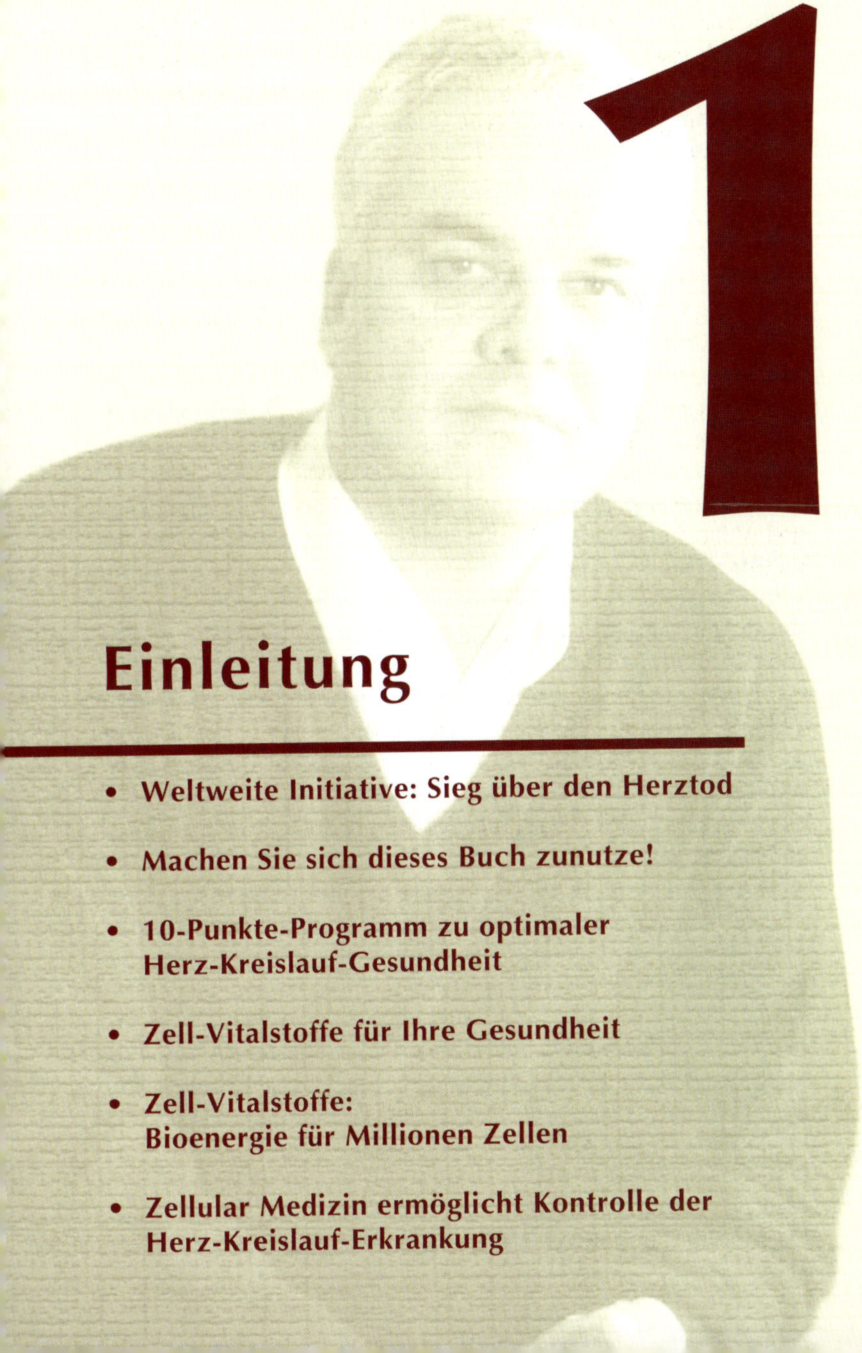

1

# Einleitung

- Weltweite Initiative: Sieg über den Herztod
- Machen Sie sich dieses Buch zunutze!
- 10-Punkte-Programm zu optimaler Herz-Kreislauf-Gesundheit
- Zell-Vitalstoffe für Ihre Gesundheit
- Zell-Vitalstoffe: Bioenergie für Millionen Zellen
- Zellular Medizin ermöglicht Kontrolle der Herz-Kreislauf-Erkrankung

# Weltweite Initiative

**Nur einmal in der Geschichte** kommt die Zeit, in der sich die Menschheit von der Geißel des Herztodes befreit. Dieser Zeitpunkt ist jetzt und heute. Ebenso wie die Entdeckung von Mikroorganismen zur Kontrolle von Infektionskrankheiten führte, so führt die Entdeckung, dass Herzinfarkt und Schlaganfall die Folge von chronischem Vitaminmangel sind, zur Eindämmung der Herz-Kreislauf-Epidemie. Im Laufe des 21. Jahrhunderts kann die Menschheit den Sieg über den Herztod erringen.

**Tiere kennen keinen Herzinfarkt,** weil sie körpereigenes Vitamin C herstellen und damit die Blutgefäßwände schützen. Wir Menschen können kein körpereigenes Vitamin C produzieren und Vitaminmangelernährung führt zu Gefäßwandschwäche. Die Herz-Kreislauf-Erkrankung ist eine Frühform von Skorbut. Klinische Studien zeigen, dass eine optimale Zufuhr von Vitaminen und anderen Nahrungsergänzungsstoffen die Koronarsklerose aufhalten und auf natürliche Weise auch wieder umkehren kann. Vitamine liefern lebenswichtige Bioenergie für Millionen Zellen des Herzens und der Blutgefäßwände und tragen auf diese Weise zur Optimierung der Herz-Kreislauf-Funktion bei. Eine optimale Zufuhr von Vitaminen und anderen Zellfaktoren kann Herz-Kreislauf-Problemen auf natürliche Weise vorbeugen und dazu beitragen, sie zu beheben. Herzinfarkt, Schlaganfall, Bluthochdruck, Herzrhythmusstörungen, Herzschwäche, Durchblutungsstörungen bei Diabetes sowie andere Herz-Kreislauf-Erkrankungen werden in zukünftigen Generationen weitgehend unbekannt sein.

**Der Sieg über den Herztod** ist das nächste große Ziel, das die gesamte Menschheit vereinen wird. Die zur weltweiten Eindämmung der Herz-Kreislauf-Epidemie benötigten Vitamine und andere Naturstoffe sind unbegrenzt verfügbar. Der Sieg über den Herztod hängt nur noch von einem einzigen Faktor ab: Wie schnell kann die Nachricht verbreitet werden, dass Vitamine und andere Zell-Vitalstoffe die Antwort auf die Herz-

# 21. Jahrhundert – Sieg über den Herztod

Kreislauf-Epidemie sind. Die entscheidende Hürde, die überwunden werden muss, ist der Widerstand der Pharma-Industrie und anderer Interessengruppen, die eine weitere Verbreitung dieser lebenswichtigen Informationen zu verhindern suchen, um ihren weltweiten Medikamentenmarkt zu sichern. Doch die Gesundheitsinteressen von Millionen Menschen sind wichtiger als die Aktienkurse der Pharma-Industrie. In dieser Situation erkennen Menschen aus allen Erdteilen, dass wir gemeinsam unsere Gesundheitsinteressen schützen müssen und dass der Sieg über den Herztod von unserem Einsatz abhängt.

**Wir, Menschen unterschiedlicher Nationalität,** Hautfarbe und Religion; Gremien auf Gemeinde-, Länder- und Bundesebene, andere öffentliche und private Organisationen; Krankenversicherungen, Krankenhäuser, Arztpraxen und sonstige Einrichtungen des öffentlichen und privaten Gesundheitsdienstes; Kirchen, Schulen, Unternehmen, Geschäfte und andere kommunale Einrichtungen erkennen unsere historische Chance und Verantwortung, jetzt zu handeln – für unsere und alle zukünftigen Generationen.

**Es ist unser Ziel, im Laufe des 21. Jahrhunderts den Sieg über den Herztod zu erringen.**

**Wir setzen uns dafür ein, die lebenswichtigen Informationen über die Gesundheitsbedeutung von Vitaminen weiterzuverbreiten.**

**Wir laden alle zum Mitmachen ein, um gemeinsam den bislang bedeutendsten Sieg in der Menschheitsgeschichte zu erringen – den Sieg über den Herztod.**

Dies ist eine Zusammenfassung der weitreichenden Bedeutung dieses Buches. Kopieren Sie diese Seite und schicken Sie sie – zusammen mit einem Exemplar dieses Buches – an Freunde, Bekannte und Politiker.

# Vergangenes Jahrhundert: Befreiung vom Seuchentod

Jahrtausendelang waren Infektionskrankheiten die Todesursache Nummer eins, und Milliarden Menschen starben daran.

Jahrtausendelang nahm man an, diese Epidemien seien ein Fluch des Himmels.

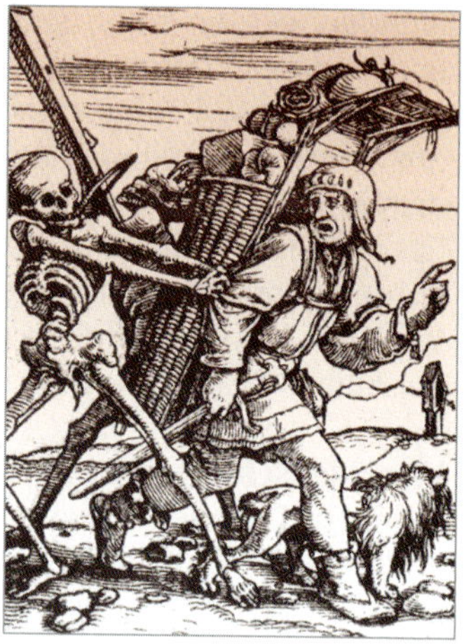

Dann entdeckte Louis Pasteuror vor hundertfünfzig Jahren, dass Infektionskrankheiten durch Bakterien und andere Mikroorganismen verursacht werden.

Vor wenigen Jahren erklärte die Weltgesundheitsorganisation (WHO) die erste Infektionskrankheit, Pocken, weltweit für ausgelöscht.

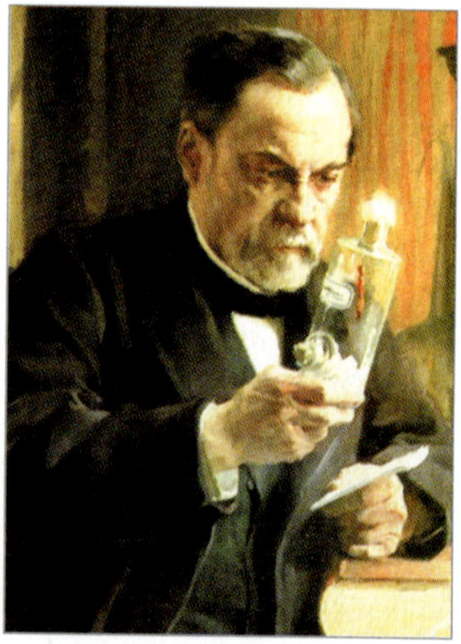

# Heute: Sieg über den Herztod

Im 20. Jahrhundert wurde die Herz-Kreislauf-Erkrankung zur Todesursache Nummer eins. Weltweit starben inzwischen Milliarden Menschen an Herzinfarkt und Schlaganfall.

Da die Hauptursache der Herz-Kreislauf-Epidemie bislang nicht bekannt war, breitete sie sich weltweit immer weiter aus.

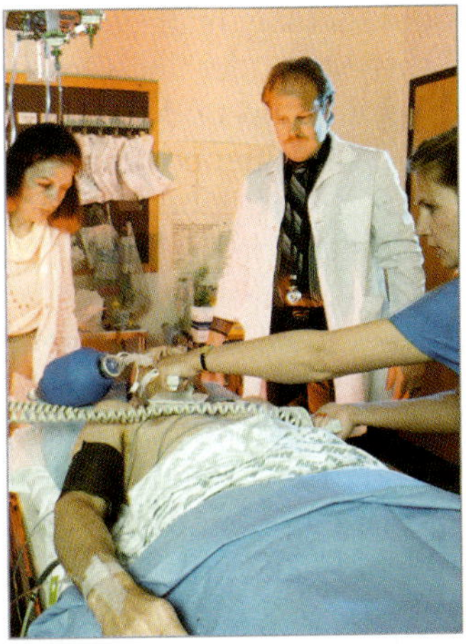

Erst jetzt wissen wir, dass Tiere keinen Herzinfarkt kennen, weil ihr Körper – im Unterschied zum Menschen – Vitamin C selbst herstellt.

Herzinfarkt und Schlaganfall sind keine echten Krankheiten, sondern die Folge chronischer Vitaminmangelernährung – und damit verhinderbar.

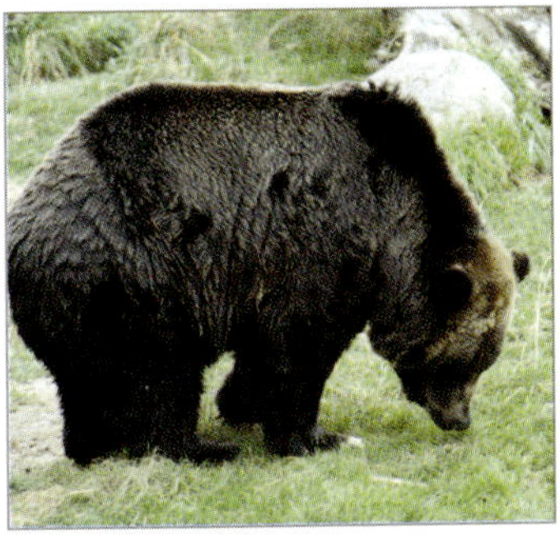

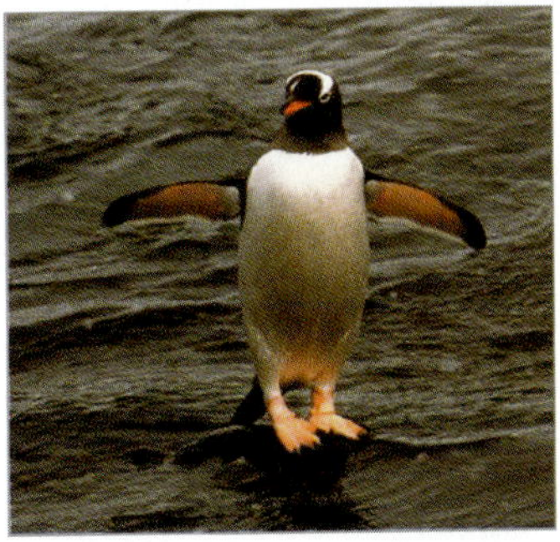

# Machen Sie sich dieses Buch zunutze!

Dieses Buch leitet den Sieg über den Herztod ein. Wie viele Ihrer Familienangehörigen und Freunde sind am Herzinfarkt oder Schlaganfall verstorben? Ihr Vater, Ihre Mutter, Ihre Schwester oder Ihr Onkel? Nach der Statistik sind es jeder zweite Mann und jede zweite Frau. Wäre dieses Buch vor 50 Jahren erschienen, könnten diese Menschen noch leben! Jetzt wird der Sieg über den Herztod möglich. Dieses Buch ist die Grundlage dafür.

**Dieses Buch ist ein Ratgeber für Sie und Ihre Familie.**
Jeder zweite Mensch im Alter von 30 Jahren leidet bereits an einer beginnenden Atherosklerose der Herzkranzgefäße (Koronarsklerose), ohne dies zu wissen. Unbehandelt führt diese Krankheit früher oder später zum Herzinfarkt. Dieses Buch sagt Ihnen, wie Sie diesem Schicksal auf natürliche Weise vorbeugen können. Die hier beschriebenen Zell-Vitalstoffe sind wirksame, natürliche und erschwingliche Gesundheitsmaßnahmen für jeden Mann und jede Frau vom Teenager bis zum Greisenalter. Nicht ohne Grund sind sie die erfolgreichsten Vorbeugeprogramme der Welt für Herz-Kreislauf-Erkrankungen.

**Dieses Buch zeigt Ihnen, wie Sie Ihre Lebenserwartung um Jahre verlängern können.**
Der Mensch ist so alt wie seine Blutgefäße! Alles, was Sie in jungen Jahren zum Schutz Ihrer Arterienwände tun, ist eine Investition in ein langes und gesundes Leben. In den USA, wo jeder Zweite täglich die Nahrung durch Vitamine und andere Zell-Vitalstoffe ergänzt, nehmen unter allen Bevölkerungsgruppen die Hundertjährigen am schnellsten zu. Dieses Buch schafft die Grundlage dafür, dass sich auch in Europa die durchschnittliche Lebenserwartung deutlich erhöhen kann und ein Lebensalter von hundert Jahren bald für viele Menschen möglich wird.

**Dieses Buch ist eine Anleitung für die Befreiung zur Gesundheit.**
Ein Jahrhundert lang wurde unser Gesundheitswesen von den Marktinteressen der Pharma-Industrie bestimmt und manipuliert. Die Herz-Kreislauf-Erkrankung und andere Volkskrankheiten werden von diesen Interessengruppen künstlich am Leben erhalten, obwohl feststeht, dass sie weitgehend verhinderbar sind. Dies geschieht im Interesse eines weltweiten Medikamentenumsatzes von Hunderten Milliarden Euro jährlich.

Das Gesundheits-Selbsthilfe-Programm dieses Buches versetzt Millionen Menschen in die Lage, sich von diesem längst überfälligen Joch des skrupellosen „Geschäfts mit der Krankheit" zu befreien. Gesundheit ist jetzt machbar geworden – für diese und alle zukünftigen Generationen.

**Dieses Buch ist eine Anleitung zum Handeln.**
Das Ende der Herzinfarkt-Epidemie kommt nicht von alleine. Als Reaktion auf die Nachricht, dass Herzinfarkt und Schlaganfall die direkte Folge chronischen Vitaminmangels sind, haben die Pharma-Multis ein internationales Kartell gebildet mit dem Ziel, alle Gesundheitsaussagen zu Vitaminen und anderen nicht patentierbaren Naturstoffen weltweit verbieten zu lassen, um damit ihren Pharma-Markt zu sichern. Diese Machenschaften bedrohen Gesundheit und Leben von Milliarden Menschen und sind im zweiten Teil dieses Buches ausführlich dokumentiert.

**Millionen Menschen erkennen jetzt,**
dass sie ihre Gesundheits- und Lebensinteressen gegen diese Pharma-Profit-Interessen durchsetzen müssen. Um diese Auseinandersetzung möglichst rasch zu entscheiden, bedarf es einer weltweiten Zusammenarbeit aller Menschen. Zu diesem Zweck habe ich auch unsere „Gesundheits-Allianz" ins Leben gerufen – um Ihnen, liebe Leser, die Möglichkeit am Aufbau eines neuen Gesundheitswesens zu ermöglichen. Diesem Ziel dient auch der „Appell zur Vitaminfreiheit" am Ende des Buches. Dieses Buch gibt Ihnen zahlreiche weitere Anregungen zum Handeln. Tun Sie es für sich selbst und für zukünftige Generationen! Auch auf Sie kommt es an!

# 10-Punkte-Programm zu optimaler Herz-Kreislauf-Gesundheit

Der medizinische Durchbruch und die in diesem Buch dokumentierten Erkenntnisse lassen sich in einem praktischen **10-Punkte-Programm** zusammenfassen.

1. **Vergegenwärtigen Sie sich die Größe und die Funktion Ihres Herz-Kreislauf-Systems.**
   Die menschliche „Blutgefäß-Pipeline": Arterien, Venen und Kapillarsystem zusammen genommen, ist über 100.000 Kilometer lang und hat eine Oberfläche von der Größe eines Fußballplatzes. Damit ist das Kreislaufsystem bei weitem das größte Organ unseres Körpers. Das menschliche Herz pumpt über 100.000 Mal pro Tag und leistet damit den größten Arbeitsaufwand von allen Organen des Körpers. Optimale Herz-Kreislauf-Gesundheit kommt allen Organen und damit Ihrer Gesundheit insgesamt zugute. Optimale Herz-Kreislauf-Gesundheit verlängert Ihre Lebenserwartung, denn der menschliche Körper ist so alt wie seine Blutgefäße.

2. **Stabilisieren Sie Ihre Blutgefäßwände.**
   Instabilität, sowie kleine Risse und Läsionen in den Wänden Ihrer Blutgefäße sind die Hauptursache für die Entstehung von atherosklerotischen Ablagerungen. Vitamin C ist der „Zement" für die Blutgefäßwände, stabilisiert sie und verhindert Läsionen. Tiere kennen keinen Herzinfarkt, weil sie genügend Vitamin C in ihrer Leber produzieren, um ihre Gefäßwände optimal zu schützen. Wir Menschen dagegen entwickeln atherosklerotische Ablagerungen, Herzinfarkte und Schlaganfälle, weil wir kein eigenes Vitamin C produzieren können und unsere Ernährung fast immer zu wenig Vitamine enthält.

3. **Bauen Sie bereits vorhandene atherosklerotische Ablagerungen auf natürliche Weise ab.**
Cholesterin und andere Fettmoleküle lagern sich mit Hilfe biologischer „Haft"- Moleküle innerhalb der Arterienwand ab. Natürliche „Teflon"- Substanzen können helfen, dieses Anhaften zu verhindern. Die natürlichen Aminosäuren Lysin und Prolin sind die erste Generation dieser Gefäßwand-„Teflon"-Substanzen. Zusammen mit Vitamin C können diese Aminosäuren auch dazu beitragen, bestehende Ablagerungen auf natürliche Weise rückgängig zu machen.

4. **Vermeiden Sie eine „Engstellung" Ihrer Blutgefäße.**
Neben atherosklerotischen Ablagerungen sind „Spasmen" (Verkrampfungen) der Arterienwände die Hauptursache für hohen Blutdruck. Die Nahrungsergänzung mit Magnesium (der Kalzium-Antagonist aus der Natur) und Vitamin C entspannt die Blutgefäßwand und hilft, den erhöhten Blutdruck zu normalisieren. Die natürliche Aminosäure Arginin ist von zusätzlicher Bedeutung.

5. **Optimieren Sie die Funktion Ihres Herzens.**
Das Herz ist der Motor des Herz-Kreislauf-Systems. Wie der Motor Ihres Autos, so benötigen Millionen von Herzmuskelzellen für eine optimale Leistung und Funktion die regelmäßige Zufuhr von Brennstoff. Die wichtigsten natürlichen Zell-Brennstoffe sind die B-Vitamine, die Aminosäure Karnitin, Coenzym Q-10 sowie Mineralien und Spurenelemente. Nahrungsergänzung mit diesen Zell-Vitalstoffen hilft, die Pumpleistung Ihres Herzens zu optimieren. Auch die für einen regelmäßigen Herzschlag verantwortlichen „Elektrizitätszellen" des Herzens benötigen ausreichend Zellbrennstoff zu optimaler Funktion.

6. **Schützen Sie Ihr Herz-Kreislauf-System vor dem „Rost".**
Biologisches Rosten, auch Oxidation genannt, schädigt die Wände Ihrer Blutgefäße und Ihres Herz-Kreislauf-Systems insgesamt. Biologisches Rosten beschleunigt darüber hinaus den Alterungsprozess. Vitamin C, Vitamin E, Beta-Karotin und Selen sind die wichtigsten Antioxidantien aus der Natur. Eine Nahrungsergänzung mit diesen natürlichen Antioxidantien bedeutet optimalen „Rostschutz" für Ihr Herz-Kreislauf-System. Stellen Sie das Rauchen ein, denn Zigarettenrauch enthält Schadstoffe, die das „Rosten" Ihrer Gefäßwände enorm beschleunigen.

7. **Achten Sie auf ausreichende körperliche Bewegung.**
Körperliche Bewegung ist die Grundlage jedes Herz-Kreislauf-Gesundheitsprogramms. Regelmäßige Bewegung ist wichtiger als Spitzenleistungen. Spaziergänge, Radfahren und Schwimmen sind ideal.

8. **Achten Sie auf eine gesunde Ernährung.**
Die Nahrungszusammensetzung unserer Vorfahren hat über Jahrtausende den Stoffwechsel des menschlichen Körpers wesentlich geprägt. Über viele Generationen bestand diese Nahrung im wesentlichen aus Pflanzen mit reichlich Ballaststoffen und Vitaminen. Achten Sie darauf, Ihre Herz-Kreislauf-Gesundheit durch reichlich Früchte und Gemüse zu optimieren.

9. **Finden Sie Zeit zur Entspannung.**
   Körperlicher und seelischer Stress sind bekannte Risikofaktoren für Ihr Herz-Kreislauf-System. Planen Sie Stunden und Tage zur Entspannung genauso, wie Sie Ihre Geschäftstermine planen! Sie sollten auch wissen, dass die Produktion des Stresshormons Adrenalin Vitamin C verbraucht. Körperlicher und seelischer Langzeitstress erschöpft die Vitamin-C-Reserven Ihres Körpers und erfordert die Nahrungsergänzung durch Vitamine und anderer Zell-Vitalstoffe.

10. **Beginnen Sie heute mit diesem Herz-Kreislauf-Gesundheitsprogramm.**
   Atherosklerotische Ablagerungen in den Arterienwänden-sind kein Problem des fortgeschrittenen Alters alleine. Atherosklerose beginnt in den ersten Lebensjahrzehnten. Wissenschaftliche Untersuchungen zeigten, dass erste Ablagerungen in den Arterien bereits vor dem 25. Lebensjahr entstehen. Beginnen Sie heute damit, Ihr Herz-Kreislaufsystem zu schützen! Je früher Sie damit anfangen, umso länger und gesünder werden Sie leben.

# Zell-Vitalstoffe für Ihre Gesundheit

**Die nebenstehenden Zell-Vitalstoffe empfehle ich für alle – jung und alt.** Dabei handelt es sich um bestimmte Vitamine, Mineralien, Spurenelemente, Aminosäuren und anderen natürliche Zell-Vitalstoffe, die unter wissenschaftlichen Gesichtspunkten ausgewählt wurden. Sie sind in der Lage, die koronare Herzerkrankung, die Ursache des Herzinfarktes, bereits im Frühstadium aufzuhalten und auch wieder umzukehren. Die Ergebnisse dieser Studien werden im nachfolgenden Kapitel ausführlich beschrieben.

Die Bedeutung dieser Zell-Vitalstoffe für optimale Zellfunktion und Gesundheit werden im Kapitel 10 ausführlich dargestellt.

**Zell-Vitalstoffe in bestimmten Lebenssituationen:** Insbesondere bei Krankheiten wie Bluthochdruck, Diabetes, Herzschwäche empfehle ich zusätzliche Zell-Vitalstoffe; diese werden am Ende der Kapitel zu den einzelnen Krankheitsbildern aufgelistet.

**Dosierungsempfehlung:** Die erstgenannten Mengenangaben auf der nächsten Seite sind Empfehlungen für ein tägliches Minimum an Zell-Vitalstoffen für gesunde Jugendliche oder Erwachsene. Menschen mit einem erhöhten Bedarf können die Mengen entsprechend erhöhen (siehe rechte Spalte).

| | | |
|---|---|---|
| **Vitamine** | | |
| Vitamin C | 600 - 3000 | mg |
| Vitamin E | 130 - 600 | I.E. |
| Beta-Karotin | 1600 - 8000 | I.E. |
| Vitamin B1 | 5 - 40 | mg |
| Vitamin B2 | 5 - 40 | mg |
| Vitamin B3 | 45 - 200 | mg |
| Vitamin B5 | 40 - 200 | mg |
| Vitamin B6 | 10 - 50 | mg |
| Vitamin B12 | 20 - 100 | mcg |
| Vitamin D | 100 - 600 | I.E. |
| Folsäure | 90 - 400 | mcg |
| Biotin | 60 - 300 | mcg |
| **Mineralien** | | |
| Kalzium | 30 - 150 | mg |
| Magnesium | 40 - 200 | mg |
| Kalium | 20 - 90 | mg |
| Phosphat | 10 - 60 | mg |
| **Spurenelemente** | | |
| Zink | 5 - 30 | mg |
| Mangan | 1 - 6 | mg |
| Kupfer | 300 - 2000 | mcg |
| Selen | 20 - 100 | mcg |
| Chrom | 10 - 50 | mcg |
| Molybdän | 4 - 20 | mcg |
| **Aminosäuren und weitere wichtige Zell-Vitalstoffe** | | |
| Lysin | 100 - 500 | mg |
| Prolin | 100 - 500 | mg |
| Karnitin | 30 - 150 | mg |
| Arginin | 40 - 150 | mg |
| Cystein | 30 - 150 | mg |
| Inositol | 30 - 150 | mg |
| Coenzym Q-10 | 5 - 30 | mg |
| Pycnogenol | 5 - 30 | mg |
| Bioflavonoide | 100 - 450 | mg |
| Natürliches Vitamin E (Beta-, Gamma- und Delta-Tokopherol) | | |
| Natürliche Karotinoide (Alpha-Karotin, Lutein, Zeaxanthin und Kryptoxanthin) | | |

# Zell-Vitalstoffe: Bioenergie für Millionen Zellen

Die Bedeutung von Vitaminen und anderen Zell-Vitalstoffen im Stoffwechsel von Millionen Körperzellen begründet die Zellular Medizin. Durch sie lassen sich auch die bemerkenswerten und vielseitigen Therapieerfolge, die in diesem Buch dokumentiert sind, erklären. Die wissenschaftlichen Grundlagen der Zellular Medizin sind im Überblick auf den folgenden Seiten zusammengefasst. Weitere Details sind im Kapitel 10 erläutert.

Die Zellen unseres Körpers erfüllen eine Vielzahl von Funktionen: Drüsenzellen produzieren Hormone, weiße Blutkörperchen stellen Antikörper her und Herzmuskelzellen erzeugen elektrische Energie für den Herzschlag. Die spezifische Aufgabe jeder Zelle ist in den Erbanlagen im Zellkern festgelegt, vergleichbar mit einem Software-Programm des Zellstoffwechsels. So unterschiedlich diese Aufgaben auch sein mögen, jede Zelle benutzt dieselben Bioenergieträger (Biokatalysatoren) für eine Vielzahl lebenswichtiger biochemischer Reaktionen innerhalb der Zelle. Viele dieser Biokatalysatoren können nicht vom Körper selbst hergestellt werden. Sie müssen von außen zugeführt werden. Vitamine, Mineralien, Spurenelemente und bestimmte Aminosäuren sind dabei von besonderer Bedeutung. Die wichtigsten dieser unverzichtbaren Biokatalysatoren habe ich in den hier dokumentierten Empfehlungen zusammengefasst. Ohne die regelmäßige und optimale Zufuhr dieser Bioenergieträger kommt es zu Mangelfunktionen von Zellen, zur Fehlfunktion von Organen und danach zur Erkrankung.

In wenigen Jahren wird die tägliche Nahrungsergänzung durch Zell-Vitalstoffe so selbstverständlich sein wie Essen und Trinken.

## Einzelzelle (schematisch)

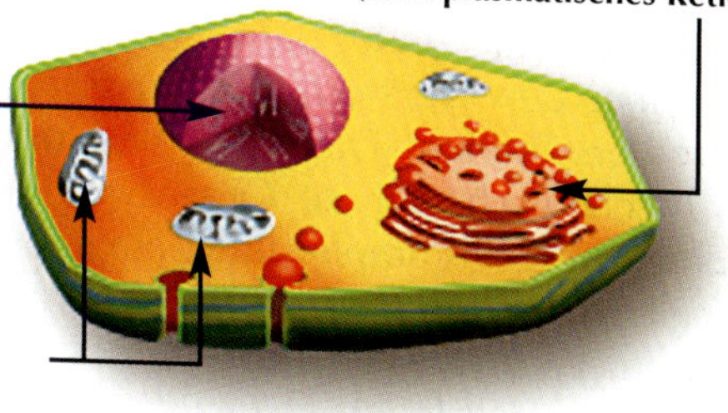


## Zell-Vitalstoffe sind wichtige Biokatalysatoren:

- Vitamin C
- Vitamin B1
- Vitamin B2
- Vitamin B3
- Vitamin B5
- Vitamin B6
- Karnitin
- Coenzym Q-10
- Mineralien
- Spurenelemente

**Das Stoffwechsel-Softwareprogramm jeder Zelle ist exakt festgelegt durch die genetische Information im Zellkern.**

**Zell-Vitalstoffe werden als Biokatalysatoren und Bioenergieträger in jeder Zelle gebraucht. Sie sind für die optimale Funktion von Millionen Zellen unerlässlich.**

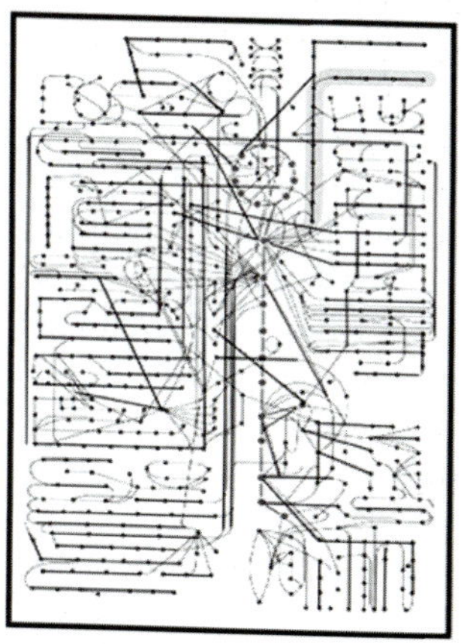

*Zell-Vitalstoffe katalysieren Tausende biochemischer Reaktionen in jeder Zelle*

# Zellular Medizin ermöglicht Kontrolle der Herz-Kreislauf-Erkrankung

Die Zellular Medizin bildet die wissenschaftliche Grundlage zum Sieg über den Herztod. Die Zusammenhänge sind für jedermann verständlich: Das Herz und das Kreislaufsystem sind das mechanisch aktivste Organsystem unseres Körpers. Wegen der ständigen Pumpleistung, die den Blutkreislauf aufrecht erhält, haben die Zellen des Herz-Kreislauf-Systems einen besonders hohen Umsatz an Zellenergie und einen besonders hohen Verbrauch an Vitaminen und anderen Biokatalysatoren.

Zunächst die wichtigsten Zellarten, aus denen das Herz-Kreislauf-System aufgebaut ist:

- **Die Zellen der Blutgefäßwände:** Die Endothelzellen bilden die Barriere zwischen dem Blutstrom und der Blutgefäßwand. Diese Zellen sind auch verantwortlich für optimale Viskosität des Blutes und des Blutflusses. Die glatten Muskelzellen der Gefäßwand sind für optimale Stabilität und Elastizität verantwortlich.

- **Die Zellen des Herzmuskels:** Die Hauptaufgabe der Herzmuskelzellen ist es, die Pumpfunktion des Herzmuskels zu gewährleisten. Darüber hinaus ist ein Teil der Herzmuskelzellen darauf spezialisiert, die elektrischen Impulse für den Herzschlag zu erzeugen und diese Impulse zum Herzmuskelgewebe zu leiten.

- **Die Blutzellen (Blutkörperchen):** Millionen von kleinen Blutkörperchen, die in unserem Blut zirkulieren, sind nichts anderes als Zellen. Sie sind verantwortlich für den Transport von Sauerstoff, für Abwehr und Abfallbeseitigung, für Wundheilung und andere Funktionen.

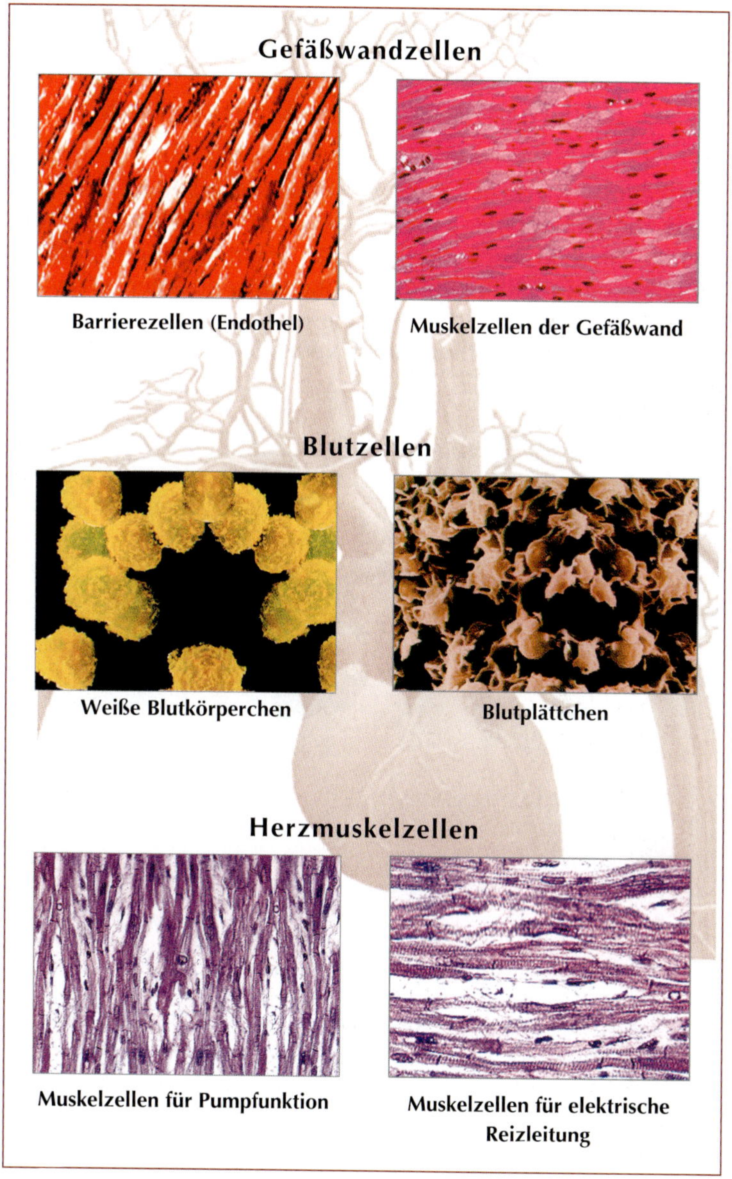


*Das Herz-Kreislauf-System ist aus Millionen Zellen aufgebaut.*

# Vitaminmangel in Arterienwandzellen: Hauptursache von Herzinfarkt, Schlaganfall und Bluthochdruck-Krankheiten

Die Zellular Medizin schafft ein neues Verständnis der Ursachen von Herzinfarkt, Schlaganfall und Bluthochdruck-Krankheiten. Ein chronischer Mangel an Vitaminen und anderen Zellfaktoren in Millionen von Blutgefäßwandzellen schwächt die Arterienwände und kann Atherosklerose, Herzinfarkt und Schlaganfall oder Bluthochdruck verursachen.

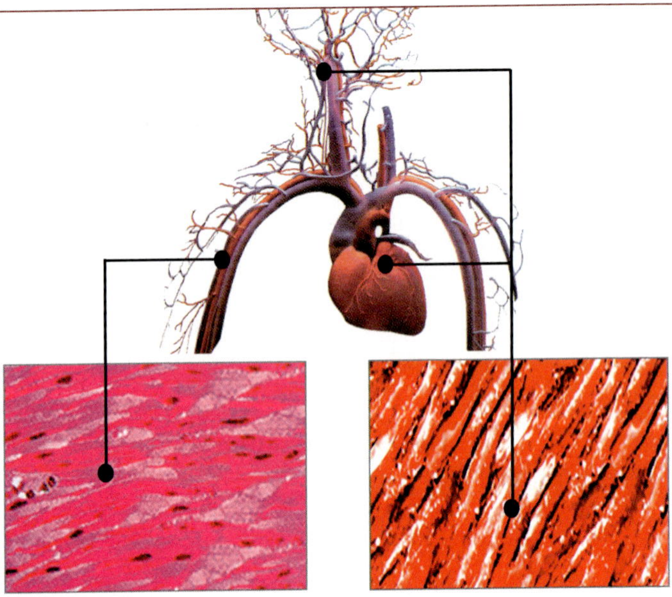

**Bluthochdruck**

**Vitaminmangel führt zu:**

- **Anspannung der Muskelzellen**
- **Verengung der Blutbahn**
- **Arterienwandverdickung**

**Herzinfarkt, Schlaganfall**

**Vitaminmangel führt zu:**

- **Instabilität der Arterienwände**
- **Fettablagerung, Zellwucherung**
- **Atheosklerotischen Plaques**

# Vitaminmangel in Herzmuskelzellen: Hauptursache von Herzinsuffizienz und Herzrhythmusstörungen

Die Zellular Medizin ermöglicht auch den Durchbruch bei der Ursachenforschung von Herzschwäche (Herzinsuffizienz) und Herzrhythmusstörungen. Ein chronischer Mangel an Vitaminen und anderen Zellfaktoren in Millionen von Herzmuskelzellen kann die Pumpleistung des Herzens schwächen oder Herzrhythmusstörungen auslösen.

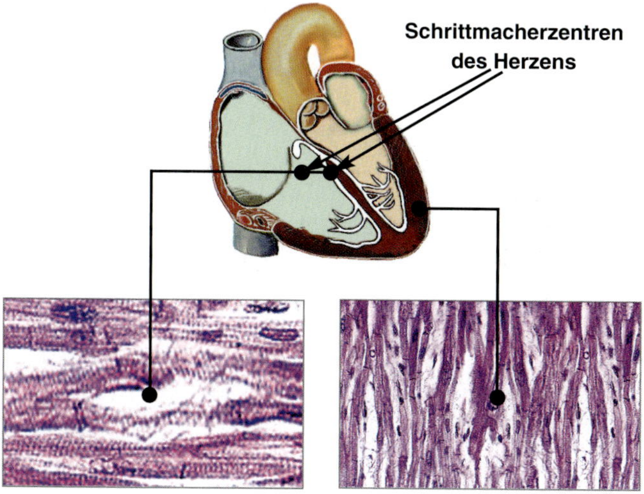


**Herzrhythmusstörungen**

**Vitaminmangel führt zu:**

- **Störungen bei Reizbildung**
- **Störungen bei Reizleitung**

**Herzinsuffizienz**

**Vitaminmangel führt zu:**

- **Verminderter Pumpleistung**
- **Luftnot, Ödeme, Leistungsschwäche**

## Notizen

# 2

# Atherosklerose, Herzinfarkt, Schlaganfall

**Zell-Vitalstoffe zur Vorbeugung und unterstützenden Therapie**

- Die Fakten zur koronaren Herzerkrankung
- Wie Zell-Vitalstoffe Patienten mit koronarer Herzerkrankung helfen
- Klinische Studien mit ausgewählten Zell-Vitalstoffen
- Hintergrundinformationen zu Zell-Vitalstoffen bei koronarer Herzkrankheit
- So bauen Zell-Vitalstoffe Atherosklerose ab

# Die Fakten zur koronaren Herzerkrankung

- **Noch heute stirbt jeder zweite Deutsche** und Europäer an den Folgen von atherosklerotischen Ablagerungen in den Koronararterien (Herzinfarkt) oder in den Halsschlagadern und Gehirnarterien (Schlaganfall). Das epidemieartige Ausmaß dieser Erkrankung ist darauf zurückzuführen, dass die Ursachen der Atherosklerose bis jetzt nur unzureichend oder gar nicht bekannt waren.

- **Die herkömmliche Schulmedizin** beschränkt sich im Wesentlichen darauf, die durch atherosklerotische Ablagerungen entstandenen Symptome zu behandeln. Kalzium-Antagonisten, Betablocker, Nitrat-Präparate und andere Medikamente werden verschrieben, um Angina-pectoris-Beschwerden zu vermindern. Chirurgische Maßnahmen (Koronar-Bypassoperationen und Ballonkatheter) werden vorgenommen, um den Blutfluss durch verengte Arterien mechanisch zu verbessern. Herkömmliche Behandlungsverfahren korrigieren aber nicht die Grunderkrankung, die Instabilität der Arterienwand, als Ursache der Atherosklerose.

- **Die Zellular Medizin** bringt den Durchbruch zu einem modernen Verständnis über die Ursachen der koronaren Herzerkrankung und anderer Formen von atherosklerotischen Herz-Kreislauf-Erkrankungen. Deren Hauptursache ist, wie bereits festgestellt, ein chronischer Mangel an Vitaminen und anderen Zellfaktoren in Millionen Zellen der Arterienwand. Dies führt zu Instabilität der Arterienwände, zu zahlreichen kleinen Rissen, zu atherosklerotischen Ablagerungen und in der Folge davon zu Herzinfarkt und Schlaganfall. Da atherosklerotischen Ablagerungen ein Mangel an Vitaminen zugrunde liegt, ist die wichtigste Maßnahme zu deren Verhinderung die optimale Zufuhr an Vitaminen und weiteren Zellfaktoren.

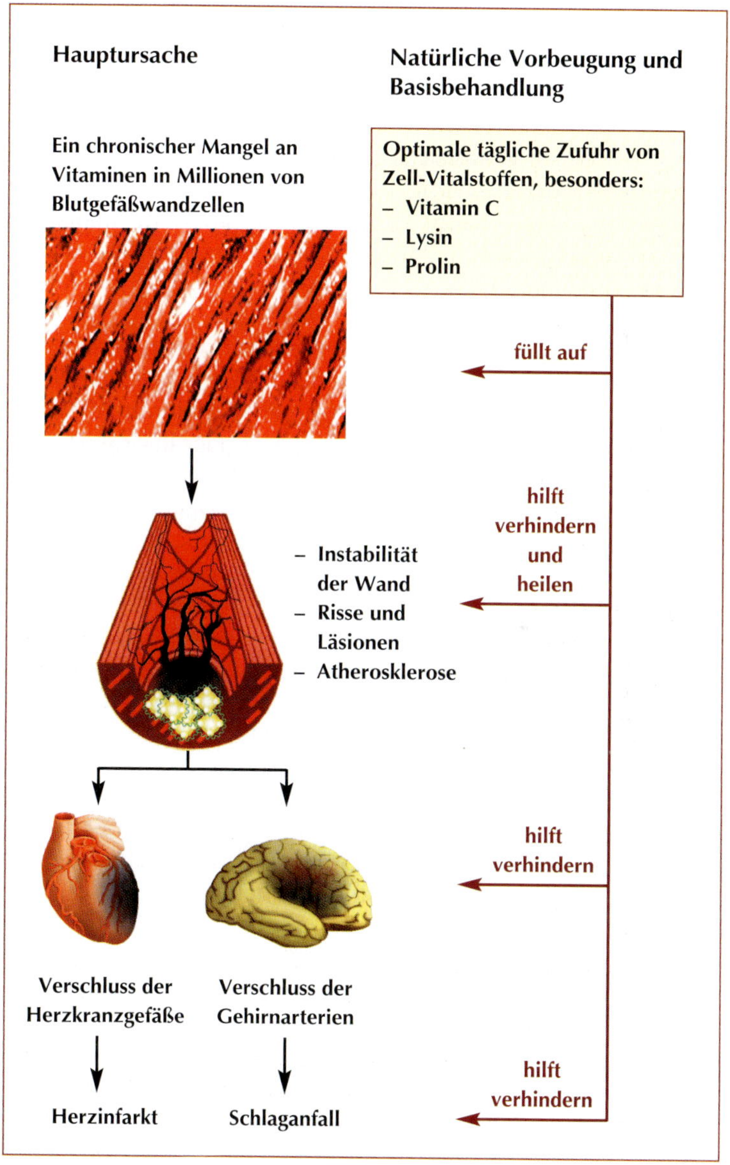


*Atherosklerose und koronare Herzerkrankung.*

- **Eine optimale Auswahl von Vitaminen und anderen essentiellen Nahrungsergänzungsstoffen** können nicht nur Herz-Kreislauf-Erkrankungen vorbeugen, sondern bereits entstandene Schäden an den Arterienwänden auf natürliche Weise reparieren. In wissenschaftlichen Untersuchungen und klinischen Studien wurde die Wirksamkeit von Vitamin C, Vitamin E, Beta-Karotin, sowie anderen Zell-Vitalstoffen zur Vorbeugung und Behandlung der Herz-Kreislauf-Erkrankung dokumentiert.

- **Meine Empfehlungen für Patienten,** bei denen bereits eine Herz-Kreislauf-Erkrankung diagnostiziert wurde: Beginnen Sie möglichst bald mit Nahrungergänzung durch Zell-Vitalstoffe und sprechen Sie mit Ihrem Arzt oder Ihrer Ärztin darüber. Achten Sie auf ausreichende tägliche Versorgung mit den richtigen Zell-Vitalstoffen zusätzlich zu den Ihnen verordneten Medikamenten. Medikamente, die Ihnen Ihr Arzt verordnet hat, sollten Sie nicht eigenständig abändern oder absetzen - sprechen Sie mit Ihrem Arzt oder Ihrer Ärztin.

- **Vorbeugung ist besser als Behandlung.** Der Erfolg von Zell-Vitalstoff-Therapien bei Patienten mit bestehender Atherosklerose und Herz-Kreislauf-Erkrankung basiert darauf, dass den Körperzellen Biobrennstoffe für eine optimale Zellfunktion zugeführt werden. Ein Herz-Kreislauf-Programm, das in der Lage ist, auf natürliche Weise einen Mangelzustand zu korrigieren, ist auch der beste Weg, um dieser Erkrankung erfolgreich vorzubeugen.

## Wir können jetzt das Massensterben beenden

**Nach Angaben der WHO sterben jedes Jahr über 7 Millionen Menschen an Herzinfarkt und über 5 Millionen am Schlaganfall. Die Summe der durch Tod und Invalidität verursachten „Verlorenen Lebensjahre" - das Maß der Kosten dieser Krankheiten für das Gemeinwesen - beläuft sich auf über 100 Millionen Lebensjahre.**

**Quelle: World Health Report, WHO 2002**

## Ausgewählte Zell-Vitalstoffe stoppen die Koronarsklerose bereits im Frühstadium: Der klinische Beweis

Wir entschlossen uns, die Wirkung von Zell-Vitalstoffen in einer klinischen Studie bei Patienten mit koronarer Herzerkrankung zu testen. Wenn die hier getesteten Zell-Vitalstoffe diese aggressive Krankheit aufhalten oder gar umkehren kann, ist der Kampf gegen den Herztod zu gewinnen.

Um diese Frage eindeutig zu klären, mussten wir eine Untersuchungsmethode wählen, mit der die atherosklerotischen Ablagerungen innerhalb der Arterienwand direkt messbar sind. Dies ist mittels einer neuen Diagnosetechnik, dem ultraschnellen Computer-Tomographen (Ultrafast-CT) möglich. Dabei handelt es sich um eine revolutionäre Diagnosetechnik, die es erlaubt, die Ablagerungen in den Koronararterien eines Patienten nicht-invasiv – also von außen – zu messen. Ein Katheter, Kontrastmittel oder auch nur eine Nadel werden dabei nicht benötigt.

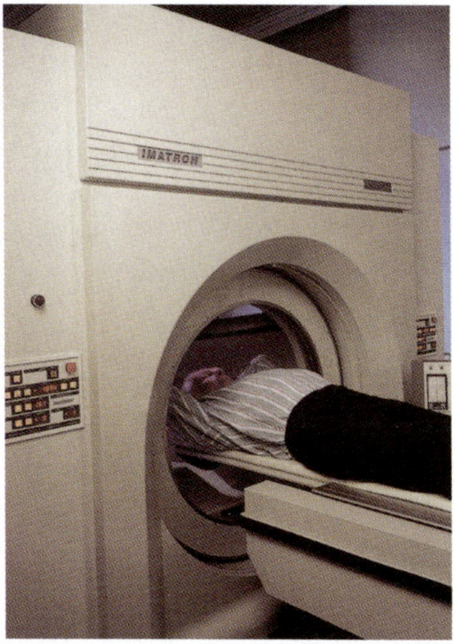


*Der ultraschnelle Computer-Tomograph, das „Mammogramm des Herzens", ermöglicht die nicht-invasive Darstellung der Koronarsklerose. Das Herzinfarktrisiko kann damit um ein Vielfaches verlässlicher als bei jeder Cholesterinmessung bestimmt werden. Mit dieser Diagnosetechnik lässt sich auch der Verlauf einer Herzerkrankung zuverlässig überwachen.*

Das Ultrafast-CT misst mit Hilfe eines extrem schnellen Röntgenverfahrens die Fläche und die Dichte der Kalkablagerungen in den Herzkranzarterien der Patienten. Zu diesem Zweck legen sich die Patienten in die Röhre des Computertomographen. Nach einigen Minuten ist die Koronarsklerose durch das CT vermessen. Das Ausmaß der Koronarsklerose wird in Form des Koronarsklerose-Faktors (Coronary Artery Scan [CAS] – Score) durch den Computer berechnet. Je höher dieser Faktor, umso mehr Kalzium ist in der Arterienwand abgelagert und umso fortgeschrittener ist das Stadium der koronaren Herzkrankheit.

*Ohne optimale Versorgung mit Zell-Vitalstoffen ist die Koronarsklerose ein aggressiver Prozess, der jedes Jahr um etwa die Hälfte zunimmt. Diese Abbildung zeigt die Wachstumsrate der Ablagerungen für jeden einzelnen Patienten über ein Jahr ohne Vitamintherapie.*

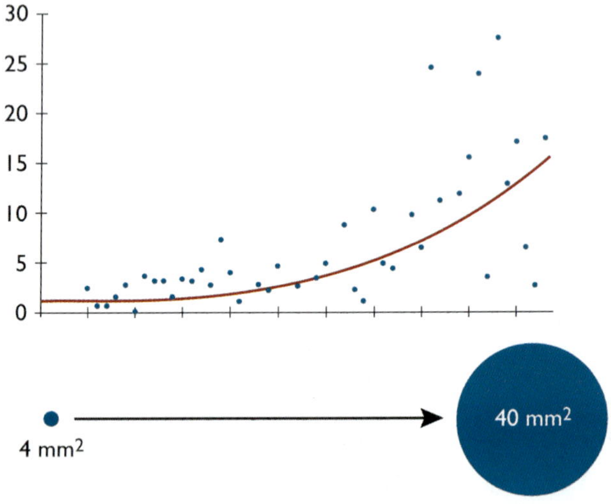


*Monatliche Wachstumsrate der Koronarsklerose (Koronarsklerose-Faktor) ohne Zell-Vitalstoff-Therapie.*

Bei unserer Untersuchung nutzten wir noch einen weiteren Vorteil des Ultrafast-CTs: Im Unterschied zur Koronarangiographie (Herzkatheter) und Belastungs-EKG kann das Ultrafast-CT die Koronarsklerose bereits im Frühstadium feststellen und vermessen.

Knapp die Hälfte unserer Studienpatienten befanden sich im Anfangsstadium der koronaren Herzkrankheit (Koronarsklerose-Faktor < 100). Sie hatten noch keinerlei Herzbeschwerden. Wir untersuchten 55 Patienten mit verschiedenen Stadien der Erkrankung. Bei jedem Patienten wurde die Zunahme der Koronarsklerose zunächst ein Jahr ohne Einnahme von ausgewählten Zell-Vitalstoffen gemessen. In die-

*Die Abbildung zeigt Veränderungen in der Wachstumsrate der Koronarsklerose bei Patienten im Frühstadium der Erkrankung. Ohne Zell-Vitalstoff-Therapie breitet sich die koronare Herzkrankheit ungehindert aus. In den ersten sechs Monaten der Vitamintherapie kam es bereits zu einer deutlichen Verlangsamung der Wachstumsrate. In den zweiten sechs Monaten kam es mit Hilfe ausgewählter Zell-Vitalstoffe zum Stillstand der Krankheitsentwicklung.*

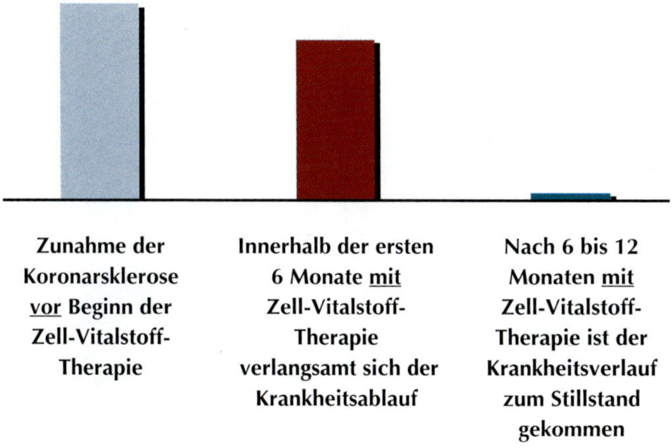


*Zell-Vitalstoffe helfen, den Herzinfarkt bereits im Frühstadium der Erkrankung zu verhindern.*

sem Zeitraum nahm die Koronarsklerose im Durchschnitt aller Patienten um 44% zu. Ohne Zell-Vitalstoff-Therapie nimmt die Koronarsklerose also jedes Jahr um fast die Hälfte zu. Durch diese Untersuchung wurde der aggressive Charakter der koronaren Herzkrankheit erstmals in Zahlen messbar.

Im zweiten Jahr erhielten dieselben Patienten eine tägliche Menge von Zell-Vitalstoffen, die den höheren Mengenangaben meiner Empfehlungen auf Seite 25 entspricht. Bei der Kontrolluntersuchung nach einem Jahr Vitamintherapie hatte sich im Durchschnitt aller Patienten das Sklerosewachstum deutlich verlangsamt.

*Diese vergrößerten Ultrafast-CT-Bilder zeigen atherosklerotische Ablagerungen in den Koronararterien eines 51-jährigen Patienten vor Therapiebeginn mit Zell-Vitalstoffen (vorher). Nach etwa einem Jahr Zell-Vitalstoff-Therapie haben sich die Ablagerungen vollständig zurückgebildet (nachher). Mit diesen Aufnahmen wurde zum ersten Mal in der Geschichte der Medizin das vollständige Verschwinden einer Koronarsklerose nachgewiesen. Bemerkenswert ist ferner, dass dieser Erfolg mittels einer natürlichen Zell-Vitalstoff-Therapie erzielt wurde.*

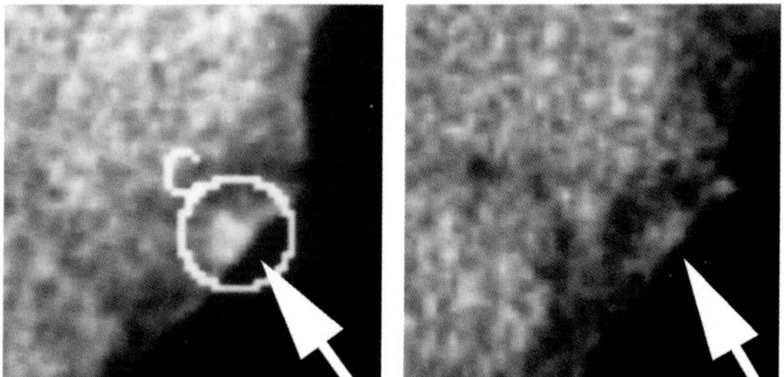

**vorher** **nachher**

*Zell-Vitalstoffe helfen Arterienverkalkung auf natürliche Weise abzubauen.*

Besonders bemerkenswert waren die Ergebnisse bei den Patienten im Frühstadium der Erkrankung. Wie die vorausgehende Abbildung zeigt, führte die Zell-Vitalstoff-Therapie innerhalb eines Jahres zum Stopp der Koronarsklerose. Innerhalb der ersten sechs Monate Zell-Vitalstoff-Therapie kam es zunächst zu einer Verlangsamung der Wachstumsrate. In den zweiten sechs Monaten brachte diese natürliche Therapie die Erkrankung dann zum Stillstand. Da die Koronarsklerose sich über Jahre und Jahrzehnte entwickelt, braucht es offenbar mehrere Monate, bis die Heilwirkung der Zell-Vitalstoffe in der Arterienwand messbare Ergebnisse zeigt. Fortgeschrittene Stadien der koronaren Herzerkrankung brauchen wahrscheinlich länger, bis die Krankheit zum Stillstand kommt. Um diese Frage zu beantworten, wird die Studie mit jährlichen Kontrolluntersuchungen weitergeführt.

Können bereits bestehende Ablagerungen mit Hilfe von Zell-Vitalstoffen auch wieder abgebaut werden? Die Antwort ist: Ja. Bei einzelnen Patienten im Frühstadium der Erkrankung zeigte sich im Ultrafast-CT bereits innerhalb eines Jahres eine Rückbildung und ein vollständiges Verschwinden der Ablagerungen in den Herzkranzarterien! Dies deutet darauf hin, dass bestimmte Zell-Vitalstoffe Voraussetzung dafür sind, um eine natürliche Heilung der geschädigten Arterienwand einzuleiten.

Die deutsche Übersetzung des vollständigen Studientextes ist im Anhang dieses Buches dokumentiert. Die folgende Übersicht fasst die wichtigsten Ergebnisse und Schlussfolgerungen aus dieser Studie zusammen:

## Zellular Medizin ermöglicht den Sieg über den Herztod

- Koronarsklerose kann bereits im Frühstadium auf natürliche Weise zum Stillstand gebracht werden.
- Bereits vorhandene Ablagerungen können auf natürliche Weise wieder abgebaut werden.
- Herzinfarkte können auf natürliche Weise verhindert werden, lange bevor der Patient eine Herzerkrankung überhaupt wahrnimmt.

**Diese klinische Studie**

- stellt fest, dass die Koronarsklerose unbehandelt jedes Jahr um fast die Hälfte zunimmt,
- zeigt, dass die koronare Herzerkrankung festgestellt werden kann, lange bevor Beschwerden auftreten,
- beweist, dass die koronare Herzerkrankung behandelt werden kann, lange bevor Beschwerden auftreten,
- bestätigt, dass die koronare Herzerkrankung auf natürliche Weise verhinderbar und umkehrbar ist,
- macht deutlich, dass Herzinfarkt und Schlaganfall, derzeit noch Todesursache Nummer eins, in zukünftigen Generationen weitgehend unbekannt sein werden,
- leitet den Sieg über den Herztod ein.

## Wie Zell-Vitalstoffe Patienten mit koronarer Herzerkrankung helfen

Neben den ermutigenden Ergebnissen dieser klinischen Studie möchte ich Ihnen auch einige Einzelschicksale mitteilen. Dies geschieht in Form von Briefen von dankbaren Patienten, denen eine Therapie mit Zell-Vitalstoffen half, Gesundheit und Lebensqualität nachhaltig zu verbessern.

*Sehr geehrter Dr. Rath,*

*im August 1990, im Alter von 20 Jahren, wurde bei mir eine durch Viren verursachte Herzschwäche (Kardiomyopathie) festgestellt. Die Ärzte sagten mir, dass meine einzige Hoffnung eine Herztransplantation sei, die dann im November 1990 durchgeführt wurde.*

*Seit der Operation musste ich mich jährlichen Kontroll-Herzkatheter-Untersuchungen unterziehen. Bis zum Januar 1995 war dabei alles in Ordnung. Bei der Untersuchung im Januar '95 stellte mein Kardiologe dann vier Engstellen in meinen Koronararterien fest. Drei Arterien waren zu etwa 90% verschlossen, die vierte zu etwa 60%. Seit der Operation hatte ich auch 50 Kilo zugenommen und mein Kardiologe verordnete mir eine Diät.*

*Im Mai 1995 wurde ich auf Ihre Empfehlungen aufmerksam und ich begann Zell-Vitalstoffe einzunehmen. Ich hatte auch etwa 15 Kilo abgenommen. Im November 1995 hatte ich eine erneute Herzkatheter-Kontrolluntersuchung. Die Ergebnisse waren phänomenal: Die 90%igen Verengungen waren auf 50% zurückgegangen und die 60%ige Verengung war jetzt vollständig verschwunden. ...Ihre Gesundheitsempfehlungen haben mein Leben grundlegend verändert.*

*Ihre J.B.*

*Sehr geehrter Dr. Rath,*

*nachdem ich schon längere Zeit ein Brustengegefühl verspürt hatte, wurde im Juli dieses Jahres ein Belastungs-EKG durchgeführt. Bei dieser Untersuchung traten bereits nach 9 Minuten Angina-pectoris-Schmerzen auf. Eine Koronarangiographie-Untersuchung ergab eine 75-prozentige Einengung der linken Herzkranzarterie, und die Ärzte empfahlen mir eine Bypassoperation. Die Operation wurde jedoch wegen meiner Schilddrüsenerkrankung verschoben.*

*In dieser Zeit wurde ich auf Ihre Empfehlungen aufmerksam und begann, Zell-Vitalstoffe einzunehmen. Meine Medikamente nahm ich wie zuvor ein. Dann rief mich der Herzchirurg an, um einen Termin für die Operation zu vereinbaren. Zur Vorbereitung auf die Operation veranlasste mein Kardiologe nochmals ein Belastungs-EKG mit einer Thallium-Injektion. Bei der Ergometrie-Kontrolluntersuchung traten jetzt erstaunlicherweise keine Brustschmerzen und keine Kurzatmigkeit mehr auf. Mein Kardiologe sagte mir, die Operation könne auf unbestimmte Zeit verschoben werden und empfahl mir,*
*in 6 Monaten zur Kontrolle wiederzukommen.*

*Vielen Dank, Dr. Rath. Ich glaube, dies ist der Anfang vom Ende der Herzkrankheit schlechthin.*

*Ihr J.K.*

*Sehr geehrter Dr. Rath,*

*vor neun Jahren erlitt ich einen Herzinfarkt. Wie die Koronarangiographie-Untersuchung damals zeigte, war dieser Infarkt durch den Verschluss einer Koronararterie im Bereich der Herzspitze verursacht. In der Folge davon war meine körperliche Leistungsfähigkeit und Ausdauer deutlich vermindert und ich litt an Angina-pectoris-Beschwerden. Inzwischen wurden zwei Koronarangiographie-Kontrolluntersuchungen durchgeführt, die auch eine langsame Zunahme der Verengungen in den übrigen Koronararterien zeigten.*

*Seit letztem Oktober folge ich nun einer Zell-Vitalstoff-Therapie. Im April dieses Jahres wurde eine erneute Kontrolluntersuchung meiner Koronararterien durchgeführt. Der untersuchende Arzt war ein erfahrener Kardiologe, der schon Tausende Koronaruntersuchungen durchgeführt hatte. Er war erstaunt, was er jetzt feststellte: Die zuvor verschlossene Koronararterie war jetzt zu 25-30 % wieder offen. Darüber hinaus waren auch die Einengungen in den anderen Koronararterien nicht weiter fortgeschritten. Der Kommentar meines Kardiologen war: „Ihre Koronararterien sehen gut aus. Ich weiß nicht, was Sie getan haben, aber machen Sie es auf alle Fälle weiter". Er sagte mir auch, dies sei erst das zweite Mal in seiner Karriere, dass eine zuvor verschlossene Arterie von alleine wieder durchblutet wird, ohne dass sie operativ wiedereröffnet wurde.*

*Mein Gesundheitszustand hat sich insgesamt deutlich verbessert – weniger Angina pectoris und weniger Atemnot, gleichzeitig mehr Energie und Ausdauer. Ihre Herz-Kreislauf-Empfehlungen haben meine Lebensqualität deutlich verbessert und ich bin Ihnen dankbar dafür.*

*Mit freundlichen Grüßen*

*Ihr L.T.*

*Sehr geehrter Dr. Rath,*

*ich leide seit 8 Jahren an Angina-pectoris-Beschwerden. Seit vergangenem August folge ich Ihren Empfehlungen. Heute, ein Jahr später, fühle ich mich sehr wohl und Angina pectoris habe ich nur noch sehr selten und kaum wahrnehmbar. Darüber hinaus gehe ich*
*täglich 5 Kilometer spazieren ohne jegliche Beschwerden.*

*Mit freundlichem Gruß*
*M.B.*

*Sehr geehrter Dr. Rath,*

*ein Freund von mir hat vor ein paar Wochen mit der Einnahme von Zell-Vitalstoffen begonnen. Was ich nicht wusste, war, dass er bereits zu einer Augenoperation wegen Durchblutungsstörungen seiner Augenarterien angemeldet war. Letzte Woche kam er nun ins Krankenhaus. Der Arzt untersuchte erneut seine Augen und konnte nicht glauben, was er sah. Die Durchblutungsstörungen waren verschwunden und die Operation konnte abgesagt werden. Dies war nach nur wenigen Wochen Zell-Vitalstoff-Therapie möglich. Sonst hätte sich in seinem Leben nichts geändert.*

*Es verwundert nicht, dass mein Freund Ihre Zell-Vitalstoff-Therapie überall weiterempfiehlt.*

*Mit freundlichem Gruß*

*Ihr C.Z.*

*Sehr geehrter Dr. Rath!*

*Seit mehreren Jahren litt ich an regelmäßigen Angina-pectoris-Anfällen, in der Regel etwa alle drei Wochen. Seit drei Monaten ergänze ich meine Ernährung durch Zell-Vitalstoffe. In dieser Zeit habe ich nur einmal Beschwerden verspürt, ungefähr drei Wochen nach Beginn des Programms.*

*Ich folge Ihren Empfehlungen, weil ich glaube, dass richtige Ernährung 80 % unserer Gesundheitsprobleme verhindern kann.*

*Ihre E.T.*

*Sehr geehrter Dr. Rath!*

*Ich leide an Angina pectoris und erhöhtem Blutdruck. Seit ich Ihren Gesundheitsempfehlungen folge, geht es mir sehr gut. Ich habe mehr Energie und kann meine Arbeit besser leisten – kein Brustschmerz mehr und auch kein Husten oder Schmerzen in den Beinen.*

*Es ist ein sehr gutes Gefühl.*

*Vielen Dank, dass Sie uns älteren Menschen helfen.*

*Ihre B.C.*

*Sehr geehrter Dr. Rath!*

*Seit drei Monaten nehme ich, wie von Ihnen empfohlen Zell-Vitalstoffe ein.*

*Eben komme ich von meinem täglichen Sechs-Kilometer-Lauf in hügeligem Gelände zurück. Ich hatte dabei keinerlei Beschwerden. Das erste Mal überhaupt, dass ich vollständig frei von Beschwerden bin. Es ist toll.*

*Mit freundlichen Grüßen*
*Ihr J.H.*

Auch eine wachsende Zahl von Ärzten in den USA und anderen Ländern empfiehlt Zell-Vitalstoffe ihren Patienten als Behandlungsergänzung. Auch hier sind die Erfolge unübersehbar. Ein Patient schickte mir folgende Kopie eines Dankesbriefes, den er an seinen Hausarzt geschickt hatte:

*Sehr geehrter Herr Doktor!*

*Ich kann es kaum erwarten, Sie in sechs Wochen wiederzusehen. Seit ich Ihren Empfehlungen für natürliche Herzkreislauf-Gesundheit folge, habe ich keine Angina pectoris mehr. Vergangenen Mai kletterte ich auf den steilen Pfaden entlang der Pazifikküste ohne die geringsten Beschwerden. Und kürzlich ging ich die gesamte Länge eines 18-Loch-Golfplatzes zu Fuß, was seit meinem Herzinfarkt nicht mehr möglich gewesen war.*

*Meine Familie und ich sind sehr glücklich, und wir möchten Ihnen danken.*

*Mit freundlichem Gruß*

*Ihr J.T.*

# Klinische Studien mit ausgewählten Zell-Vitalstoffen

Die Bedeutung bestimmter Zell-Vitalstoffe bei der Vorbeugung von Herz-Kreislauf-Erkrankungen wurde in weiteren klinischen Studien bestätigt.

Dr. James Enstrom und seine Kollegen von der Universität Los Angeles untersuchten in einer von der US-Regierung unterstützten Studie den Vitaminkonsum von elftausend Amerikanern über zehn Jahre. Es zeigte sich, dass eine Vitamin-C-Zufuhr von täglich mindestens 300 Milligramm – im Vergleich zum amerikanischen Durchschnitt von ca. 50 Milligramm – die Herzinfarktrate bei Männern bis zu 50 % und bei Frauen bis zu 40 % senkte. Erhöhte Vitamin-C-Zufuhr führte auch zu einer bis zu sechs Jahren längeren Lebenserwartung.

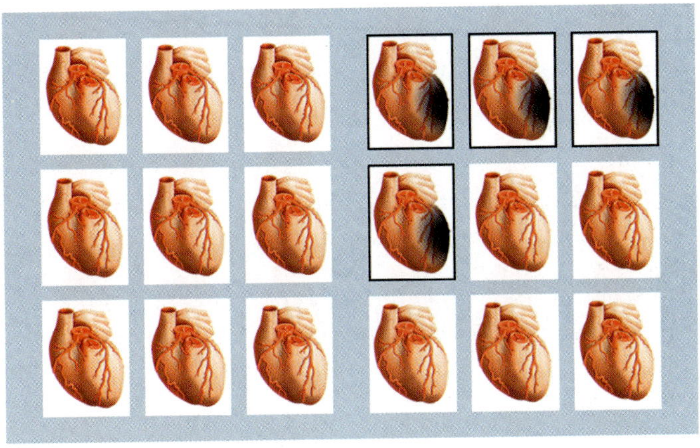

**Vermindertes Herzinfarktrisiko:**
**mindestens 300 mg Vitamin C pro Tag**

**Erhöhtes Herzinfarktrisiko:**
**50 mg Vitamin C pro Tag (Durchschnittsernährung)**

*Untersuchungen bei 11.000 Amerikanern zeigen: 300 mg Vitamin C pro Tag verringern das Herz-Kreislauf-Risiko um fast die Hälfte.*

Der kanadische Arzt, Dr. G.C. Willis, konnte zeigen, dass Vitamin C Atherosklerose in Beinarterien auf natürliche Weise abbauen kann. Zunächst ermittelte Dr. Willis die atherosklerotischen Ablagerungen mit Hilfe einer Kontrastmittel-Untersuchung (Angiographie). Danach erhielt die Hälfte der Patienten 1,5 Gramm Vitamin C pro Tag; die andere Hälfte erhielt kein zusätzliches Vitamin C. Bei den Patienten, die täglich 1,5 Gramm Vitamin C einnahmen, waren bei der Kontrolluntersuchung in 30 % der Fälle die atherosklerotischen Ablagerungen kleiner als zuvor. Dagegen zeigten Patienten ohne Vitamin-C-Zugabe keine Abnahme der atherosklerotischen Ablagerungen; sie waren entweder gleich geblieben oder hatten weiter zugenommen.

Diese wichtige klinische Untersuchung wurde bereits vor über 40 Jahren durchgeführt, ist jedoch bisher kaum bekannt.

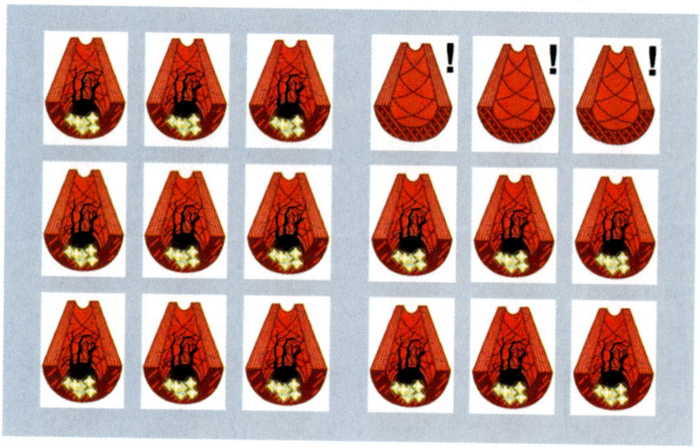


**Kein Vitamin-C-Zusatz:**
**Keine Rückbildung der Atherosklerose**

**1.500 mg Vitamin-C-Zusatz pro Tag:**
**Rückbildung in 30% der Fälle**

*Die klinische Koronarangiographie-Studie zeigt: Die Rückbildung der Atherosklerose ist bei 30% der Patienten innerhalb eines Jahres möglich.*

# Auch in Europa gilt: Je mehr Vitamine – umso weniger Herzinfarkte

Eine der bislang größten Untersuchungen über die Bedeutung von Vitaminen bei der Verhinderung von Herz-Kreislauf-Erkrankungen wurde in mehreren europäischen Ländern gleichzeitig durchgeführt. Es ist bekannt, dass Herz-Kreislauf-Erkrankungen in Skandinavien und anderen mittel- und nord-europäischen Ländern sehr viel häufiger vorkommen als in

*Chronischer Vitaminmangel in nordeuropäischen Ländern ist die Hauptursache für die hohe Sterblichkeit an Herz-Kreislauf-Erkrankungen in Nordeuropa. Reichliche Zufuhr von Obst und Südfrüchten mit der täglichen Nahrung erklärt die niedrige Herzinfarktrate in allen Mittelmeerländern.*

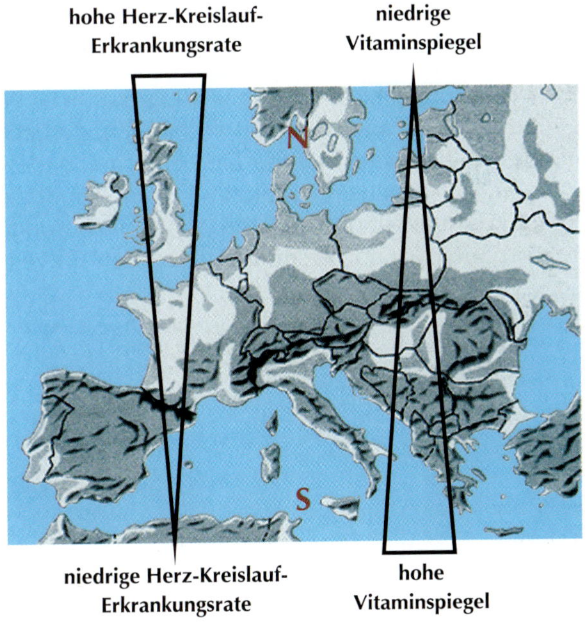


*Das Nord-Süd-Gefälle der Herz-Kreislauf-Erkrankung in Europa und seine Ursachen*

Mittelmeerländern. Professor Gey von der Universität Basel und seine Kollegen gingen der Frage nach, inwieweit dieses Nord-Süd-Gefälle an Herz-Kreislauf-Erkrankungen mit der Vitaminzufuhr in der Nahrung zusammenhängt.

Die Untersuchungsergebnisse waren eindeutig:

- In der Bevölkerung Nordeuropas war das Herz-Kreislauf-Risiko am höchsten und die gemessenen Blut-Vitaminspiegel am niedrigsten.

- In der Bevölkerung Südeuropas war das Herz-Kreislauf-Risiko am niedrigsten und die gemessenen Blut-Vitaminspiegel am höchsten.

- Optimale Vitaminzufuhr war für eine Verminderung des Herz-Kreislauf-Risikos viel wichtiger als die Senkung des Cholesterinspiegels.

Diese Untersuchung gibt auch eine wissenschaftliche Antwort auf die niedrigere Herzinfarktrate in Frankreich, Griechenland und anderen Mittelmeerländern. Der entscheidende Faktor hierfür ist eine reichliche Vitaminzufuhr mit der natürlichen Ernährung in diesen Regionen. Hierzu tragen insbesondere der Konsum von Südfrüchten, Wein aber auch von Olivenöl und anderen vegetarischen Produkten bei.

# Zell-Vitalstoffe beugen dem Herzinfarkt vor

Auch die Nahrungsergänzung mit Vitamin E (Tokopherolen) und Provitamin A (Karotin) trägt zu einer erheblichen Verringerung des Infarktrisikos bei. Es gibt inzwischen mehrere große Untersuchungen, die die Bedeutung dieser Vitamine für das Herz-Kreislauf-System eindrucksvoll nachweisen.

Die **„Nurses Health Study"** zum Beispiel wurde unter Beteiligung von über 87.000 US-amerikanischen Krankenschwestern im Alter von 34 bis 59 Jahren durchgeführt. Zu Beginn der Studie wiesen die Studienteilnehmerinnen keinerlei Anzeichen einer Herz-Kreislauf-Erkrankung auf. 1993 wurde ein erstes Zwischenergebnis dieser Studie in der Medizinfachzeitschrift *New England Journal of Medicine* veröffentlicht. Es zeigte sich, dass Studienteilnehmerinnen, die täglich mehr als 200 Einheiten Vitamin E zu sich nahmen, ein um 34 Prozent niedrigeres Herzinfarktrisiko hatten im Vergleich zu denjenigen, die mit

**Die Ergebnisse der hier vorgestellten klinischen Studien lassen sich wie folgt zusammenfassen:**

- Vitamin-C-Zufuhr senkt das Herz-Kreislauf-Risiko um bis zu 50 % – dokumentiert an 11.000 Studienteilnehmern.
- Vitamin-E-Zufuhr senkt das Herz-Kreislauf-Risiko um über ein Drittel – dokumentiert an 87.000 Studienteilnehmern.
- Beta-Karotin-Zufuhr senkt das Herz-Kreislauf-Risikio um 30 %.
- Mit keinem Pharma-Präparat wurde bisher eine ähnlich eindrucksvolle Verringerung des Erkrankungsrisikos an Herz und Kreislauf erreicht wie mit diesen Vitaminen.

einer täglichen Vitamin-E-Zufuhr von etwa 3 Einheiten auskommen mussten – also einer Vitamin-E-Mangelversorgung, wie sie für Millionen Nord- und Mitteleuropäer die Regel ist.

In der **„Health Professional Study"** wurden über 39.000 männliche Angehörige von Gesundheitsberufen im Alter von 40 bis 75 Jahren untersucht. Auch hier wiesen die Teilnehmer zu Beginn der Studie weder Anzeichen von Herz-Kreislauf-Erkrankungen oder Diabetes noch erhöhtem Cholesterinspiegel auf. Probanden mit einer täglichen Vitamin-E-Zufuhr von über 400 Einheiten hatten ein um 40 % niedrigeres Herzinfarktrisiko als Männer, die nur etwa 6 Einheiten Vitamin E pro Tag zu sich nahmen. Dieselbe Studie zeigte auch, dass eine Nahrungsergänzung durch Beta-Karotin das Risiko von Herz-Kreislauf-Erkrankungen um etwa 30% senken kann.

In der **„Physicians Health Study"** werden derzeit über 22.000 Ärzte im Alter von 40 bis 84 Jahren untersucht. Ein Zwischenergebnis wurde bereits 1992 von Dr. Hennekens von der Harvard Universität veröffentlicht. Es hatte sich gezeigt, dass eine Dosis von 50 mg Beta-Karotin täglich bei denjenigen Probanden, die bereits an einer Herz-Kreislauf-Erkrankung litten, das Risiko eines Herzinfarktes oder Schlaganfalls um die Hälfte senkte. Alle drei, Vitamin C, Vitamin E und Beta-Karotin (Provitamin A), sind wesentliche Bestandteile für natürliche Herz-Kreislauf-Gesundheit. Darüber hinaus enthält dieses Programm die Aminosäuren Lysin und Prolin sowie zahlreiche weitere Naturstoffe, deren Bedeutung für eine optimale Herz-Kreislauf-Funktion erwiesen sind.

## Spezielle Zell-Vitalstoffe zur Optimierung der Herz-Kreislauf-Gesundheit

Patienten mit bestehender Herz-Kreislauf-Erkrankung oder erhöhtem Risiko empfehle ich folgende Zell-Vitalstoffen höher dosiert oder zusätzlich einzunehmen:

- **Vitamin C:** Schutz und natürliche Heilung der Arterienwand, Abbau von Plaques
- **Vitamin E:** Antioxidationsschutz
- **Vitamin D** zur Optimierung des Kalziumstoffwechsels, Abbau von Kalziumablagerungen in der Arterienwand
- **L-Prolin:** Kollagenproduktion, Stabilität der Arterienwand, Plaqueabbau
- **L-Lysin:** Kollagenproduktion, Stabilität der Arterienwand, Plaqueabbau
- **Folsäure:** Schutzfunktion gegen Homozystein zusammen mit Vitamin B6, Vitamin B12 und Betain
- **Betain:** Schutzfunktion gegen Homozystein zusammen mit Vitamin B6, Vitamin B12 und Folsäure
- **Kupfer:** Stabilität der Arterienwand durch Vernetzung von Kollagenmolekülen
- **Chondroitinsulfat:** Stabilität der Arterienwand als Bindegewebssubstanz („Zement") der Arterienwand
- **N-Acetylglucosamin:** Stabilität der Arterienwand als Bindegewebssubstanz („Zement") der Arterienwand
- **Pycnogenol:** Biokatalysator für Vitamin-C-Funktion, Beitrag zur Stabilität der Arterienwand

# Hintergrundinformationen zu Zell-Vitalstoffen bei koronarer Herzkrankheit

## Was ist Atherosklerose?

Die Bilder auf dieser Seite veranschaulichen die Koronaratherosklerose. Sie betrachten das Innere einer Koronararterie durch ein Mikroskop. Der dunkelste Ring ist die eigentliche Arterienwand, wie sie bei einem Neugeborenen zu sehen ist. Die hellrote Fläche innerhalb dieses Ringes zeigt atherosklerotische Ablagerungen, die im Laufe des Lebens dieses Patienten entstanden sind.

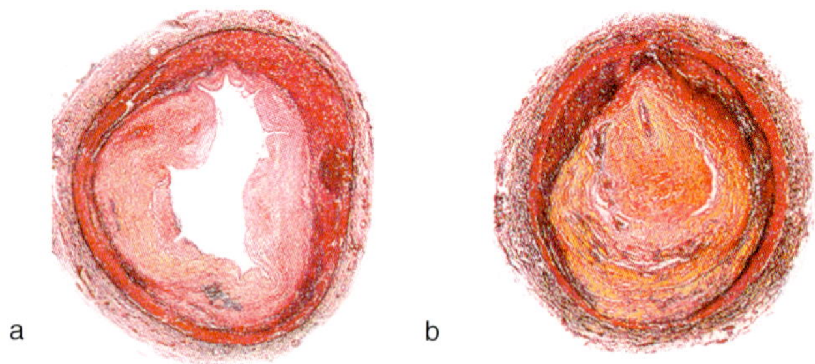


*Bild a* *Hier haben atherosklerotische Ablagerungen zur Einengung des Blutflusses und dadurch zu einer Minderversorgung des Herzmuskelgewebes mit Sauerstoff und Nährstoffen geführt. Dieses Bild zeigt Koronararterien, wie sie bei Angina-pectoris-Patienten vorgefunden werden.*

*Bild b* *zeigt die Koronararterie eines Patienten, der nach einem Herzinfarkt verstarb. Zusätzlich zu den atherosklerotischen Ablagerungen hatte sich ein Blutpfropf gebildet, der den Blutfluss durch diese Koronararterie vollständig unterbrach. Ein Herzinfarkt führt zum Tod von Millionen Herzmuskelzellen und zum Ausfall eines Bereichs des Herzmuskels. In einem Drittel der Fälle stirbt der Patient.*

Wichtig ist zu verstehen, dass die atherosklerotischen Ablagerungen im Bild a über viele Jahre und Jahrzehnte entstehen. Dagegen bildet sich der zusätzliche Blutpfropf im Bild b innerhalb von Minuten oder gar nur Sekunden. Eine wirksame Herz-Kreislauf-Prävention beginnt daher so früh wie möglich – bei der Verhinderung der Atherosklerose selbst.
Atherosklerose ist keine Krankheit des fortgeschrittenen Lebensalters. Bei jungen Soldaten, die im Vietnam- und Koreakrieg fielen, waren atherosklerotische Ablagerungen in zwei von drei Fällen nachzuweisen. Das nachfolgende Bild zeigt die Koronararterie eines 25-jährigen Autounfallopfers. Dieser „Zufallsbefund" zeigt, wie fortgeschritten eine Atherosklerose bereits in diesem Alter sein kann. Da im Frühstadium der Koronarsklerose keine Beschwerden auftreten, ist der frühzeitige Beginn der Herzerkrankung noch immer weitgehend ungeklärt.

Chronischer Vitaminmangel schwächt die Arterienwand. Die atherosklerotischen Ablagerungen sind eine Art „Stützverband" der Natur zur Stabilisierung der geschwächten Arterienwand.

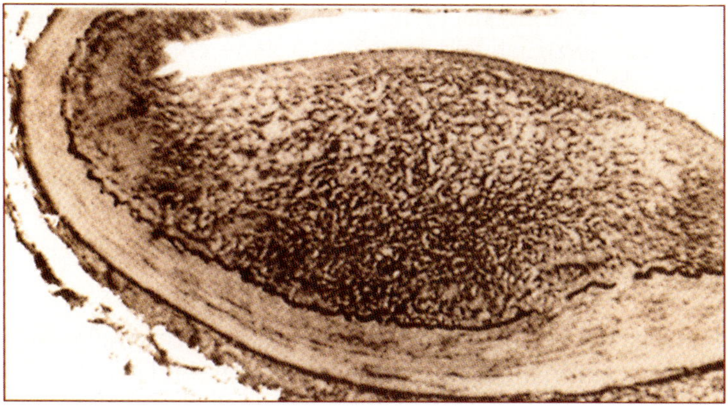

*Querschnitt (vergrößert) durch die Koronararterie eines 25-jährigen Verkehrsunfallopfers. Die atherosklerotischen Ablagerungen hatten sich entwickelt, ohne dass der junge Mann dies wusste oder spürte.*

## Warum kennen Tiere keinen Herzinfarkt?

Nach der Statistik der Weltgesundheitsorganisation sterben jedes Jahr über 12 Millionen Menschen an den Folgen von Herzinfarkt und Schlaganfall. Erstaunlicherweise sind Herzinfarkte in der Tierwelt fast gänzlich unbekannt. Der folgende Textausschnitt aus dem Lehrbuch der Tiermedizin der Professoren H.A. Smith und T.C. Jones dokumentiert diesen bemerkenswerten Sachverhalt aus Sicht der Experten:

> *„Tatsache bleibt jedoch, dass keine der heimischen Tierarten, mit seltensten Ausnahmen, klinisch bedeutsame Formen der Atherosklerose entwickelt. Es scheint, dass die meisten der entsprechenden Krankheitsmechanismen bei Tieren vorkommen und dass Atherosklerose bei Tieren nicht unmöglich ist.*
> ***Sie kommt aber faktisch nicht vor.***
> *Wenn die Ursache dafür gefunden werden könnte, würde dies ein sehr nützliches Licht auf diese Erkrankung beim Menschen werfen."*

Diese wichtige Beobachtung wurde erstmals 1958 veröffentlicht. Erst jetzt, Jahrzehnte später, konnte eines der größten Rätsel der Medizin gelöst werden. Der Hauptgrund, warum Tiere keinen Herzinfarkt bekommen, ist folgender: Mit wenigen Ausnahmen produzieren Tiere ihr körpereigenes Vitamin C, täglich 1.000 Milligramm bis zu 20.000 Milligramm, umgerechnet auf das Körpergewicht eines Menschen. Vitamin C ist der „Zement" der Arterienwand. Optimale Mengen an Vitamin C stabilisieren die Arterienwand.

Im Gegensatz zu den Tieren können wir Menschen kein einziges Molekül Vitamin C selbst produzieren. Im Laufe unserer Entwicklungsgeschichte haben wir diese Fähigkeit verloren, als ein Enzym funktionsuntüchtig wurde, das benötigt wird, um Zuckermoleküle (Glucose) in Vitamin C umzuwandeln. Diese Veränderung der Erbanlagen wirkte sich zunächst nicht nachteilig aus, weil die Ernährung unserer Vorfahren bis vor wenigen Generationen genügend Früchte, Gemüse und Getreide enthielt, um ein tägliches Minimum an Vitaminen abzudecken.

Das änderte sich jedoch besonders in diesem Jahrhundert. In Deutschland, wie in allen anderen Industrieländern, nehmen die meisten Menschen nur noch unzureichende Vitaminmengen in der täglichen Nahrung auf. Darüber hinaus zerstören Nahrungskonservierung und Kochen viele Vitamine, die ursprünglich noch in der Nahrung vorhanden waren. Die alarmierenden Folgen sind in der nachstehenden Abbildung zusammengefasst.

## So verhindert Vitamin C die Atherosklerose

Die mit Abstand bedeutendste Funktion von Vitamin C zur Vorbeugung von Atherosklerose und Herz-Kreislauf-Erkrankungen ist seine Funktion als „Zement" des Körpers und der Blutgefäße. Vitamin C steigert die Produktion von Kollagen, Elastin und anderen Stabilitätsmolekülen im Körper. Kollagen hat für unseren Körper eine ähnliche Stabilitätsfunktion wie

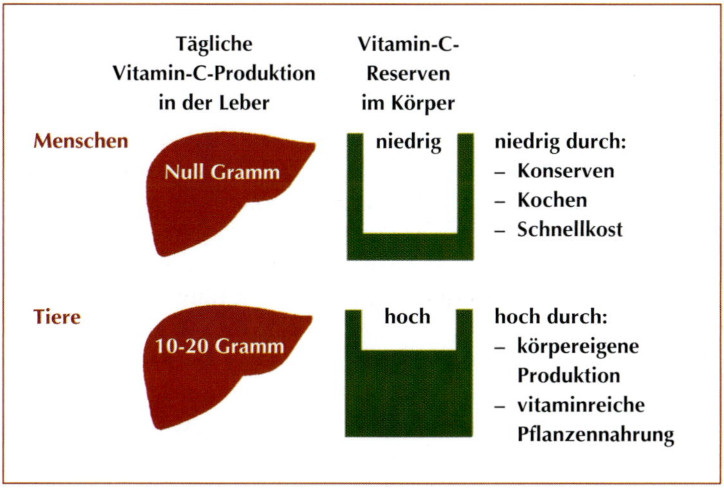


*Die Vitamin-C-Körperreserven bei Menschen betragen oft nur Hundertstel der Vitamin-C-Reserven von anderen Lebewesen.*

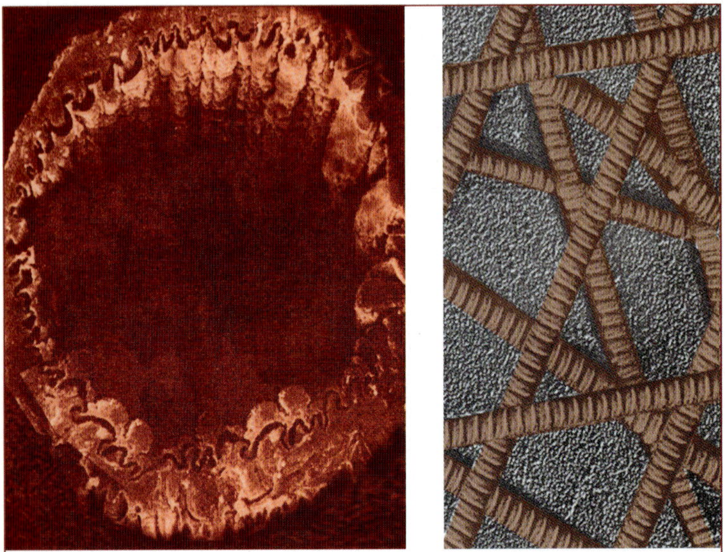

*Millionen von Kollagen-Fibrillen bilden die Grundstruktur der Arterienwand.*
*Links: Arterienquerschnitt (vergrößert);*
*rechts: einzelne Kollagenmoleküle (stark vergrößert).*

Stahlbetonträger für einen Wolkenkratzer. Millionen dieser biologischen Stabilitätsmoleküle bilden das Bindegewebe des Körpers, der Knochen, der Haut sowie der Wände unserer Blutgefäße. Je mehr Kollagen durch die Gefäßwandzellen produziert wird, umso stabiler sind die 100.000 Kilometer langen Wände unserer Arterien, Venen und Kapillargefäße.

## In der Wissenschaft sind die Fakten längst bekannt

In der Wissenschaft ist der Zusammenhang zwischen Vitamin-C-Mangel und Instabilität des Körpergewebes längst bekannt. Dies zeigt der folgende Ausschnitt aus dem weltweit führenden Lehrbuch der Biochemie von Dr. Lubert Stryer, Professor an der Stanford Universität in Kalifornien:

**Defekte Hydroxylierung ist eine der biochemischen Fehlfunktionen bei Skorbut**

*„Die Bedeutung der Hydroxylierung von Kollagen wird beim Skorbut deutlich. Eine lebhafte Beschreibung dieser Krankheit wurde von Jacques Cartier im Jahre 1536 gegeben, als sie seine Männer befiel, während sie den Sankt-Lorenz-Strom erforschten.*
*„Einige verloren all ihre Kräfte und konnten nicht mehr auf eigenen Füßen stehen ... Andere hatten ihre Haut mit violetten Blutflecken übersät, die von den Fußgelenken aufwärts zu den Knien, Hüften, Schultern, Armen und zum Hals stiegen. Ihr Mund begann zu stinken und ihr Zahnfleisch wurde so faulig, dass das Fleisch abfiel, einschließlich der Wurzeln der Zähne, die ebenso ausfielen."*
*Das Mittel, Skorbut zu verhindern, wurde im Jahre 1753 von dem schottischen Arzt James Lind treffend beschrieben: Die Erfahrung zeigt hinreichend, dass Grünzeug oder frisches Gemüse zusammen mit reifen Früchten die besten Heilmittel dagegen sind; diese kommen daher auch als beste Mittel zur Prävention in Frage. Lind forderte die Zugabe von Zitronensaft zur Nahrung der Seeleute. Etwa 40 Jahre später nahm die britische Marine schließlich seine Empfehlung an.*
*Skorbut wird durch einen Mangel an Askorbinsäure (Vitamin C) in der Nahrung verursacht. Primaten und das Meerschweinchen haben die Fähigkeit zur Askorbinsäure-Synthese verloren und müssen sie daher über die Nahrung zu sich nehmen. Askorbinsäure, ein effektives Reduktionsmittel, erhält das Enzym Prolyl-Hydroxylase aktiv, wahrscheinlich dadurch, dass sie sein Eisenatom nicht oxidieren lässt. Kollagen, das in der Abwesenheit von Askorbinsäure synthetisiert wird, ist unzureichend hydroxyliert und hat daher einen niedrigeren Schmelzpunkt. Dieses abnorme Kollagen kann keine funktionstüchtigen Fibrillen bilden und verursacht dadurch die Hautläsionen und die Durchlässigkeit der Blutgefäße, die bei Skorbut auftreten."*

# Atherosklerose ist eine Frühform von Skorbut

Die nebenstehende Abbildung zeigt den engen Zusammenhang zwischen Vitamin-C-Mangel, Herzinfarkt, Schlaganfall und Skorbut.

**Linke Spalte A:** Die optimale Zufuhr von Vitamin C führt zu einer optimalen Produktion und Funktion von Kollagen. Eine stabile Blutgefäßwand verhindert die Entwicklung atherosklerotischer Ablagerungen. Eine optimale körpereigene Produktion von Vitamin C schützt Tiere vor Atherosklerose und Herzinfarkt.

**Rechte Spalte C:** Auf der rechten Seite ist die Skorbutkrankheit dargestellt. Die vollständige Erschöpfung der Vitamin-C-Reserven des Körpers, wie sie bei Seeleuten typisch war, führt zu einer Auflösung des Bindegewebes im Körper und in den Blutgefäßwänden. Skorbutkranke sterben nach wenigen Monaten durch inneres Verbluten.

**Mittlere Spalte B:** Atherosklerose und Herz-Kreislauf-Erkrankungen liegen dazwischen. Unsere Nahrung enthält normalerweise gerade soviel Vitamin C, dass offener Skorbut verhindert wird. Kaum jemand erhält genügend Nahrungs-Vitamin-C, um die Arterienwände gesund und stabil zu erhalten. Dies führt zu Millionen kleiner Risse und Läsionen in der Innenwand der Arterien. Fette und Eiweiße aus dem Blut dringen daraufhin in die geschädigte Arterienwand ein. Dies ist zunächst ein sinnvoller Reparaturmechanismus der Natur. Bei chronischem Vitamin-C-Mangel in der Nahrung setzt sich aber der Reparaturprozess über Jahrzehnte fort und es entwickeln sich atherosklerotische Ablagerungen. Atherosklerose ist eine Arterienwand-„Stütze" der Natur, um die durch Vitaminmangel verursachte Schwächung auszugleichen. Ablagerungen in den Koronararterien führen schließlich zum Herzinfarkt, in den Gehirnarterien zum Schlaganfall.

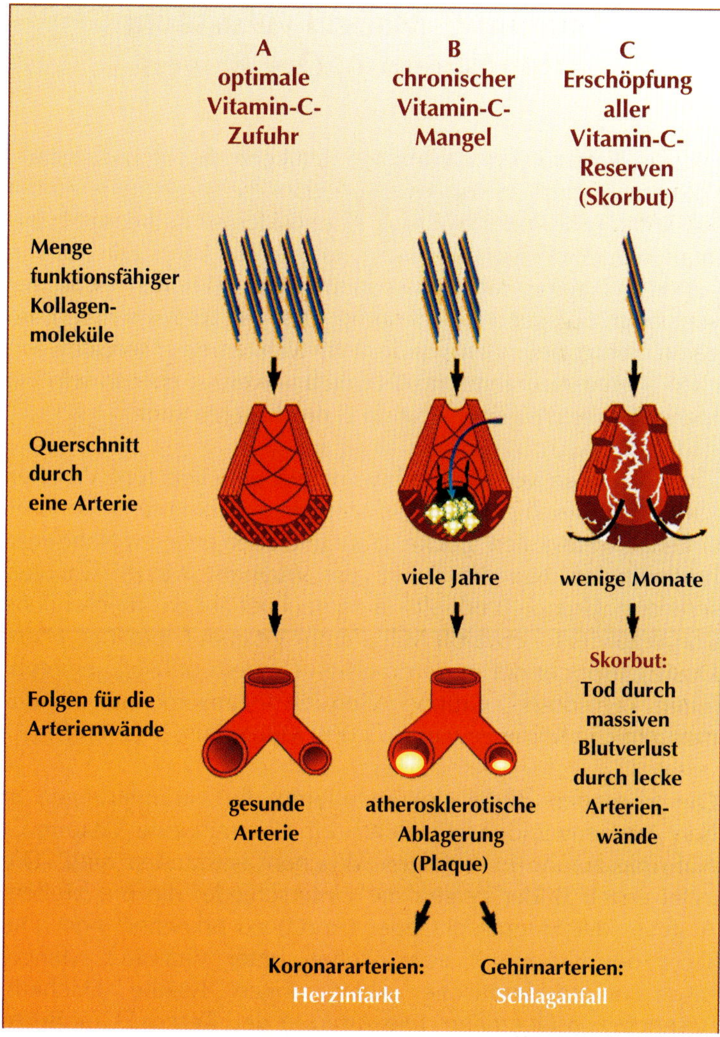


*Der Zusammenhang zwischen Herz-Kreislauf-Erkrankung, Vitamin-C-Mangel und Skorbut ist von so grundlegender Bedeutung für unsere Gesundheit, dass diese Abbildung schon bald zum Lehrmaterial in den Schulen der Welt gehören wird.*

# Vitamin-C-Mangel verursacht Atherosklerose: Der Beweis

Für die Patente zur natürlichen Umkehr der Herz-Kreislauf-Erkrankung mussten wir beweisen, dass die verminderte Zufuhr von Vitamin C in der Nahrung Atherosklerose und damit Herzinfarkte und Schlaganfälle direkt verursachen kann. Die Antwort auf diese Frage ist für die Gesundheit von Millionen Menschen von so grundlegender Bedeutung, dass ein Tierexperiment für gerechtfertigt befunden wurde. Wir wählten das Meerschweinchen – eine Ausnahme im Tierreich – weil es ebenso wie wir Menschen kein eigenes Vitamin C produzieren kann.

Zwei Gruppen von Meerschweinchen erhielten fünf Wochen lang exakt dieselben täglichen Mengen an Cholesterin, anderen Fetten, Eiweißstoffen, Zucker, Salz und allen anderen Nahrungsbestandteilen. Nur die Zufuhr der Vitamin-C-Menge war verschieden. Gruppe B erhielt – umgerechnet auf das menschliche Körpergewicht – etwa 60 Milligramm Vitamin C pro Tag. Diese Dosis entspricht der in den meisten Ländern offiziell „empfohlenen Tagesdosis". Gruppe A erhielt – umgerechnet auf das menschliche Körpergewicht – 5.000 Milligramm Vitamin C.

Die folgenden Bilder dokumentieren die Veränderungen in den Arterienwänden, die durch eine verminderte Vitamin-C-Nahrungszufuhr in wenigen Wochen entstanden sind. Die zwei ersten Bilder zeigen die Unterschiede, die mit bloßem Auge in der Hauptschlagader (Aorta) zu erkennen sind. Die Tiere der Gruppe B entwickelten unter Vitamin-C-Mangel rasch atherosklerotische Ablagerungen (weiße Flächen), besonders in Herznähe. Die Arterien der Tiere in Gruppe A, die ausreichend Vitamin C erhielten, waren dagegen gesund.

Die folgenden Bilder zeigen auch, dass atherosklerotische Plaques nicht das Ergebnis einer fettreichen Ernährung sind. Sie entstehen vielmehr durch Fette, Eiweiße und andere Reparaturmoleküle, die in der Leber produziert werden – als Antwort des Körpers auf die Schwäche der Arterienwand.

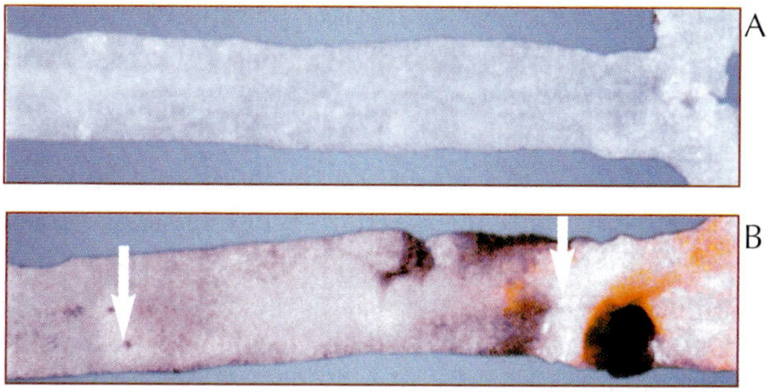


*Aufsicht auf die Innenfläche der Hauptschlagadern von Versuchstieren.*

*A: Gesunde Arterien durch ausreichende Vitaminversorgung*

*B: Atherosklerose durch Vitaminmangel*

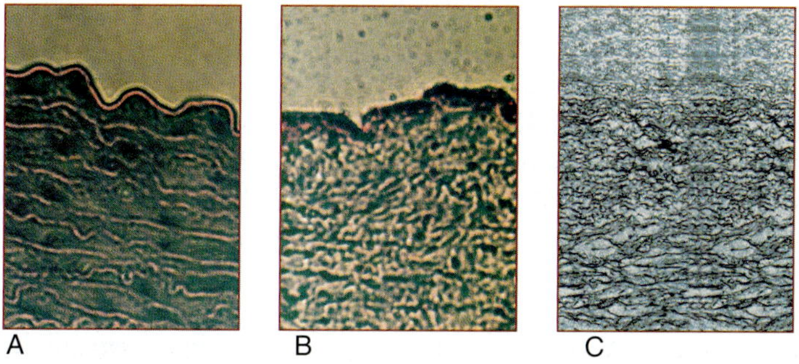


*Dieselben Arterienwände unter dem Mikroskop.*

*A: Gesunde Arterienwandstruktur*

*B: Vitaminmangel schwächt die Struktur der Arterienwand und schädigt deren Oberfläche*

*C: (zum Vergleich) Dieselben Veränderungen wie in Bild B finden sich in den Arterienwänden von Koronarpatienten*

Anmerkung: Grundsätzlich sind Tierversuche auf ein absolutes Minimum zu begrenzen. Sie sind nur dann erlaubt, wenn mit den aus den im Experiment gewonnenen Erkentnissen Menschenleben gerettet werden können. Dies war bei dem vorliegenden Experiment der Fall, das den Beweis der Bedeutung von Vitamin C für die Vorbeugung von Herzinfarkten für Millionen erbrachte.

## Vitamin-C-Versorgung ist der entscheidende Faktor

Der endgültige Beweis für einen Zusammenhang zwischen Vitamin-C-Mangel und Herz-Kreislauf-Erkrankungen wurde von einer Forschungsgruppe der Universität von North Carolina, Chapel Hill, in einer Veröffentlichung der *National Academy of Sciences* Anfang 2000 erbracht. Sechs Jahre nachdem uns die ersten Patente über die natürliche Verhütung und die Rückbildung von Herz-Kreislauf-Erkrankungen erteilt wurden, konnte unsere Entdeckung von diesem Forschungsteam in überzeugender Weise bestätigt werden.

Von den Forschern wurden die Arterien von gesunden Mäusen untersucht, wobei sich herausstellte, dass Mäuse keine Artherosklerose entwickeln. Dies war auch nicht erstaunlich, da Mäuse in der Lage sind, selbst große Mengen an Vitamin C zu produzieren und das Krankheitsbild einer Artherosklerose daher bei gesunden Mäusen unbekannt ist. Sodann wurde aber im Experiment ein Gen (Gulono-Lakton-Oxidase, GLO) bei bestimmten Mäusen ausgeschaltet. Dieses Gen ist in der Leber der Mäuse zuständig für die Umwandlung von Zucker (Glukose) in Vitamin C. Die so mutierten Mäuse waren somit nicht mehr in der Lage, Vitamin C im eigenen Körper zu erzeugen. Mit diesem Experiment verfolgten die Forscher den Zweck, die im menschlichen Körper ablaufenden Vorgänge zu duplizieren: uns fehlt nämlich genau das gleiche GLO-Gen und daher sind wir nicht in der Lage, Vitamin C in unserer Leber selbst herzustellen.

Die entscheidende Frage war nun: Was würde mit diesen mutierten Mäusen geschehen, wenn sie - außer der fehlenden endogenen Vitamin-Produktion in ihrem Körper - auch noch zu wenig Vitamin C in ihrer Nahrung erhielten? Würde es zu Läsionen und Rissen der Arterienwände kommen? Würde ihr Cholesterinspiegel infolge der körperlichen Anstrengung, die Schwäche der Arterienwände zu reparieren, ansteigen?
Die Antwort auf alle diese Fragen ist ein klares Ja. Die Struktur des Bindegewebes (Kollagen und Elastin) der Arterienwände

von Mäusen mit Vitamin-C-Mangel wurde geschwächt. Der Querschnitt unter dem Mikroskop gleicht ganz auffallend unseren Erkenntnissen aus den auf der Vorseite beschriebenen Experimenten. Außerdem wiesen die unter Vitamin-C-Mangel leidenden Mäuse beträchtlich höhere Cholesterinspiegel auf. Dieser Versuch stellt nicht nur eine ganz klare Bestätigung meiner Entdeckung dar, sondern beendet auch jegliche Spekulation darüber, ob Cholesterin die Ursache oder die Folge einer Herz-Kreislauf-Erkrankung ist.

Mit diesem Experiment, bei dem lediglich ein Faktor genetisch modifiziert wurde – nämlich die Vitamin-C-Produktion – wurde bestätigt, dass:

- Vitamin-C-Mangel ein Hauptverursacher von Herz-Kreislauf-Erkrankungen ist;

- hohe Cholesterinspiegel nicht die Ursache, sondern die Folge von Herz-Kreislauf-Erkrankungen sind;

- die Senkung von Cholesterinwerten - ohne gleichzeitig den damit verbundenen Vitamin-C-Mangel zu beheben - als ärztliche Fehlleistung betrachtet werden sollte.

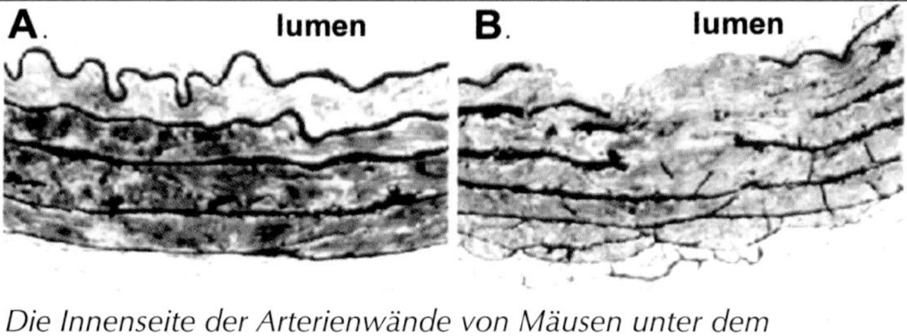


*Die Innenseite der Arterienwände von Mäusen unter dem Mikroskop:*
*A. Arterienwand einer normalen gesunden Maus*
*B. Arterienwand von Mäusen - ebenso Menschen - unfähig, Vitamin C herzustellen, bei gleichzeitiger Vitamin-C-armer Ernährung*

*Achten Sie auf die Ähnlichkeit der auf den vorangegangenen Seiten gezeigten Bilder!*

# Das neue Verständnis der Herz-Kreislauf-Erkrankung

Diese Experimente bestätigen, dass es sich bei der Herz-Kreislauf-Erkrankung um eine Vitaminmangelerkrankung handelt. Dieses neue Verständnis wird in dem gegenüberliegenden Schema übersichtlich dargestellt.

1. Die Hauptursache der Herz-Kreislauf-Erkrankung ist die Instabilität der Blutgefäßwand, verursacht durch chronischen Vitaminmangel. Die Herz-Kreislauf-Erkrankung beginnt mit Millionen kleinster Einrisse in der Arterienwand, die insbesondere in den Herzkranzarterien entstehen. Die Arterien-Pipeline ist in diesem Abschnitt einer besonderen Belastung ausgesetzt, da die Herzkranzarterien durch die Pumpaktion des Herzens über 100.000 Mal pro Tag flachgedrückt werden, ähnlich einem plattgetretenen Gartenschlauch.

2. Die Reparatur der Gefäßwand wird erforderlich. Cholesterin und andere Reparatursubstanzen werden in erhöhtem Umfang in der Stoffwechselzentrale Leber produziert, gelangen von dort ins Blut und dringen schließlich in die Arterienwand ein, um dort die lädierten Stellen zu reparieren. Da in den Herzkranzarterien die meisten Einrisse entstehen, findet dort auch die umfangreichste Reparatur statt.

3. Atherosklerotische Ablagerungen entwickeln sich als Folge einer überschießenden Reparatur. Mit fortgesetztem Vitaminmangel über Jahre und Jahrzehnte setzt sich auch der überschießende Reparaturprozess – besonders in den Wänden der Herzkranzarterien – weiter fort. Jetzt wird auch klar, warum Verschlüsse (Infarkte) innerhalb der über 100.000 Kilometer langen Blutgefäß-Pipeline des Körpers fast immer in dem kurzen Abschnitt der Herzkranzgefäße erfolgen. Deshalb sind Infarkte des Herzens – und nicht Infarkte anderer Organe – die häufigste Form der Herz-Kreislauf-Erkrankung.

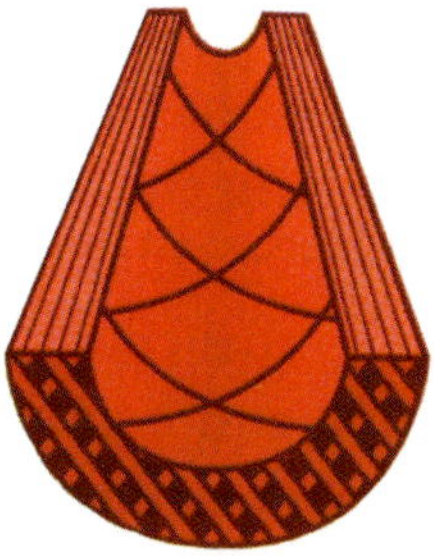

**1. Schritt: Risse in der Gefäßwand**

**Atherosklerose beginnt mit Rissen und Läsionen in der Innenwand der Arterien, vor allem verursacht durch chronischen Vitaminmangel**

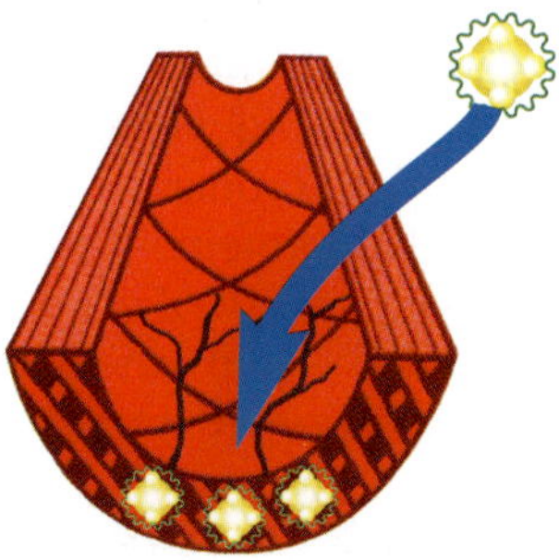

**2. Schritt: Reparatur der Gefäßwand**

**Blutfaktoren wie Lipoproteine und Gerinnungseiweiße sowie zelluläre Reparaturmechanismen in der Wand dienen der Stabilisierung und Reparatur der Arterienwand**

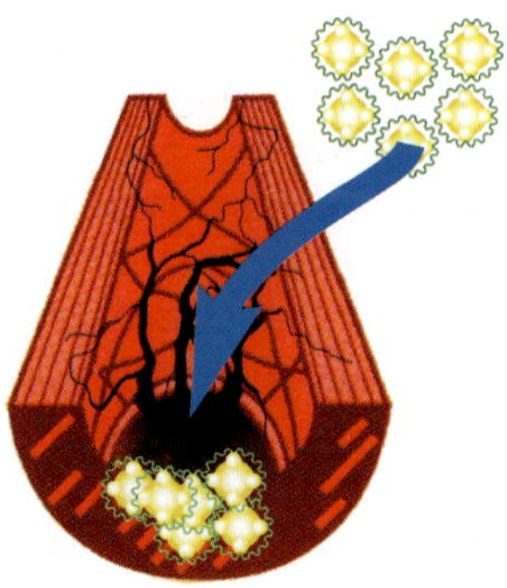

**3. Schritt: Überschießende Reparatur**

**Bei chronischem Vitaminmangel kommt es zu einer überschießenden Reparatur, und atherosklerotische Plaques entwickeln sich**

*Atherosklerose entsteht in drei Schritten*

# Die natürliche Umkehr der Herz-Kreislauf-Erkrankung ist möglich

Die Grundlage für den Abbau der Atherosklerose ist die Einleitung eines Heilungsprozesses in der durch chronischen Vitaminmangel erkrankten Arterienwand. Neben Vitamin C, das die Produktion der Kollagenmoleküle anregt, sind für diesen Heilungsprozess auch andere Zell-Vitalstoffe von großer Bedeutung. Die nebenstehende Abbildung fasst die wichtigsten Schutz- und Heilfunktionen dieses Vitaminprogramms zusammen. Sie zeigt in der Mitte einen Gewebeschnitt durch die atherosklerotische Ablagerung (Plaque) einer Koronararterie, wie sie unter dem Mikroskop zu sehen ist. Die weiße Fläche über der Plaque markiert die Blutbahn der Koronararterie. Mit einer speziellen Färbetechnik sind die Lipoproteine (Fettpartikel) im Zentrum der Ablagerung schwarz gefärbt. Zwei davon – ein Lipoprotein (a) und ein LDL-Molekül – sind schematisch vergrößert.

Um den Kern der Plaque hat sich eine lokale „Geschwulst" aus glatten Muskelzellen der Arterienwand gebildet. Auch dieser Muskelzell-„Tumor" der Arterienwand trägt zur Stabilisierung einer vitaminverarmten und geschwächten Arterienwand bei. Die Ablagerung von Blutfetten in Form von Lipoproteinen und die Muskelzellwucherung sind die wichtigsten Faktoren, die die Größe der Plaque und damit den Grad der koronaren Herzerkrankung bestimmen. Die Einlagerung von Kalziummolekülen geht einher mit der Entwicklung der Plaques. Auch diese „Kalkeinlagerung" ist ein grundsätzlich umkehrbarer Vorgang.

Eine Therapie, die diese Atherosklerose-Mechanismen umkehren kann, ist auch zur Rückbildung der koronaren Herzerkrankung in der Lage. Nach wissenschaftlichen Erkenntnissen wirken Zell-Vitalstoffe beim Abbau von Ablagerungen auf folgende Weise zusammen:

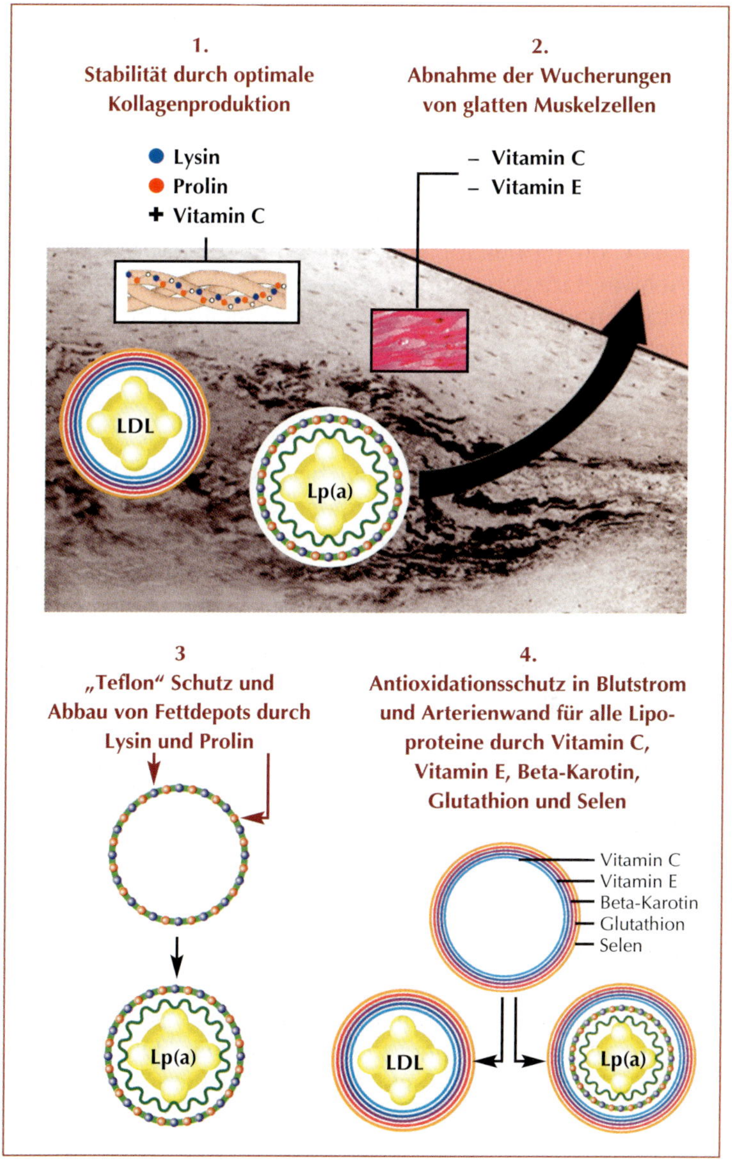


*Natürlicher Abbau der Atherosklerose*

# So bauen Zell-Vitalstoffe Atherosklerose ab

1. **Erhöhte Stabilität der Arterienwand durch optimale Kollagenproduktion.** Die Kollagenmoleküle unseres Körpers sind Eiweiße, die aus Aminosäuren aufgebaut sind. Kollagen benötigt für den Aufbau besonders viele Bausteine der Aminosäuren Lysin und Prolin. Wir wissen auch, dass Vitamin C die Produktion von Kollagen in den Zellen der Arterienwand steigert. Eine ausreichende Versorgung mit Lysin, Prolin und Vitamin C ist entscheidend für eine optimale Regeneration des Bindegewebes der Arterienwände, und damit für eine natürliche Abheilung der Herz-Kreislauf-Erkrankung.

2. **Abnahme der Muskelzellwucherungen in der Arterienwand.** Bei optimaler Versorgung mit ausgewählten Zell-Vitalstoffen produzieren wenige Muskelzellen in der Arterienwand ausreichendes und funktionstüchtiges Kollagen, das die Stabilität gewährleistet. Bei Vitaminmangel kommt es zu einer Stoffwechselentgleisung in der Arterienwand. Die Arterienwand-Muskelzellen produzieren dann mangelhaftes Kollagen. Darüber hinaus vermehren sich diese Muskelzellen selbst und bilden den atherosklerotischen „Tumor". Dr. Aleksandra Niedzwiecki, und ihre Mitarbeiter haben diesen wichtigen Mechanismus genauer untersucht und festgestellt, dass Vitamin C und Vitamin E die Muskelzellwucherung effektiv verhindern können.

3. **„Teflon"-Schutz der Arterienwand und Abbau der Fettablagerungen.** Lipoproteine sind die Transportmoleküle, mit denen Cholesterin und andere Blutfette in der Arterienwand abgelagert werden. Bisher nahm man an, dass Cholesterin und andere Blutfette vor allem mittels LDL (Low-Density Lipoprotein, „schlechtes Cholesterin") in der Arterienwand abgelagert werden. Heute wissen wir, dass es nicht das LDL-Molekül selbst ist, sondern eine Variante davon, Lipoprotein(a). Der Buchstabe (a), wie „adhesiv", steht für ein zusätzliches klebriges Eiweiß, das die LDL-Moleküle umschlingt und an den Kollagenfasern innerhalb

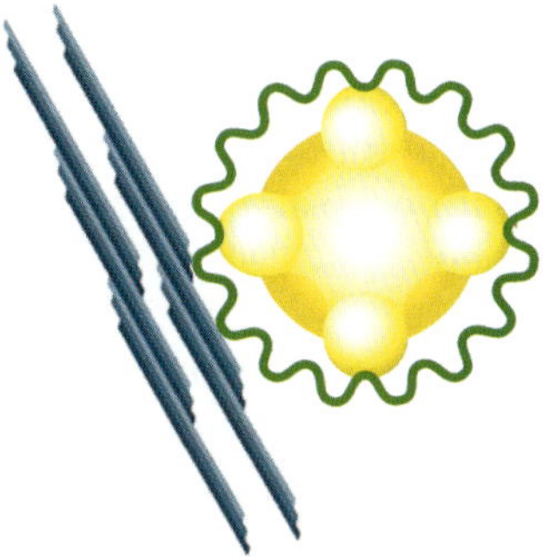

**Lipoprotein(a) haftet sich an die Kollagenmoleküle in der Arterienwand.**

**Tausende Lipoprotein (a)-Moleküle lagern sich in der geschwächten Arterienwand ab und bilden atherosklerotische Plaques.**

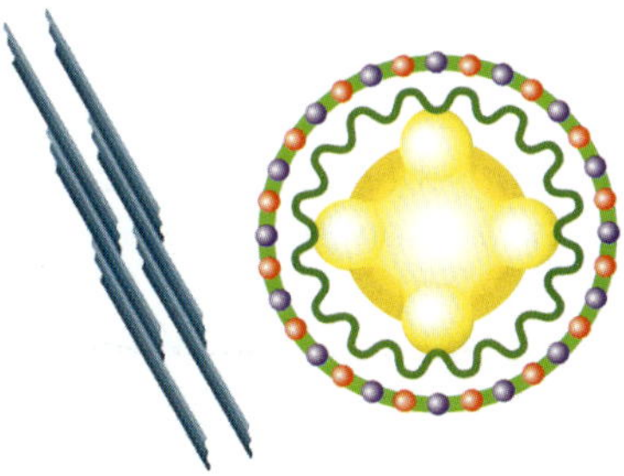

**Die natürlichen Aminosäuren Lysin (●) und Prolin (●) bilden einen "Teflon"-Film um die Lipoprotein (a)-Partikel. Damit werden Fettmoleküle von ihren Haftstellen losgelöst und aus der Arterienwand ausgeschleust**

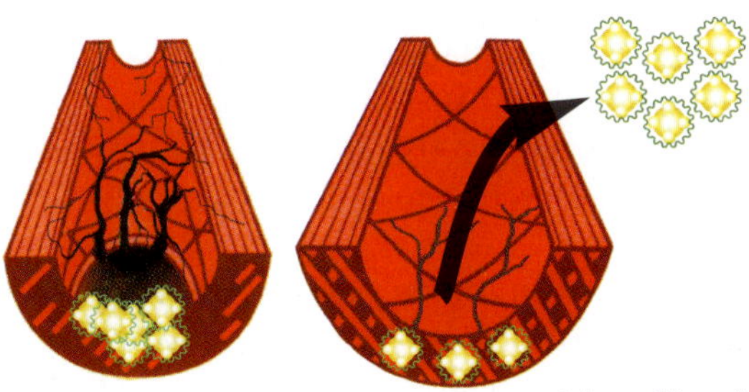

**Atherosklerotische Ablagerungen werden auf natürliche Weise abgebaut**

*Die erste patentierte Therapie der Welt zum natürlichen Abbau von atherosklerotischen Ablagerungen* der Arterienwand anhaftet. Nicht die Menge von Blutfetten (LDL- Blutspiegel) ist entscheidend, sondern der Anteil der LDL-Moleküle, die mit einem biologischen „Klebeband" umgeben sind, dem Lipoprotein (a)-Blutspiegel. Der neue Risikofaktor Lipoprotein(a) wird im nächsten Abschnitt dieses Buches ausführlich besprochen.

Vorrangiges therapeutisches Ziel zur Verhinderung von Fettablagerungen in der Arterienwand ist, die Klebrigkeit der Lipoproteine zu neutralisieren. Die erste Generation von „Teflon"-Substanzen für die Arterienwand sind die natürlichen Aminosäuren Lysin und Prolin. Sie bilden einen Schutzfilm um die Lipoprotein (a)-Moleküle und haben damit zweierlei Funktionen:

- Sie helfen das weitere Fortschreiten der Fettablagerungen in der Arterienwand zu verhindern (Prävention).

- Sie tragen zum Abbau bestehender Fettablagerungen in der Arterienwand bei. Dies geschieht auf folgende Weise: **Lysin** und **Prolin** sind in der Lage, die im Inneren der Arterienwand anhaftenden Lipoproteinmoleküle loszulösen und aus den Plaques auszuschleusen. Mit dem Blutstrom gelangen die Lipoproteinmoleküle in die Leber, wo sie auf natürlichem Wege abgebaut werden. Durch das allmähliche Ausschleusen der Lipoproteine aus atherosklerotischen Ablagerungen werden diese abgebaut und die Durchblutung verbessert sich.

Dabei handelt es sich um einen natürlichen Vorgang, bei dem Molekül um Molekül aus der Arterienwand ausgeschleust und sofort in der Leber abgebaut wird. Komplikationen, wie die Ablösung von Plaques bei der Ballonangioplastie, treten nicht auf.

Der Abbau von Fettablagerungen aus der Arterienwand ist ein durchaus üblicher Vorgang in der Natur. Bären und andere Winterschläfer machen davon regelmäßig Gebrauch. Während des Winterschlafs nehmen diese Tiere keine Nahrungsvitamine auf und auch die körpereigene Vitamin-C-Produktion ist gedrosselt. Als Folge davon lagern sich Blutfette in der Arterienwand ab und führen zu einer Wandverdickung. Im Frühjahr, mit vitaminreicher Nahrung und erhöhter Vitamin-C-Produktion, werden die Fettdepots abgebaut. Die Arterienwand erhält ihre natürliche Stabilität zurück. Hier können wir von der Natur lernen!

4. **Antioxidationsschutz in Blutstrom und Arterienwand.** Ein weiterer Vorgang, der die Entwicklung von Atherosklerose, Herzinfarkt und Schlaganfall begünstigt, ist die Oxidation. Freie Radikale, zum Beispiel aus Umwelt und Zigarettenrauch, schädigen die Lipoproteine, aber auch das Arterienwandgewebe selbst und fördern so die Ausdehnung von

**Heutige konventionelle „Reparatur"-Medizin**

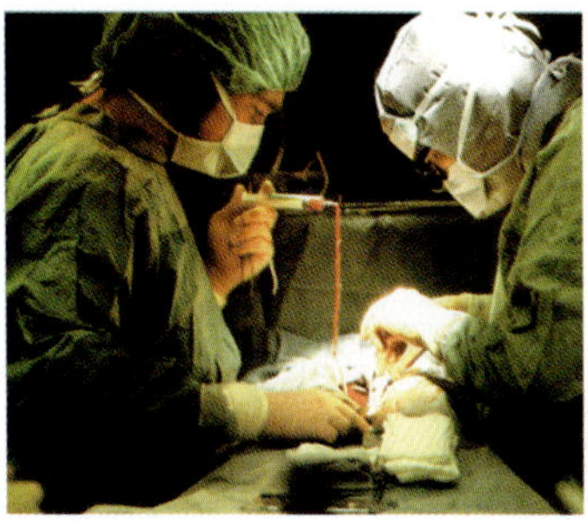

**Künftige Zellular Medizin**

*Zell-Vitalstoffe korrigieren Mängel im Zell-Stoffwechsel*

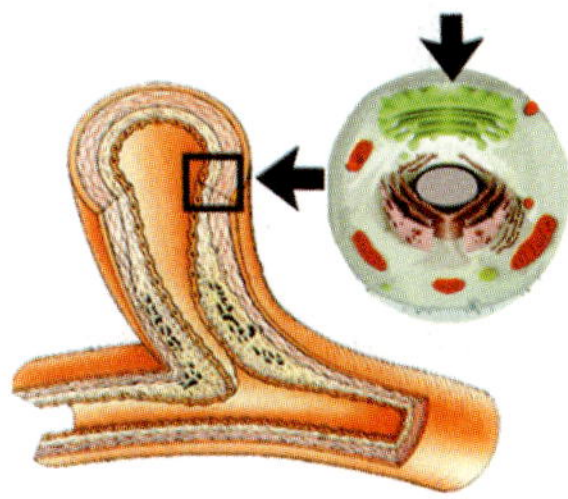

*Konventionelle Medizin: Bis heute sind Bypass-Operationen und andere mechanische Verfahren das Mittel der Wahl zur Behandlung von Herz-Kreislauf-Erkrankung.*

*Zellular Medizin: Von jetzt an – und für alle künftigen Generationen – wird das Verständnis des zellularen Ursprungs dieser Krankheit die natürliche Vorbeugung, Behandlung und schließliche Ausmerzung ermöglichen.*

atherosklerotischen Plaques. Vitamin C, Vitamin E, Beta-Karotin und andere Zell-Vitalstoffe gehören zu den wirksamsten Antioxidantien, die sowohl die Lipoproteine als auch die Arterienwand vor Oxidationsschäden schützen.

5. **Entfernung von Kalzium aus den Arterienwänden.** Bei Einlagerung und Abbau von Kalzium in der Arterienwand sind Zellsysteme beteiligt, die sonst den Knochenauf- und -umbau steuern. Die Funktion dieser Zellsysteme ist abhängig von einer ausreichenden Zufuhr an Vitamin D. Deshalb empfehle ich auch eine optimale Menge dieses Vitamins. Die Ultrafast-CT-Bilder beweisen, dass mit Hilfe dieses Vitaminprogramms Kalkablagerungen in der Arterienwand auf natürliche Weise abgebaut werden können.

# 3

# Cholesterin

## und andere untergeordnete Risikofaktoren der Herz-Kreislauf-Erkrankung

## Zell-Vitalstoffe zur Vorbeugung und unterstützenden Therapie

- Die Fakten über Cholesterin und andere sekundäre Risikofaktoren
- Wie ausgwählte Zell-Vitalstoffe bei Fettstoffwechselstörungen helfen
- Klinische Studien mit Zell-Vitalstoffen bei Fettstoffwechselstörungen
- Spezielle Zell-Vitalstoffe bei Fettstoffwechselstörungen

# Die Fakten über Cholesterin und andere sekundäre Risikofaktoren

- **Jeder zweite Mann und jede zweite Frau in Deutschland und Europa** haben erhöhte Spiegel an Cholesterin, Triglyceriden, LDL (Low-Density Lipoproteine), Lipoprotein (a) und anderen Risikofaktoren im Blut. Weltweit sind es mehrere hundert Millionen Menschen. Diese Blutfaktoren sind für das Herz-Kreislauf-Risiko in der Regel von untergeordneter Bedeutung, da der entscheidende Risikofaktor die Instabilität der Arterienwand ist. Aus diesem Grunde werden diese Risikofaktoren, die im Blut zirkulieren, auch als zweitrangige oder sekundäre Risikofaktoren zusammengefasst. Erhöhte Blutwerte dieser Risikofaktoren sind nicht, wie man bisher glaubte, die Ursache der Herz-Kreislauf-Erkrankung, sondern vielmehr eine Folge der sich entwickelnden Erkrankung. Dieses grundlegend neue Verständnis über die eigentliche Funktion dieser sekundären Risikofaktoren darzustellen, ist Aufgabe dieses Kapitels.

- **Die konventionelle Schulmedizin** beschränkt sich darauf, die Symptome dieser sekundären Risikofaktoren zu behandeln. Cholesterinsyntheseblocker und andere Medikamente werden derzeit Millionen Menschen zur Behandlung erhöhter Blutfettwerte verschrieben. Als Ursachen erhöhter Blutwerte sekundärer Risikofaktoren kennt die herkömmliche Medizin zwei wesentliche Faktoren: Zum einen angeborene Stoffwechselstörungen (genetisches Risiko), zum anderen falsches Essverhalten (ernährungsbedingtes Risiko). Dieses Ursachenverständnis ist unvollständig und dringend ergänzungsbedürftig.

- **Die Zellular Medizin** führt zu einem völlig neuen Verständnis der sekundären Risikofaktoren und deren Prävention. Cholesterin, Triglyceride, Low-Density Lipoproteine (LDL), Lipoprotein (a) und andere Stoffwechselprodukte sind ideale Moleküle zur Reparatur einer geschwächten Arterienwand. Ist diese durch einen chronischen Vitamin-

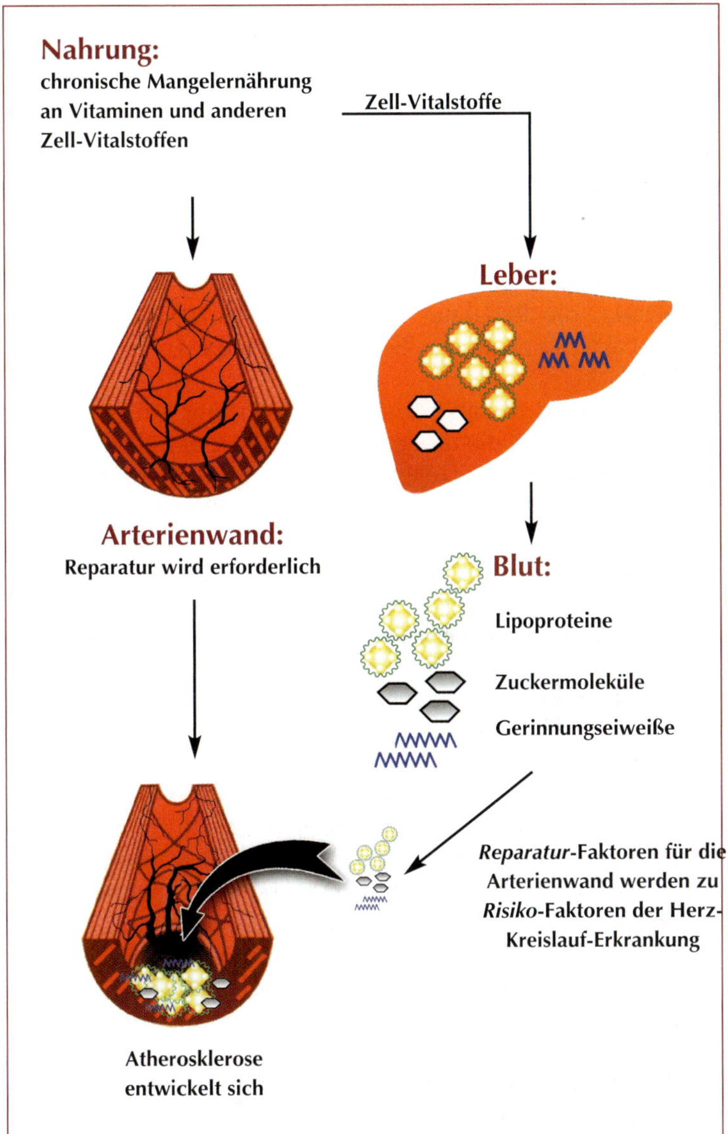


*Bei Vitaminmangel erhält die Leber das Signal zur vermehrten Produktion von Reparaturfaktoren zur Abdichtung und Stabilisierung der Arterienwand*

mangel geschwächt, so steigt der Bedarf an Reparaturmolekülen für die Wiederinstandsetzung der geschädigten Arterienwand an. Die Stoffwechselzentrale des Körpers, die Leber, erhält das Signal zu einer erhöhten Produktion dieser Reparaturmoleküle. Von dort gelangen Cholesterin und alle anderen Reparaturmoleküle in die Blutbahn und von dort zu den Schadstellen in der Arterienwand, zum Beispiel in den Koronararterien. Bei Mangel an Vitaminen und anderen Zellfaktoren über viele Jahre setzt sich, wie wir bereits wissen, die Reparatur der Gefäßwand immer weiter fort und führt so zu atherosklerotischen Plaques.

Die Zellular Medizin bringt uns nicht nur ein neues Verständnis über die Rolle der atherosklerotischen Plaques (Arterienwand-„Stütze" bei Vitaminmangel), sondern auch über die Rolle der sekundären Risikofaktoren: Cholesterin, Triglyceride, LDL und Lipoprotein (a) sind wichtige Reparaturmoleküle für die an Vitaminen verarmte Arterienwand. Sie können überhaupt nur dann zu Risikofaktoren der Herz-Kreislauf-Erkrankung werden, wenn die Wände der Blutgefäße durch chronischen Vitaminmangel geschwächt sind. Deshalb ist die Einstufung als „sekundäre" oder untergeordnete Risikofaktoren auch so treffend.

- **Sinnvoll ist die Einnahme einer Auswahl von Vitaminen und anderen Zell-Vitalstoffen,** die einerseits ein Ansteigen von sekundären Risikofaktoren im Blut verhindern und andererseits erhöhte Werte senken helfen. Diese helfen, die Arterienwände zu reparieren. Dadurch erhält die Leber das Stoffwechselsignal zu einer verminderten Produktion von Reparaturmolekülen, und der Blutspiegel an Cholesterin und anderen sekundären Risikofaktoren sinkt allmählich.

- **Wissenschaftliche Untersuchungen und klinische Studien** dokumentieren die positive Wirkung von Vitamin C, Vitamin B3 (Nikotinsäure), Vitamin B5 (Pantothenat), Vitamin E, Karnitin sowie anderer Zell-Vitalstoffe auf verschiedene Risikofaktoren.

- **Für Patienten mit erhöhtem Cholesterin und anderen sekundären Risikofaktoren gilt folgendes:** Eine Cholesterinsenkung ohne gleichzeitige Stabilisierung der Arterienwand ist eine unvollständige Therapie. Beginnen Sie möglichst bald damit, die Stabilität Ihrer Arterienwände mit ausgewählten Zell-Vitalstoffen zu verbessern. Als Folge davon normalisieren sich in der Regel auch Ihre Risikofaktoren im Blut. Vermeiden Sie cholesterinsenkende Medikamente. Diese Medikamente sollten für Patienten mit schwersten Stoffwechselstörungen vorbehalten bleiben.

**Cholesterin-Hysterie in Deutschland:**

**Allein in Deutschland wurden durch die völlig willkürliche Festlegung eines Cholesterinspiegel-Grenzwertes im Interesse der Pharma-Industrie über 8 Millionen Menschen zu „Cholesterin-Kranken" definiert.**

# Wie ausgewählte Zell-Vitalstoffe bei Fettstoffwechselstörungen helfen

Der folgende Abschnitt gibt Ihnen eine Auswahl von Briefen, die ich von dankbaren Patienten mit Fettstoffwechselstörungen erhielt. Sie unterstreichen, dass Zell-Vitalstoffe bei Patienten mit erhöhten Blutwerten von Cholesterin, Triglyceriden und anderen sekundären Risikofaktoren zu einer Normalisierung des Stoffwechsels beitragen können.

*Sehr geehrter Dr. Rath,*

*mit 19 Jahren wurde bei mir erstmals ein erhöhter Cholesterinspiegel von 392 mg/dl festgestellt. Ich begann mit einer Diät und einem Fitnessprogramm. Da mein Cholesterinspiegel weiterhin erhöht blieb, empfahl mir mein Arzt ein Medikament zur Cholesterinsenkung. Ich lehnte ab und blieb bei Diät und meinem Fitnessprogramm.*

*Jetzt bin ich 26 Jahre alt. Bevor ich mit der Einnahme von Zell-Vitalstoffen begann, ließ ich meinen Cholesterinspiegel erneut messen, und er lag bei 384 mg/dl. Ich begann sofort mit der Einnahme und ergänzte sie mit zusätzlichen Ballaststoffen. Innerhalb von 6 bis 10 Wochen konnte ich meinen Cholesterinspiegel auf 264 mg/dl senken.*

*Mein LDL-Cholesterin ging von 308 mg/dl auf 205 mg/dl zurück.*

*Jetzt gibt es endlich ein Gesundheitsprogramm, das mir hilft. Ich empfehle es meinen Verwandten und all meinen Freunden weiter.*

*Mit freundlichem Gruß*

*Ihre C.C.*

*Sehr geehrter Dr. Rath!*

*Bevor ich im Mai mit der Einnahme von Zell-Vitalstoffen begann, lag mein Cholesterinspiegel bei 320 mg/dl. Jetzt liegt er bei 180 mg/dl. Auch die Triglyceridwerte und das Verhältnis von HDL- zu LDL-Cholesterin sind jetzt ebenfalls im Normbereich. Vor allem aber fiel mein Lipoprotein(a)-Spiegel von 15 auf 1 mg/dl. Ich werde weiter Zell-Vitalstoffe einnehmen, solange ich lebe.*

*Vielen Dank für Ihre Forschung, um auf natürlichem Wege das Herz-Kreislauf-Risiko zu senken.*

*Mit freundlichem Gruß*

*Ihr M.R.*

*Sehr geehrter Dr. Rath,*

*ich bin 45 Jahre alt. Im April letzten Jahres lag mein Cholesterinwert noch bei 259 mg/dl. Im Dezember begann ich dann mit der Einnahme von Zell-Vitalstoffen und zusätzlichen Ballaststoffen. Im April dieses Jahres, nach nur 4 Monaten, lag mein Cholesterinwert bei 175 mg/dl.*

*Ich möchte Ihnen danken, dass Sie mir helfen, ein gesünderes Leben zu führen. Viel Erfolg bei Ihren Forschungsarbeiten, die uns allen helfen!*

*Mit freundlichen Grüßen*

*Ihr M.W.*

## Warum Cholesterin – vorübergehend – ansteigen kann

Bei den meisten Patienten, die mit einer Zell-Vitalstofftherapie beginnen, sinkt der Blutspiegel von Cholesterin, Triglyceriden und anderen Risikofaktoren im Blut ab. Den Grund hierfür kennen Sie bereits: Wenn die Arterienwände stabilisiert werden, produziert die Leber eine geringere Menge an Reparaturfaktoren und der Blutcholesterinspiegel sinkt.

Einige Patienten berichten über einen vorübergehenden Anstieg des Cholesterinspiegels zu Beginn der Zell-Vitalstoff-Therapie. Da Vitamine die Produktion von Cholesterin in der Leber senken, muss dieses zusätzliche Cholesterin in erster Linie aus den atherosklerotischen Ablagerungen in den Arterienwänden stammen. Dieser Vorgang wurde erstmals von Dr. Constanze Spittle 1972 in dem Medizinfachjournal *Lancet* beschrieben. Sie berichtete, dass Vitamingaben bei Patienten mit Herz-Kreislauf-Erkrankung zu einem vorübergehenden Anstieg des Cholesterinspiegels führen können. Im Gegensatz dazu trat bei gesunden Testpersonen nach Vitamingaben in der Regel eine rasche Senkung des Cholesterinspiegels ein.

Auch für den vorübergehenden Anstieg der Cholesterinblutwerte gibt es eine schlüssige Erklärung: Da Vitamine die Cholesterinproduktion in der Leber senken, muss das zusätzliche Cholesterin aus den Ablagerungen vor allem der Arterienwände stammen. Der vorübergehende Anstieg von Cholesterin ist also ein weiteres Zeichen des beginnenden Heilungsprozesses innerhalb der Arterienwand und des Abbaus der Fettablagerungen. Dieser Ablauf gilt natürlich nicht nur für Cholesterin, sondern auch für Triglyceride, Lipoproteine und andere sekundäre Risikofaktoren, die sich über Jahre in der Arterienwand abgelagert hatten.

### Meine Empfehlung:

Sollten Ihre Blutfettwerte zunächst ansteigen, so deutet dies auf einen Abbau der Ablagerungen in den Arterienwänden hin. Setzen Sie die Einnahme von Zell-Vitalstoffen unverändert fort.

Nach einigen Monaten sinken die Blutfettspiegel dann in der Regel auf unterhalb des Ausgangswertes ab. Sie können die Normalisierung Ihrer Blutfettwerte weiter beschleunigen, indem Sie Ihre Nahrung mit zusätzlichen Ballaststoffen ergänzen. In dem folgenden Bericht ist diese faszinierende Wirkung von Zell-Vitalstoffen dokumentiert.

*Sehr geehrter Dr. Rath,*

*vor zwei Jahren wurde mein Blutcholesterinspiegel mit 177 mg/dl gemessen. Ich begann damals meine Nahrung mit Ballaststoffen anzureichern, und mein Cholesterinspiegel sank innerhalb von 90 Tagen auf 154 mg/dl.*

*Vergangenen November begann ich, Zell-Vitalstoffe einzunehmen. Im Februar dieses Jahres, drei Monate später, war mein Cholesterinspiegel auf 191 mg/dl; und meine Triglyceride auf 244 mg/dl angestiegen.*

*Im Juni dieses Jahres, sieben Monate nach Beginn der Zell-Vitalstofftherapie wurde ein Blutcholesterinspiegel von 134 mg/dl gemessen. Einen Monat später ergab dann eine umfangreiche Kontrolluntersuchung folgende Werte: Cholesterin 135 und Triglyceride 180 mg/dl; auch das Verhältnis von HDL zu LDL-Cholesterin hatte sich deutlich verbessert.*

*Zell-Vitalstoffe helfen tatsächlich!*

*Mit freundlichem Gruß*

*Ihr L.M.*

## Klinische Studien mit Zell-Vitalstoffen bei Fettstoffwechselstörungen

Die Wirkung von Vitamin C auf den Cholesterin- und andere Blutfettspiegel wurde in vielen klinischen Studien untersucht.

- Dr. Hemilä wertete die Ergebnisse von über 40 dieser Studien aus. Bei Patienten mit hohen Ausgangscholesterinwerten (über 270 mg/dl) führt Vitamin C zu einer Cholesterinsenkung um bis zu 20 Prozent; dagegen zeigten Patienten mit mittleren und niedrigen Ausgangswerten nur eine leichte Senkung, oder die Blutwerte blieben unverändert.

- In einer von der Amerikanischen Herzgesellschaft unterstützten Studie wies Dr. Sokoloff nach, dass zwei bis drei Gramm Vitamin C pro Tag die Triglyceridspiegel im Durchschnitt um 50–70 Prozent senken konnten. Vitamin C steigerte die Produktion der Enzyme (Lipasen), die Triglyceride abbauen, um bis zu hundert Prozent.

- Klinische Studien zeigen, dass neben Vitamin C auch die optimale Zufuhr von Vitamin B3 (Nikotinsäure), Vitamin B5 (Pantothensäure), Vitamin E, Karnitin und anderen Bestandteilen unerlässlich ist. Da diese zusammenwirken, ist ihre kombinierte Zufuhr in Form von Zell-Vitalstoffen den Megadosen eines einzelnen Vitamins vorzuziehen.

Die folgende Tabelle zeigt die wichtigsten Studien in der Übersicht. Die Quellen finden Sie im Anhang.

| Ausgewählte Zell-Vitalstoffe | Federführende Wissenschaftler |
|---|---|
| • Vitamin C | Ginter, Harwood, Hemilä |
| • Vitamin B3 | Altschul, Carlson, Guraker, Lavie |
| • Vitamin B5 | Avogaro, Cherchi, Gaddi |
| • Vitamin E | Beamish, Hermann |
| • Karnitin | Opie |

# Lipoprotein(a) – ein sekundärer Risikofaktor – zehnmal so gefährlich wie Cholesterin

Auf den nächsten Seiten möchte ich einen besonders wichtigen unter den sekundären Risikofaktoren vorstellen, Lipoprotein(a). Ist die Arterienwand stabil, ist Lipoprotein(a) ein durchaus nützliches Molekül mit diversen Funktionen, zum Beispiel bei der Wundheilung. Ist die Arterienwand jedoch instabil, wird Lipoprotein(a) zu einem Risikofaktor für Herz-Kreislauf-Erkrankungen, der zehnmal so bedeutend ist wie der Cholesterinspiegel. Schauen wir uns etwas genauer an, wie sich das Lipoprotein(a)-Molekül von anderen Fettmolekülen unterscheidet.

- **Cholesterin und Triglyceride** schwimmen nicht im Blut wie Fettaugen in der Suppe. Sie sind vielmehr zusammengepackt in kleinen runden Transportpartikeln, den Lipoproteinen (Fett- Eiweiße von Lipo = Fett und Protein = Eiweiß). Millionen dieser Lipoproteine zirkulieren ständig in unserem Körper. Die bekanntesten Lipoprotein-Vertreter sind High-Density Lipoprotein (HDL, „gutes Cholesterin") und Low-Density Lipoprotein (LDL, „schlechtes Cholesterin").

- **LDL-Cholesterin.** Das meiste Cholesterin zirkuliert im Blut in Form der LDL-Partikel. LDL ist das natürliche Vehikel, das Cholesterin von der Leber, der Stoffwechselzentrale, zu Millionen Zellen des Körpers bringt. Bis vor kurzem glaubte man, dass LDL der Hauptbestandteil der atherosklerotischen Ablagerungen, und damit der entscheidende Risikofaktor der Atherosklerose sei. Dieses Verständnis gilt jetzt als überholt.

- **Lipoprotein(a)** ist ein LDL- Partikel mit einem zusätzlichen Eiweiß umschlungen, dem Apoprotein(a) oder kurz Apo(a). Apo(a) ist eines der klebrigsten Eiweiße des menschlichen Stoffwechsels.

## Was weiß die Medizin heute über Lipoprotein(a)?

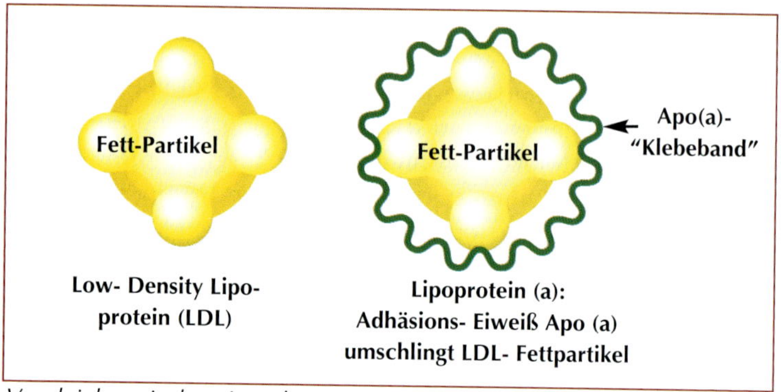


*Vergleich zwischen Lowdensity Lipoprotein (LDL) und Lipoprotein(a).*

- Lp(a), nicht LDL, ist das bedeutendste Fettpartikel, das Cholesterin und andere Fette in der Arterienwand ablagert.

- Aufgrund seiner klebrigen Eigenschaften ist Lipoprotein(a) ein so wirksamer Reparaturfaktor der Gefäßwand, dass dort bei Vitaminmangel Millionen von Lipoprotein(a)-Partikeln abgelagert werden.

- Eine Auswertung der Framingham Herzstudie, der größten Risikofaktorenuntersuchung der Welt, hat ergeben, dass Lipoprotein(a) ein zehnmal größerer Risikofaktor für Herzinfarkte ist als Cholesterin oder LDL-Cholesterin.

**Bei Vitaminmangel und instabiler Arterienwand gilt Lipoprotein(a) heute als der wichtigste sekundäre Risikofaktor für**

- Herzinfarkte
- Schlaganfälle
- Wiederverschluss der Arterie nach Ballonkatheter
- Wiederverschluss der Bypässe nach Bypass-Operation

Lipoprotein(a)-Spiegel sind in erster Linie genetisch festgelegt. Ebenso wie alle anderen sekundären Risikofaktoren trägt auch Lipoprotein(a) nur dann zu einem erhöhten Herz-Kreislauf-Risiko bei, wenn die Gefäßwände durch chronischen Vitaminmangel instabil geworden sind. Die folgende Tabelle gibt Ihnen Anhaltspunkte für die Interpretation von Lipoprotein(a)-Blutspiegeln, bei gleichzeitigem Vitaminmangel.

**Lipoprotein(a) – Blutspiegel und Herz-Kreislauf-Risiko**

| | | |
|---|---|---|
| < 20 mg/dl | niedriges Risiko | gilt nur bei |
| 20-40 mg/dl | mittleres Risiko | gleichzeitigem |
| > 40 mg/dl | hohes Risiko | Vitaminmangel! |

In klinischen Untersuchungen konnten bisher weder Diät noch blutfettsenkende Medikamente eine Lipoprotein(a)-Senkung nachweisen. Es verwundert nicht, dass die bislang einzigen Substanzen, die Lipoprotein(a)-Spiegel senken können, Vitamine sind. Professor Carlson konnte zeigen, dass 2 - 4 Gramm Vitamin B3 (Nikotinsäure) täglich die Lipoprotein(a)-Spiegel um bis zu 36% senken.

Bei der Einnahme dieser hohen Mengen Nikotinsäure kann es bei empfindlichen Patienten zu vorübergehender Hautrötung kommen. Die Dosis sollte daher langsam gesteigert werden. Unsere eigenen vorläufigen Untersuchungen zeigten, dass auch Vitamin C einen drosselnden Effekt auf die Produktion von Lipoprotein(a) hat und zur Senkung erhöhter Blutwerte beitragen kann. Auch hier stabilisieren Vitamine einerseits die Arterienwand, und gleichzeitig senken sie die Blutkonzentrationen von Reparatur- oder Risikofaktoren.

Zu diesem neuen Risikofaktor führte ich Ende der 80er Jahre, zusammen mit meinen Kollegen an der Universität Hamburg, die bisher umfangreichsten Untersuchungen in der Arterienwand durch. Diese Untersuchungen zeigten, dass Lipoprotein(a)-Moleküle die entscheidenden Transportvehikel sind, die Cholesterin und andere Blutfette in der Arterienwand ablagern. Lipoprotein(a) ist der bedeutendste Reparaturfaktor für die Gefäßwand. Er ist so wichtig, dass bei überschießender

**Verminderung des Lipoprotein(a)-Risikos**

- Senkung von Lipoprotein (a)-Blutspiegel
  - Vitamin B3
  - Vitamin C
- Verminderung der Anhaftung von Lipoprotein(a)
  - Lysin
  - Prolin

Reparatur der Arterienwand die Menge des abgelagerten Lipoprotein(a) mit der Größe der atherosklerotischen Plaques – und damit der Schwere der Gefäßerkrankung – einhergeht.

Darüber hinaus gibt es einen interessanten Zusammenhang zwischen Lipoprotein(a) und Vitamin-C-Mangel. Lipoprotein(a) kommt fast nur beim Menschen und bei Lebewesen vor, die nicht in der Lage sind, körpereigenes Vitamin C zu produzieren. Bei Lebewesen, die ausreichend körpereigenes Vitamin C herstellen, findet sich kaum oder gar kein Lipoprotein(a) im Stoffwechsel. Die Mehrzahl der Lebewesen der Erde können offensichtlich ganz auf dieses Reparaturmolekül verzichten, da ihnen genügend körpereigenes Vitamin C zur Gewebestabilisierung und Gewebereparatur (Wundheilung) zur Verfügung steht. Dagegen stattete die Natur uns Menschen mit einem Ersatz- Reparaturmolekül für die verlorengegangene Vitamin-C-Produktion aus, eben dem Lipoprotein(a). Dieses Molekül ist ein zweischneidiges Schwert. Einerseits steht dem menschlichen Organismus damit eine einzigartige Reparatursubstanz zur Verfügung, bei chronischem Vitaminmangel allerdings wird zuviel von diesem Molekül produziert und abgelagert. Auf diese Weise trägt Lipoprotein(a) bei Vitaminmangel zu Herzinfarkt und Schlaganfall bei und wird zum Millionen-Killer.

1987 entdeckte ich diesen faszinierenden Zusammenhang zwischen Vitamin-C-Mangel und Lipoprotein(a)-Risiko. Diese

Entdeckung war ausschlaggebend für mein Interesse an der Vitaminforschung und ein wichtiger Schritt hin zu unserem neuen Verständnis der Herz-Kreislauf-Erkrankung.

## Das „Cholesterin"-Herzinfarkt-Weltbild bricht zusammen

Möglicherweise haben Sie sich beim Lesen dieses Abschnitts die Frage gestellt: „Aber die Presseberichterstattung zu Cholesterin und Herzinfarktrisiko kann doch nicht erfunden sein?" Leider ist dies der Fall.

Wie immer, wenn im Interesse der Gesundheit von Millionen Menschen ein modernes Verständnis eine überholte medizinische Lehrmeinung ersetzen muss, so ist es zunächst erforderlich, die Unhaltbarkeit und die Unlogik jenes überholten Weltbildes deutlich zu machen. Im Falle der Herz-Kreislauf-Erkrankung postuliert die derzeit führende Lehrmeinung, dass hohe Blutspiegel von Cholesterin und anderen Risikofaktoren die Arterienwand schädigen und dadurch zu atherosklerotischen Ablagerungen führen.

Dieses Modell ist, wie dieses Buch ausführlich dokumentiert, nicht länger haltbar. Aus rein wirtschaftlichen Interessen wird dieses überholte Weltbild allerdings von einer milliardenschweren Pharma-Industrie künstlich aufrechterhalten. Dies hat verheerende Auswirkungen auf die Gesundheit von Millionen Menschen, und es ist unerlässlich, die Hintergründe des Cholesterinsenker-Marketings näher zu beleuchten:

- In den 70er Jahren beschloss die Weltgesundheitsorganisation (WHO) – im Verbund mit der Pharma-Industrie – eine internationale Studie durchzuführen, um einen etwaigen Zusammenhang zwischen Cholesterinspiegel und Herzinfarktrisiko zu finden. Tausende Studienteilnehmer bekamen einen Cholesterinsenker aus der *Fibrat*-Gruppe verabreicht. Diese internationale Studie musste unvollendet abgebrochen werden, weil unter dem Cholesterinsenker so viele Nebenwirkungen aufgetreten waren, dass die gesamte Studie gefährdet war.

- Etwa zehn Jahre später wurde in den USA eine Studie an über 3.800 Männern begonnen. Gezeigt werden sollte, ob das Herzinfarktrisiko sinkt, wenn der Cholesterinsenker *Cholestyramin* eingenommen wird, der in Deutschland unter dem Namen Quantalan vertrieben wird. Studiengruppe A nahm über mehrere Jahre täglich bis zu 24 Gramm (24.000 Milligramm) dieses Präparates ein, die Kontrollgruppe dieselben Mengen eines Placebos (unwirksame Kontrollsubstanz). Das Studienergebnis war, dass von den Patienten, die den Cholesterinsenker einnahmen, etwa ebenso viele Menschen starben wie in der Kontrollgruppe. Besonders häufig waren Unfälle und Selbstmorde.

  Ungeachtet dieser Tatsache entschloss sich die Pharma-Industrie, die Studie als Erfolg zu vermarkten. Die Tatsache, dass in der Medikamentengruppe etwas weniger Herz-Kreislauf-Symptome aufgetreten waren, wurde als Bestätigung der Cholesterin-Herzinfarkt-Hypothese groß vermarktet. Kaum jemand kümmerte sich um die tatsächlichen Todeszahlen dieser Studie.

- In den letzten 10 Jahren kam eine neue Medikamentengruppe von Cholesterinsenkern auf den Markt, die die Produktion von Cholesterin im Körper hemmen sollen, die sogenannten *Statine*. Die bekanntesten Medikamente dieser Gruppe sind *Lovastatin* [Handelsname Mevinacor (Deutschland), Mevacor (Österreich)]; *Pravastatin* [Pravasin (D), *Pravastatin* Natrium (Ö)] und *Simvastatin* [Zocor (D), Zocord (Ö)]. Doch bald stellte sich heraus, dass diese Medikamentengruppe nicht nur die körpereigene Cholesterinproduktion drosselt, sondern auch die Herstellung anderer lebenswichtiger Substanzen im Körper, zum Beispiel Ubiquinon (Coenzym Q-10). Professor Karl Folkers warnte in der Zeitschrift der amerikanischen Wissenschaftsakademie, den Proceedings of the National Academy of Sciences, vor möglichen schwerwiegenden Nebenwirkungen. Professor Folkers hatte beobachtet, dass diese neuen Cholesterinsenker bei Patienten mit Herzmuskelschwäche zu einem deutlichen Abfall des Coenzym Q-10-Spiegels im

Körper und dadurch zu lebensbedrohlicher Herzinsuffizienz führen können.

- Der Druck auf die Pharma-Industrie nahm schlagartig zu, als meine wissenschaftlichen Arbeiten klarstellten, dass Tiere keinen Herzinfarkt kennen, weil sie genügend Vitamin C produzieren – und nicht etwa, weil sie zu hohe Cholesterinspiegel hatten oder cholesterinsenkende Medikamente einnehmen. Jetzt, da feststand, dass Herz-Kreislauf-Erkrankungen in erster Linie Vitaminmangelkrankheiten sind, wurde auch klar, dass der Milliardenmarkt für cholesterinsenkende Medikamente zusammenbrechen würde.

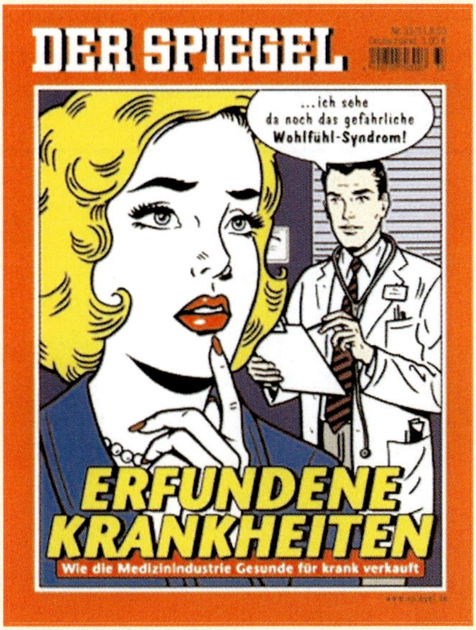


Über ein Jahrzehnt nachdem ich den Kampf gegen das Pharma-Betrugsgeschäft mit Cholesterinsenkern aufgenommen hatte, schwenkten die Massenmedien ein. Am 11. August 2003 erschien „Der Spiegel" mit dem Titel „Erfundene Krankheiten" und zitierte den Kardiologen Harald Klepzig von der deutschen Herzstiftung in Frankfurt: „Wir wären glücklich, wenn eine einzige medizinische, kontrollierte Studie vorgelegt werden könnte, die zeigen würde, dass Menschenleben durch die Senkung von Cholesterin gerettet werden. Es fällt dagegen nicht schwer, zehn Studien herauszusuchen, die zeigen, dass eine Senkung des Fettes eher sogar mit einer höheren Sterblichkeit einhergeht."

Es ist jetzt nur noch eine Frage der Zeit, bis sich bei Millionen Menschen die Erkenntnis durchsetzt, dass Vitamine dem Herzinfarkt wirksam, nebenwirkungsfrei und zu einem Bruchteil der Kosten vorbeugen. Es ist abzusehen, dass Patienten nicht mehr bereit sind, Cholesterinsenker zu schlucken, deren Langzeiteinnahme schwere Gesundheitsschäden verursachen kann, wie Herzmuskelschwäche, Leberfunktionsstörungen und Krebs. Ebenso wie Lungenkrebsopfer erfolgreich gegen die Tabakindustrie klagten, so werden schon bald geschädigte Patienten gegen die Hersteller von Cholesterinsenkern klagen. Dafür, dass der Vertrieb dieser Präparate verboten werden muss, sprechen auch die folgenden Fakten:

Alle diejenigen Leser, die immer noch daran zweifeln, dass die Gesundheit von hunderttausenden Patienten den Geschäftsinteressen der Pharma-Industrie geopfert werden, lade ich ein, sich auf der folgenden Seite überzeugen zu lassen.

## "Krebserregung durch blutfettsenkende Medikamente"

Mit dieser Schlagzeile alarmierte das offizielle amerikanische Ärzteblatt Journal of the American Medical Association (JAMA) am 3. Januar 1996 die Weltöffentlichkeit. Die Bombe war geplatzt. Dr. Thomas Newman und Dr. Stephen Hulley von der Universität San Francisco deckten auf, dass alle cholesterinsenkenden Medikamente, die derzeit weltweit von mehreren Millionen Menschen eingenommen werden, potentiell krebserregend sind, insbesondere die so genannten Fibrate und Statine (siehe oben). Die Ärzteschaft wurde gewarnt, diese Medikamente möglichst zu meiden.

Die beiden Wissenschaftler berichten in diesem Artikel nicht etwa über eigene Untersuchungen. Die Sache war viel brisanter. Der wissenschaftliche Bericht beruhte auf den umfassenden tierexperimentellen Studien, die die Pharmakonzerne selbst beim Bundesgesundheitsamt der USA, der Food and Drug Administration (FDA), eingereicht hatten, um die Zulassung dieser Medikamente zu erwirken. Bei allen Untersuchungen wurde dabei eine erschreckende Rate an Krebsfällen festgestellt und das zum Teil schon mit einer Medikamentendosis, wie sie gegenwärtig Millionen von Patienten verabreicht wird.

In ihrem Ärzteblatt-Artikel stellten die Wissenschaftler dann auch die entscheidende Frage: Wie konnte es überhaupt angehen, dass das Bundesgesundheitsamt diese Medikamente zuließ, obwohl deren krebserregende Wirkung eindeutig bekannt war? Die unglaubliche Antwort: Die Pharmaunternehmen hatten die krebserregende Wirkung so weit heruntergespielt, dass die Behörde die Zulassung erteilte.

Bei ihren Zulassungen haben die Pharmakonzerne leichtes Spiel, denn die "unabhängigen" Prüfer der Medikamten-Zulassungsbehörde stehen fast alle auf den Gehaltslisten der Pharmakonzerne, wie Thomas Moore in seinem Buch „Deadly Medicine" (Tödliche Medizin) enthüllt.

Natürlich müssen jetzt auch die Zulassungsbehörden in Deutschland und anderen Ländern die Frage beantworten, auf welcher Grundlage krebserregende Cholesterinsenker überhaupt vertrieben werden. Diese Medikamente müssen sofort vom Markt genommen werden. Niemand darf jetzt die Augen verschließen wie damals bei Contergan.

## *Warum sind Bären nicht ausgestorben?*

*Bären und Millionen anderer Winterschläfer weisen durchschnittliche Cholesterinspiegel von 400 mg/dl und darüber auf. Wären hohe Cholesterinspiegel in der Tat die Ursache für Atherosklerose, Herzinfarkt und Schlaganfall, so wären Bären und Millionen anderer Tiere längst ausgestorben – ein Massensterben an Herzinfarkten.*

*Der Grund, warum es Bären immer noch gibt, ist ganz einfach. Sie produzieren hohe Mengen an Vitamin C in ihrem Körper und stabilisieren damit ihre Arterienwände. Die Tatsache, dass Bären nicht ausgestorben sind, beweist folgendes:*

1. *Erhöhtes Cholesterin ist nicht die Hauptursache von Atherosklerose, Herzinfarkt und Schlaganfall.*
2. *Die Stabilität und Unverletztheit der Arterienwand durch optimale Vitaminversorgung ist wichtiger als Cholesterin und andere sekundäre Risikofaktoren im Blut.*
3. *Cholesterin und andere Stoffwechselmoleküle werden nur dann zu Risikofaktoren, wenn die Arterienwände durch chronischen Vitaminmangel geschwächt sind.*

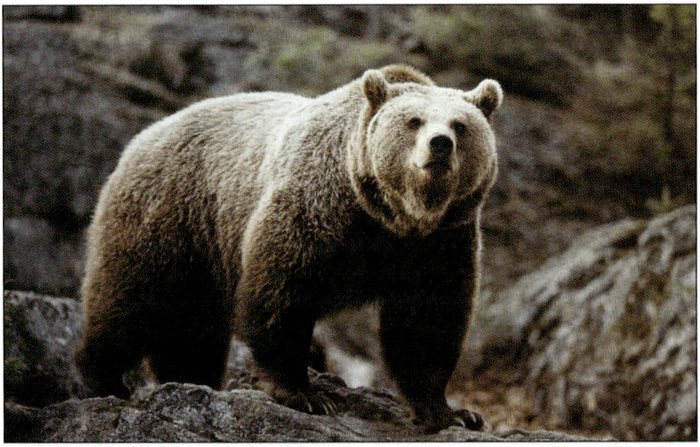

## Spezielle Zell-Vitalstoffe bei Fettstoffwechselstörungen

In Ergänzung der „Empfehlung für alle" empfehle ich Patienten mit erhöhten Cholesterinwerten oder anderen Stoffwechselstörungen, folgende Zell-Vitalstoffe höher dosiert oder zusätzlich einzunehmen:

- **Vitamin C:** Schutz und natürliche Heilung der Arterienwand, Normalisierung erhöhter Produktion von Cholesterin und anderer sekundärer Risikofaktoren in der Leber und von erhöhtem Blutspiegel
- **Vitamin E:** Oxidationsschutz von Blutfetten und von Millionen Körperzellen
- **Vitamin B1:** Optimierung des Zellstoffwechsels, insbesondere zur Bereitstellung von Bioenergie
- **Vitamin B2:** Optimierung des Zellstoffwechsels, Bereitstellung von Bioenergie
- **Vitamin B3:** Senkung erhöhter Produktion von Cholesterin und Lipoproteinen in der Leber
- **Vitamin B5:** Strukturbestandteil des zentralen Stoffwechselmoleküls der Zellen (Coenzym-A), optimiert den Abbau von Fetten im Zellstoffwechsel
- **Vitamin B6, Biotin und Folsäure:** Beschleunigter Abbau des Risikofaktors Homozystein im Stoffwechsel der Zellen
- **Karnitin:** Optimierung des Fettsäurestoffwechsels der Zellen, Senkung erhöhter Triglyceridspiegel.

# Notizen

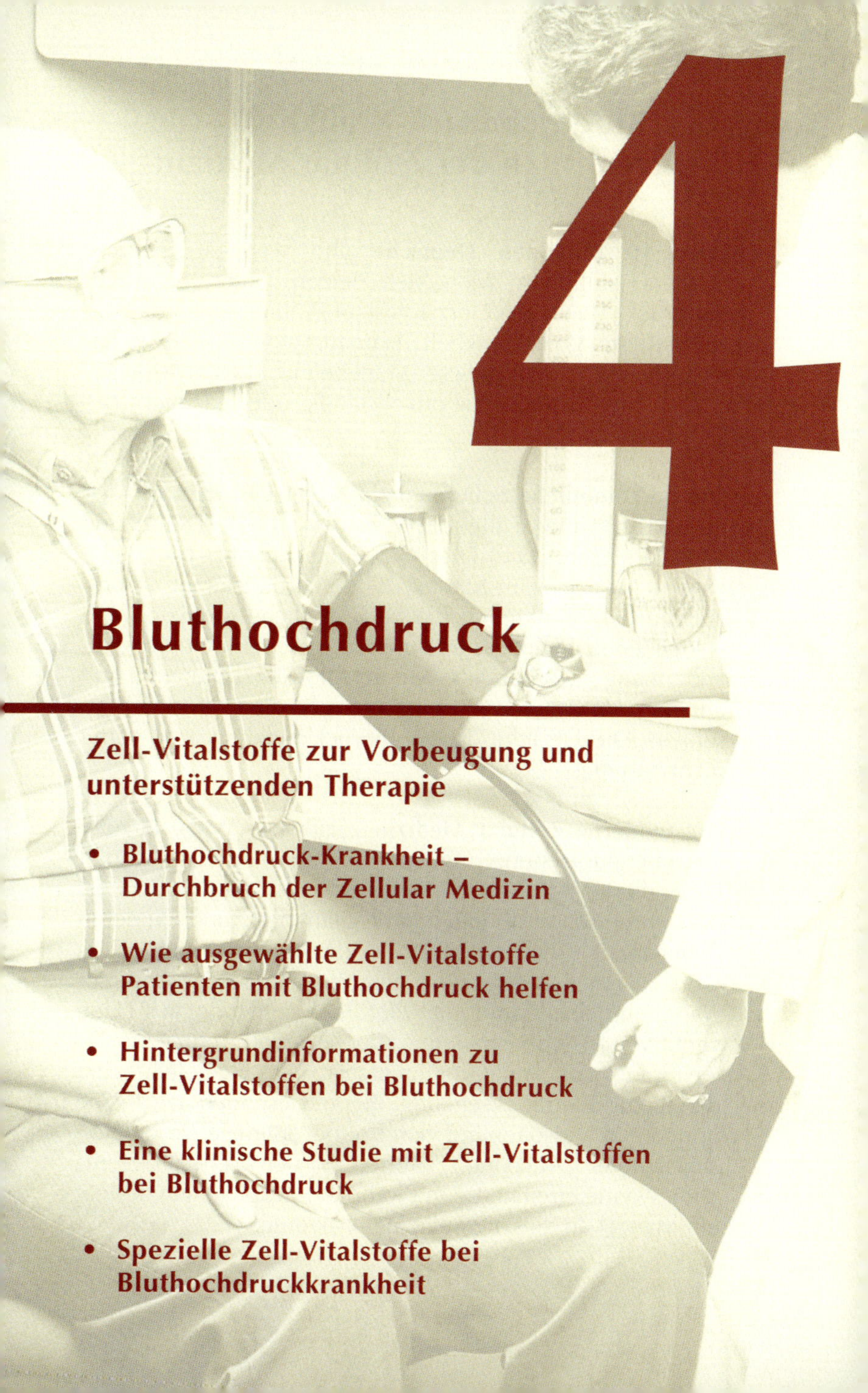

# 4

# Bluthochdruck

## Zell-Vitalstoffe zur Vorbeugung und unterstützenden Therapie

- Bluthochdruck-Krankheit – Durchbruch der Zellular Medizin
- Wie ausgewählte Zell-Vitalstoffe Patienten mit Bluthochdruck helfen
- Hintergrundinformationen zu Zell-Vitalstoffen bei Bluthochdruck
- Eine klinische Studie mit Zell-Vitalstoffen bei Bluthochdruck
- Spezielle Zell-Vitalstoffe bei Bluthochdruckkrankheit

# Bluthochdruck-Krankheit – Durchbruch der Zellular Medizin

- **Über 10 Millionen Deutsche** und weltweit mehrere hundert Millionen Menschen leiden unter erhöhtem Blutdruck. Von allen Herz-Kreislauf-Problemen ist das die verbreitetste Volkskrankheit. Hauptursache für die epidemieartige Ausbreitung dieser Krankheit ist, dass deren wahre Ursachen bislang nur unvollständig oder gar nicht bekannt waren.

- **Die herkömmliche Schulmedizin** räumt ein, dass in über 90 Prozent aller Fälle die Ursachen dieser Erkrankung ungeklärt sind. Die Diagnose lautet dann „essentielle Hypertonie" oder im Klartext „Ursache unbekannt". Demzufolge beschränkt sich die herkömmliche Medizin auch weitgehend darauf, die Symptome der Bluthochdruckerkrankung zu behandeln. Mit Betablockern, Diuretika und anderen Medikamenten wird versucht, den Blutdruck zu senken. Die Ursache der Hochdruckkrankheit wird damit nicht beseitigt.

- **Die moderne Zellular Medizin** zeigt neue Wege bei der Ursachenerforschung, Prävention und unterstützenden Behandlung der Bluthochdruckkrankheit. Hauptursache ist ein chronischer Mangel an Vitaminen und anderen Zellfaktoren in Millionen Zellen der Arterienwände. Dies führt zu einer Anspannung und Verdickung der Arterienwand und löst damit die *Blutdrucksteigerung* aus. Eine verminderte Wandspannung der Arterien führt zur Erweiterung des Innendurchmessers der Blutgefäße und damit zur Blutdrucksenkung. Beim Gesunden wird eine normale Wandspannung durch eine optimale Produktion sogenannter „Relaxing"-Faktoren in den Zellen der Arterienwände erreicht. Beim Bluthochdruckpatienten besteht ein Mangel an diesen „Relaxing"-Faktoren.

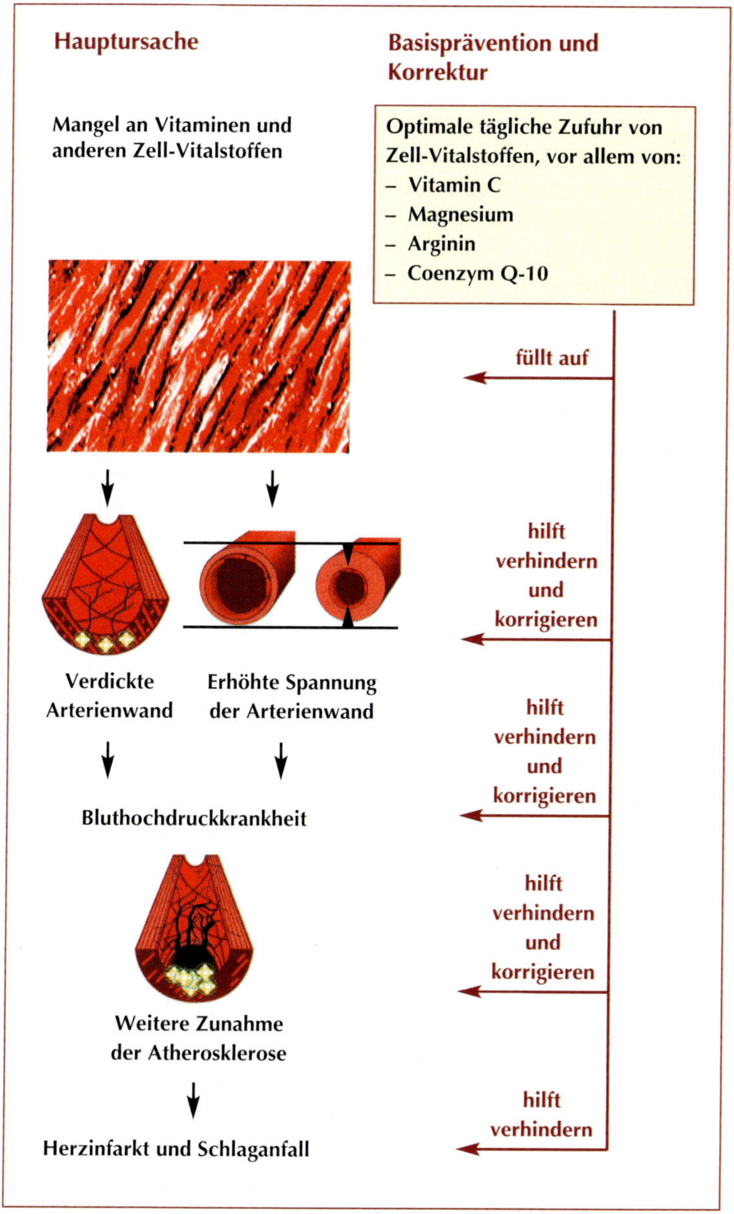


*Zell-Vitalstoffe bei Bluthochdruck-Krankheit*

- **Zur natürlichen Vorbeugung von Bluthochdruck empfiehlt sich eine Auswahl von Vitaminen und anderen essentiellen Nahrungsergänzungsstoffen,** die zum einen beitragen, Bluthochdruckkrankheiten zu verhindern und zum anderen, bereits bestehenden Bluthochdruck zu normalisieren. Die natürliche Aminosäure Arginin, Vitamin C und andere Zell-Vitalstoffe sind dabei von besonderer Bedeutung, da sie den Mangel an „Relaxing"-Faktoren in der Arterienwand auf natürliche Weise beheben helfen.

- **Wissenschaftliche Untersuchungen und klinische Studien** haben gezeigt, dass auch Magnesium und Coenzym Q-10, eine blutdrucksenkende Wirkung haben. Patienten mit Bluthochdruck sollten so früh wie möglich mit einer Zell-Vitalstoff-Therapie beginnen, und ihren Arzt oder ihre Ärztin informieren. Nehmen Sie diese natürlichen Zellfaktoren auf jeden Fall zusätzlich zu den Ihnen verordneten Medikamenten. Natürlich sollten Sie Medikamente nur in Absprache mit Ihrem Arzt abändern oder absetzen.

- **Vorbeugung ist besser als Behandlung.** Der Erfolg von Zell-Vitalstoff-Therapien bei Patienten mit Bluthochdruck basiert darauf, dass Millionen Arterienwandzellen fehlende Zellenergie zugeführt und damit deren Funktion verbessert wird. Ein Herz-Kreislauf-Programm, das auf natürliche Weise dazu beiträgt, Bluthochdruck dauerhaft zu korrigieren, ist die beste Wahl, um diesem schwerwiegenden Gesundheitsproblem erfolgreich vorzubeugen und Bluthochdruck erst gar nicht entstehen zu lassen.

## Wir können jetzt das Massensterben beenden

**Nach Angaben der WHO sterben jedes Jahr über 900.000 Menschen an der Bluthochdruckkrankheit. Die Summe der durch Tod und Invalidität verursachten „Verlorenen Lebensjahre" - das Maß der Kosten dieser Krankheiten für das Gemeinwesen - beläuft sich auf über 7 Millionen Lebensjahre.**

**Quelle: World Health Report, WHO 2002**

# Wie ausgewählte Zell-Vitalstoffe Patienten mit Bluthochdruck helfen

Im folgenden Abschnitt finden Sie eine Auswahl von Briefen von dankbaren Bluthochdruckpatienten. Diese Briefe bestätigen, dass ausgewählte Zell-Vitalstoffe Gesundheit und Lebensqualität von Bluthochdruckpatienten entscheidend verbessern hilft.

*Sehr geehrter Dr. Rath,*

*seit fünf Monaten nehme ich Zell-Vitalstoffe ein.*
*In der Zwischenzeit hat mein Arzt meine Blutdruckmedikamente halbiert und mein Blutdruck liegt bei 120 zu 78. Ich bin begeistert!*

*Mein nächstes Ziel ist es, dass die Medikamente ganz abgesetzt werden können. Nochmals vielen Dank.*

*Mit freundlichem Gruß*
*L.M.*

*Sehr geehrter Dr. Rath!*

*Seit meinem frühen Erwachsenenalter musste ich wegen essentiellem Bluthochdruck blutdrucksenkende Medikamente einnehmen. Zwei Wochen, nachdem ich mit der Einnahme von Zell-Vitalstoffen begonnen hatte, fiel mein Blutdruck von 150 zu 96 auf 130 zu 82.*

*Mit freundlichem Gruß*
*Ihr S.S.*

*Sehr geehrter Dr. Rath,*

*nachdem ich Ihr Buch gelesen hatte, begann ich sofort Zell-Vitalstoffe einzunehmen. Im Gegensatz zu vielen anderen Dingen in der Welt ist Ihre Darstellung so einfach und grundlegend, dass wirklich jedermann diese Grundlagen verstehen kann. Ich hoffe, dass bald die Menschen auf der ganzen Welt Ihr Buch lesen werden und dieselben Erfolge haben werden wie ich.*

*Seit ich Zell-Vitalstoffe einnehme, konnten meine Entwässerungsmedikamente ganz abgesetzt und meine Blutdruckmedikamente halbiert werden.*

*Mit 69 Jahren habe ich jetzt einen Blutdruck von 120 zu 78, und ich fühle mich wohl. Mein Arzt war überrascht und erfreut zugleich und riet mir dazu, unbedingt weiterzumachen.*

*Vielen Dank, dass Sie mit Ihren Forschungsergebnissen so vielen Menschen helfen.*

*Mit freundlichem Gruß*

*Ihr B.B.*

*Sehr geehrter Dr. Rath!*

*...seit sieben Monaten folge ich Ihren Empfehlungen zu natürlicher Gesundheit. Mein Blutdruck ist jetzt im Bereich von 130 zu 70, und ich benötige keine Medikamente mehr.*

*Mit freundlichem Gruß*

*M.W.*

*Sehr geehrter Dr. Rath,*

*ich bin 52 Jahre alt und leide seit 25 Jahren an Bluthochdruck. Im Laufe der Jahre war ich deswegen bei sechs Ärzten in Behandlung, und die verschiedenen blutdrucksenkenden Medikamente, die mir dafür verschrieben wurden, kann ich nicht mehr zählen. Das Beste, was die Ärzte mit einer Kombination verschiedener Medikamente je erreichten, war eine Blutdrucksenkung auf 135 zu 90.*

*Vergangenen Dezember begann ich mit einer Zell-Vitalstoff-Therapie. In der ersten Januarwoche war mein Blutdruck auf 124 zu 82 gesunken. Ich fühlte mich auch besser und hatte mehr Energie. Daraufhin halbierte mein Arzt die blutdrucksenkenden Medikamente. Im Verlaufe der nächsten Monate fiel mein Blutdruck noch weiter und ist jetzt im Mai bei 120 zu 64. Ich werde jetzt meinen Arzt aufsuchen und ihn bitten, meine Medikamente weiter zu reduzieren.*

*Ich bin fest davon überzeugt, dass Zell-Vitalstoffe mir halfen, meinen Blutdruck zu senken, und ich kann Ihnen nur von ganzem Herzen „Danke" sagen.*

*Mit freundlichem Gruß*

*Ihre L.M.*

# Hintergrundinformationen zu Zell-Vitalstoffen bei Bluthochdruck

Zell-Vitalstoffe helfen, erhöhten Blutdruck auf natürliche Weise zu senken. Dabei schützen die Zell-Vitalstoffe zum einen die Arterienwände und verhindern so das Entstehen und das Fortschreiten atherosklerotischer Ablagerungen, zum andern wirken die Zell-Vitalstoffe der Spannung in den Arterienwänden entgegen. Folgende Zell-Vitalstoffe sind für Bluthochdruckpatienten besonders wichtig:

- **Arginin,** die natürliche Aminosäure, spaltet ein Molekül Stickoxid ab, das nur aus zwei Atomen aufgebaut ist, Stickstoff und Sauerstoff. Bei Stickoxid handelt es sich um den bereits erwähnten Arterienwand-„Relaxing"-Faktor. Eine optimale Verfügbarkeit des „Relaxing"-Faktors erniedrigt die Wandspannung der Arterien und senkt auf diese Weise den Blutdruck.

- **Vitamin C** steigert die Produktion von Prostacyclin-Molekülen in der Arterienwand. Es sind wichtige Zellfaktoren, die nicht nur die Gefäßwand entspannen, sondern auch das Blut optimal viskös halten und damit dessen Fließeigenschaften verbessern.

- **Magnesium**, der Kalziumantagonist der Natur, greift regulierend in den Mineralhaushalt der Gefäßwandzellen ein. Es trägt dazu bei, die Spannung der Arterienwand zu vermindern und erhöhten Blutdruck zu normalisieren.

Diese wissenschaftlichen Fakten unterstreichen die Bedeutung einer Kombination von Vitaminen und anderen Zell-Vitalstoffen zur Vorbeugung und unterstützenden Behandlung der Bluthochdruckkrankheit.

# Erfolgreiche klinische Studie mit Zell-Vitalstoffen bei Bluthochdruck

Wir testeten Zell-Vitalstoffe in einer klinischen Pilotstudie an 15 Patienten getestet, die an schwerem Bluthochdruck litten. Die Patienten, im Alter von 32 bis 69 Jahren, nahmen über einen Zeitraum von 32 Wochen an der Studie teil. Sie erhielten Zell-Vitalstoffe zusätzlich zur Einnahme ihrer verschriebenen Bluthochdruck-Medikamente.

Der Bluthochdruck jedes Patienten wurde über den Zeitraum der Studie in zweiwöchentlichem Turnus gemessen. Zu Beginn der Studie zeigten alle Patienten erhöhte systolische (obere) und diastolische (untere) Blutdruckwerte. Der durchschnittliche systolische Blutdruck lag bei 167, der durchschnittliche diastolische Blutdruck bei 97.

Nach 32 Wochen (8 Monaten) Zell-Vitalstoff-Therapie hatten sich die Blutdruckwerte aller Patienten verbessert. Am Ende der Studie wiesen die Patienten einen durchschnittlichen systolischen Blutdruck von 142 und einen durchschnittlichen diastolischen Blutdruck von 83 auf. Diese Werte lagen um 16 bzw. 15 % niedriger als diejenigen, die zu Beginn der Studie gemessen worden waren. Diese Resultate wurden ohne irgendwelche Nebenwirkungen erzielt.

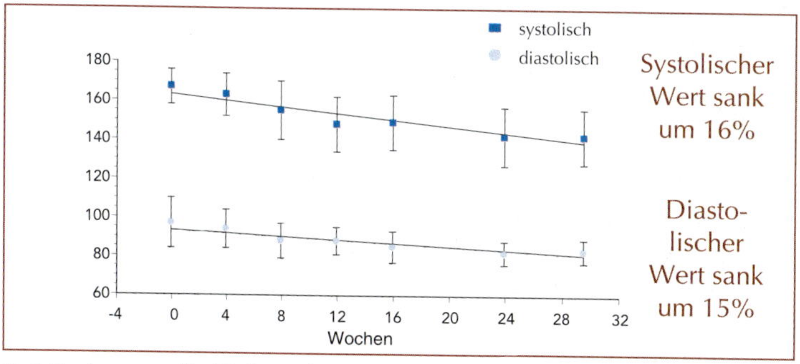


*Bei Patienten, die Zell-Vitalstoffe einnahmen, konnte der diastolische und systolische Blutdruck um 15 bzw. 16 % gesenkt werden - ohne irgendwelche Nebenwirkungen.*

## Weitere klinische Studien

Bei klinischen Untersuchungen wurde bereits gezeigt, dass verschiedene Zell-Vitalstoffe in der Lage sind, den erhöhten Blutdruck zu senken und oft vollständig zu normalisieren. Nebenwirkungen sind bei diesen Naturprodukten nicht bekannt. Insbesondere wurde nicht beobachtet, dass der Blutdruck zu stark absinkt und damit zu Schwindel und Schwächezuständen führt, häufige und gefürchtete Nebenwirkungen beim Gebrauch der herkömmlichen blutdrucksenkenden Medikamente. Die Zell-Vitalstoffe haben eine natürlich regulierende und normalisierende Wirkung auf den Blutdruck.

Die folgende Tabelle gibt einen Überblick über bisher durchgeführte klinische Studien mit Zell-Vitalstoffen. In der linken Spalte ist der getestete Nahrungsergänzungsstoff aufgeführt, in der Mitte das Studienergebnis und rechts der verantwortliche Arzt oder Wissenschaftler.

| **Zell-Vitalstoffe** | **Beobachtete Blutdrucksenkung** | **Federführende Wissenschaftler** (siehe Anhang) |
|---|---|---|
| Vitamin C | um 5 – 10% | McCarron |
| Coenzym Q-10 | um 10 – 15% | Digiesi |
| Magnesium | um 10 – 15% | Turlapaty, Widman |
| Arginin | über 10% | Korbut |

## Spezielle Zell-Vitalstoffe bei Bluthochdruck-Krankheit

Ich empfehle Patienten mit erhöhten Blutdruckwerten folgende Zell-Vitalstoffe höher dosiert oder zusätzlich einzunehmen:

- **Vitamin C:** Entlastung der Wandspannung der Arterien, vermehrte Verfügbarkeit von „Relaxing"-Faktoren, Senkung erhöhten Blutdrucks

- **Vitamin E:** Oxidationsschutz, Schutz der Zellmembranen

- **Arginin:** Erhöhte Produktion von „Relaxing"-Faktoren, verminderte Wandspannung der Arterien, Senkung erhöhten Blutdrucks

- **Magnesium:** Optimierung des Mineralstoffwechsels der Zellen, Verminderung der Wandspannung der Blutgefäße, Senkung erhöhten Blutdrucks

- **Kalzium:** Optimierung des Mineralstoffwechsels, Verminderung der Wandspannung der Blutgefäße, Senkung erhöhten Blutdrucks

- **Bioflavonoide:** Katalysatoren, die unter anderem die biologische Wirkungsweise von Vitamin C verbessern.

# Notizen

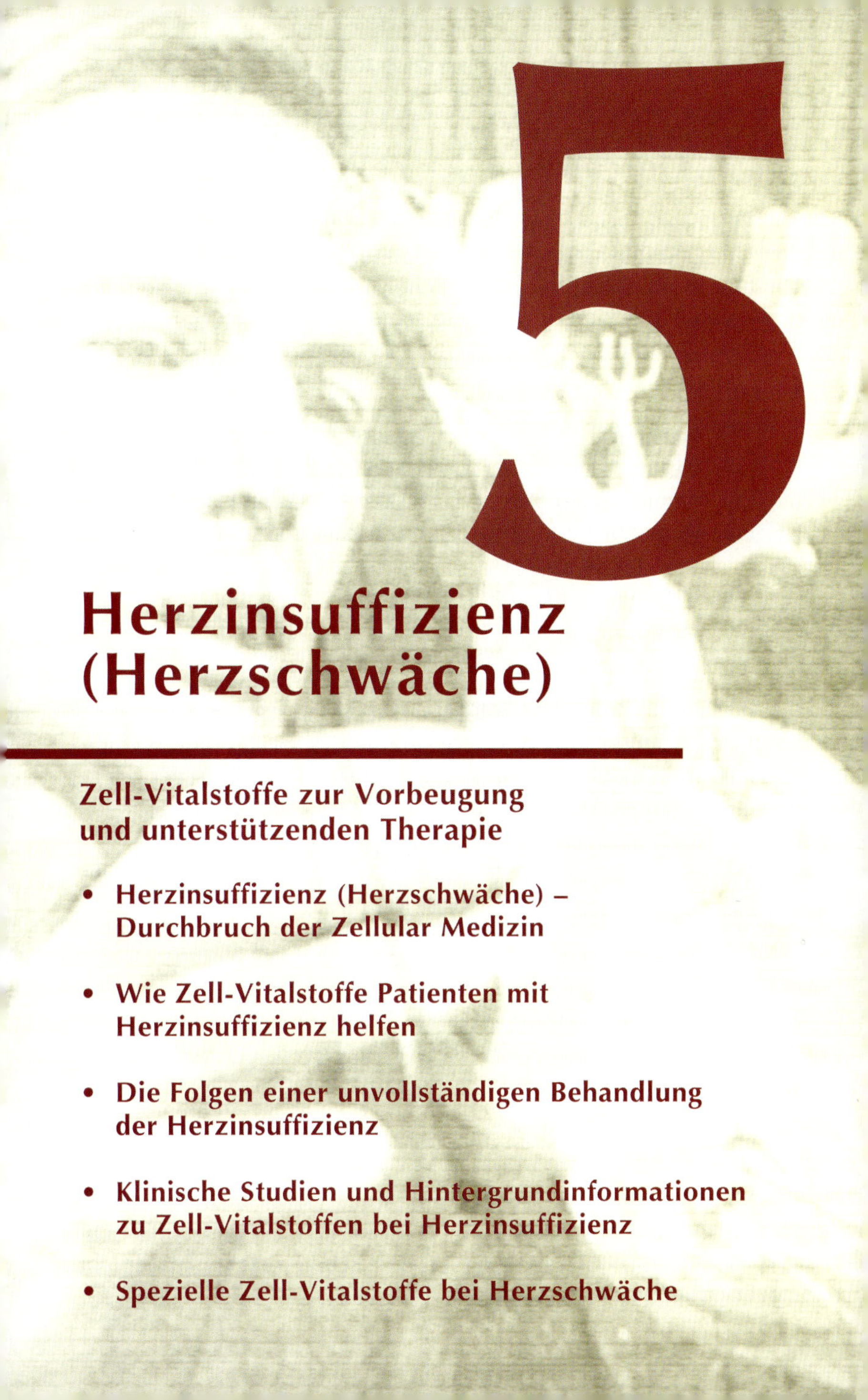

# 5

# Herzinsuffizienz (Herzschwäche)

## Zell-Vitalstoffe zur Vorbeugung und unterstützenden Therapie

- Herzinsuffizienz (Herzschwäche) – Durchbruch der Zellular Medizin
- Wie Zell-Vitalstoffe Patienten mit Herzinsuffizienz helfen
- Die Folgen einer unvollständigen Behandlung der Herzinsuffizienz
- Klinische Studien und Hintergrundinformationen zu Zell-Vitalstoffen bei Herzinsuffizienz
- Spezielle Zell-Vitalstoffe bei Herzschwäche

# Herzinsuffizienz (Herzschwäche) – Durchbruch der Zellular Medizin

**Millionen Menschen in Deutschland und Europa** leiden an einer Herzinsuffizienz mit Atemnot, Ödemen und Erschöpfungszuständen. In einigen Fällen ist die Herzinsuffizienz die Folge eines Herzinfarktes. In vielen Fällen dagegen, wie bei der Kardiomyopathie, tritt die Herzschwäche zunächst ohne erkennbaren Grund auf. Nach der Statistik leiden derzeit weltweit über 15 Millionen Menschen an Herzinsuffizienz. Ihre Zahl hat sich in den letzten Jahrzehnten verdreifacht. Die epidemieartige Ausbreitung kann auch bei der Herzinsuffizienz nur damit erklärt werden, dass die Hauptursachen dieser Erkrankung bisher nicht oder nur unzureichend bekannt sind.

**Die herkömmliche Schulmedizin** beschränkt sich im wesentlichen darauf, die Symptome der Herzinsuffizienz zu behandeln. Es werden Entwässerungsmedikamente (Diuretika) verordnet, um das Wasser auszuschwemmen, das sich auf Grund der verminderten Pumpleistung des Herzens im Körper von Herzinsuffizienzpatienten ansammelt. Das bislang unzureichende Verständnis über die wahren Ursachen der Herzinsuffizienz erklärt die ungünstige Prognose dieser Erkrankung. Fünf Jahre nach Feststellung der Herzinsuffizienz sind nur noch 50 Prozent der Patienten am Leben. Für viele Herzinsuffizienzpatienten ist eine Herztransplantation die letzte Hoffnung, doch die meisten Patienten sterben, ohne je die Chance für eine solche Operation zu erhalten.

**Die moderne Zellular Medizin** bringt einen entscheidenden Durchbruch bei Ursachenforschung, Prävention und Behandlung der Herzinsuffizienz. Sie wird häufig direkt verursacht oder verschlimmert durch einen Mangel an Vitaminen und anderen Zell-Vitalstoffen in Herzmuskelzellen. Dieser Mangel an Bioenergie in Millionen Herzmuskelzellen schwächt die Pumpfunktion des Herzens und führt zu einer unzureichenden Versorgung des Körpers mit Sauerstoff und Nährstoffen. Die Folgen sind Kurzatmigkeit, Ödeme und rasche körperliche Erschöpfung.

**Hauptursache**

**Basisprävention und Korrektur**

**Mangel an Vitaminen und anderen Zell-Vitalstoffen**

**Optimale tägliche Zufuhr von Zell-Vitalstoffen, vor allem von:**
- **Vitamin C**
- **Magnesium**
- **Karnitin**
- **Coenzym Q-10**

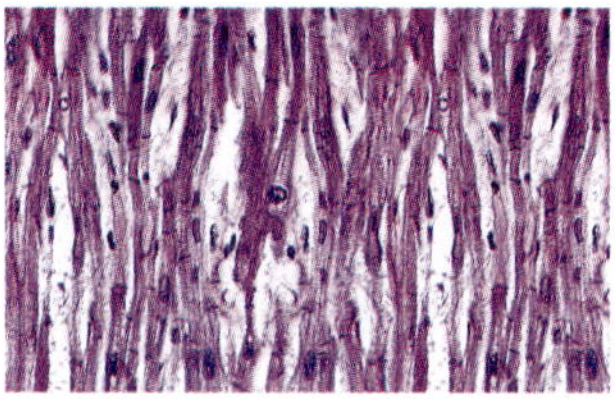

**füllt auf**

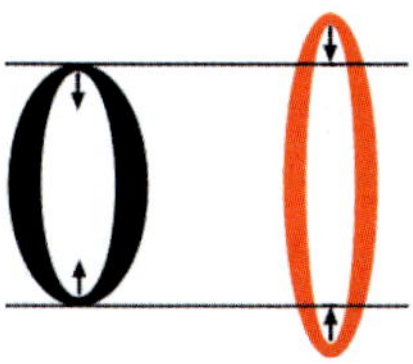

**Normale Funktion** **Mangelfunktion**

**Zu schwache Kontraktion von Millionen Herzmuskelzellen**

**hilft verhindern und korrigieren**

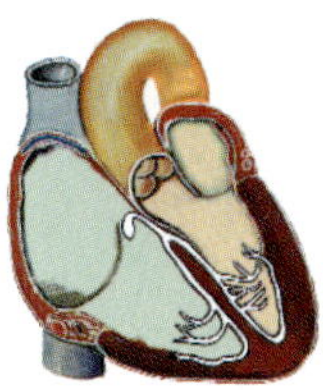

**Zu schwache Pumpfunktion des Herzmuskels**

**hilft verhindern und korrigieren**

**Herzinsuffizienz (Kurzatmigkeit, Ödeme, Leistungsschwäche)**

**hilft verhindern**

*Zell-Vitalstoffe bei Herzinsuffizienz*

**Meine Empfehlungen zur natürlicher Vorbeugung von Herzschwäche** umfassen eine Reihe von Vitaminen und anderen Zell-Vitalstoffen, die Bioenergie für den Zellstoffwechsel bereitstellen. Es hilft, eine Leistungsschwäche des Herzens zu verhindern und eine bestehende Herzinsuffizienz zu bessern.

**In wissenschaftlichen Untersuchungen und klinischen Studien** wurde die Wirkung von Karnitin, Coenzym Q-10 und anderen Zell-Vitalstoffen zur Verbesserung der Herzmuskelzellfunktionen und damit der Pumpfunktion des Herzens bereits umfangreich dokumentiert.

**Meine Empfehlungen für Patienten mit Herzinsuffizienz:** Beginnen Sie so früh wie möglich mit optimaler Zufuhr von Zell-Vitalstoffen und informieren Sie Ihren Arzt oder Ihre Ärztin. Nehmen Sie Zell-Vitalstoffe auf jeden Fall zusätzlich zu den Ihnen verordneten Medikamenten ein. Natürlich sollten Sie Medikamente nur in Absprache mit Ihrer Ärztin oder Ihrem Arzt abändern oder absetzen.

**Vorbeugung ist besser als Behandlung.** Der Erfolg von Zell-Vitalstoffen bei Herzinsuffizienzpatienten beruht darauf, dass ein Mangel an Zellbrennstoffen in den Herzmuskelzellen behoben wird. Ein Herz-Kreislauf-Programm, das in der Lage ist, auf natürliche Weise eine Herzschwäche zu bessern, ist auch der beste Weg für Sie, um der Herzinsuffizienz erfolgreich vorzubeugen.

## Wie Zell-Vitalstoffe Patienten mit Herzinsuffizienz helfen

Der folgende Abschnitt gibt Ihnen eine Auswahl von Briefen wieder, die ich von Herzinsuffizienzpatienten erhielt. Sie dokumentieren, dass eine optimale Versorgung mit Zell-Vitalstoffen Gesundheit und Lebensqualität von Herzinsuffizienzpatienten entscheidend verbessern kann.

*Sehr geehrter Dr. Rath,*

*bei meiner Schwägerin wurde eine Herzinsuffizienz diagnostiziert und ihr Arzt riet ihr, nach Hause zu gehen, um ihre Angelegenheiten zu regeln. Er riet ihr, sie solle ihr Haus verkaufen und sich nach einem Pflegeheim umsehen, weil sich ihr Zustand weiter verschlechtern würde und sie bald nicht mehr für sich selbst sorgen könne. Ihre Lungen hatten Wasser eingelagert, sie musste im Sitzen schlafen (um Luft zu bekommen), ihre Beine waren angeschwollen und sie konnte kaum gehen.*

*Im Februar begann sie mit der Einnahme von Zell-Vitalstoffen und innerhalb von drei Wochen ging es ihr so gut, dass sie abends ausgehen, ihre Haare richten lassen und sich um den Verkauf Ihres Hauses kümmern konnte. Sie ist in ein schönes Altenheim umgezogen und kann jetzt wieder überall hingehen, wo der Bus sie hinbringt.*

*Sie ist so dankbar, dass sie ihr gewohntes Leben wiederbekommen hat.*

*Mit freundlichem Gruß*

*R.A.*

*Sehr geehrter Dr. Rath,*

*ich freue mich, Ihnen berichten zu können, dass Zell-Vitalstoffe meine Lebensqualität verbessert hat. Ich kann jetzt Treppensteigen, ohne dabei kurzatmig zu werden. Auch kann ich jetzt wieder Spaziergänge unternehmen, fünf bis sechs Kilometer pro Tag, ohne mich müde oder erschöpft zu fühlen. Ich spüre auch wieder mehr Lebensenergie. Ich führe dies alles auf Ihre Empfehlungen zurück.*

*Vielen Dank für Ihre Forschung, mit der Sie den Menschen mit Herz-Kreislaufproblemen helfen.*

*Mit freundlichem Gruß*

*A.G.*

*Sehr geehrter Dr. Rath,*

*seit sechs Jahren leide ich an Herzinsuffizienz und selbst geringe Leistungsanforderungen und kurze Wegstrecken verursachten bei mir Brustschmerzen. Nach nur vier Monaten Zell-Vitalstoff-Therapie gehe ich jetzt jeden Morgen zwei Kilometer zügig spazieren und habe dabei weder Atemnot noch Brustschmerzen. Ich dachte, dies würde Sie interessieren.*

*Mit freundlichem Gruß*

*Ihr F.W.*

*Sehr geehrter Dr. Rath,*

*ich bin 46 Jahre alt und hatte vor sechs Jahren eine schwere Unverträglichkeitsreaktion auf ein Medikament, in deren Folge sich eine Herzinsuffizienz entwickelte. Ich litt an extremer Müdigkeit, Kurzatmigkeit, Ödemen, Lungenstauung sowie Herzrasen.*

*Als ich das erste Mal von Ihren Erkenntnissen hörte, war ich sehr bewegt. Es war zu schön, um wahr zu sein, dass es etwas geben könnte, was es mir ermöglichte zu leben und nicht nur zu „existieren".*

*Seit ich Zell-Vitalstoffe einnehme, nehme ich nur noch einen Betablocker zusätzlich ein; alle anderen Medikamente konnten inzwischen abgesetzt werden.*
*Ich bin jetzt nur noch selten müde und lege mich dann einfach eine Weile hin. Auch leide ich jetzt nicht mehr an Kurzatmigkeit, und ich kann mich unterhalten, ohne nach Luft schnappen zu müssen. Die Ödeme, die Lungenstauung und das Herzrasen sind verschwunden.*

*Ihr Buch hat mir eine Zukunft gegeben, nachdem es eine Zeit lang so aussah, als gebe es keine mehr für mich.*

*Mit freundlichem Gruß*

*J.T.*

## Verheerende Folgen einer unvollständigen Behandlung der Herzinsuffizienz

Wegen der Unkenntnis über die tatsächlichen Ursachen der Herzinsuffizienz in der Schulmedizin gibt es auch keine ursächliche Behandlung. Wir wissen heute, dass die Herzinsuffizienz in vielen Fällen durch einen chronischen Mangel an Vitaminen und anderen Zellfaktoren in Millionen Herzmuskelzellen verursacht wird. Dies führt zu einer verminderten Pumpleistung des Herzens, zu einem relativ niedrigen Blutdruck und zur Minderdurchblutung von Organen.

Es kommt zu einer Mangelfunktion der Nieren, deren Aufgabe es ist, überflüssiges Wasser aus dem Körper in den Urin zu filtern. Diese Filterfunktion ist jedoch abhängig von einem optimalen Blutdruck. Bei zu niedrigem Blutdruck als Folge der Herzinsuffizienz wird zu wenig Wasser ausgefiltert. Es kommt dann zu einer Wasseransammlung im Körper. Um das überflüssige Wasser aus dem Körper auszuscheiden, verschreibt der Arzt in der Regel Entwässerungstabletten (Diuretika).

Hier beginnt ein verhängnisvoller Kreislauf in der herkömmlichen Behandlung: Diuretika schwemmen nicht nur Wasser aus dem Körper, sondern auch einen Großteil der wasserlöslichen Vitamine, wozu insbesondere Vitamin C, die B-Vitamine, sowie wichtige Mineralien und Spurenelemente zählen. Da Vitaminmangel aber bereits die Hauptursache der Herzinsuffizienz ist, wird die Krankheit durch die Diuretikatherapie noch verschlimmert. Damit wird verständlich, warum die Prognose der Herzinsuffizienz bislang so ungünstig ist und warum nur jeder zweite Patient mit festgestellter Herzinsuffizienz die Fünfjahresgrenze überlebt. Auf jeden Fall sollte die Behandlung mit Diuretika durch spezielle Zell-Vitalstoffe ergänzt werden.

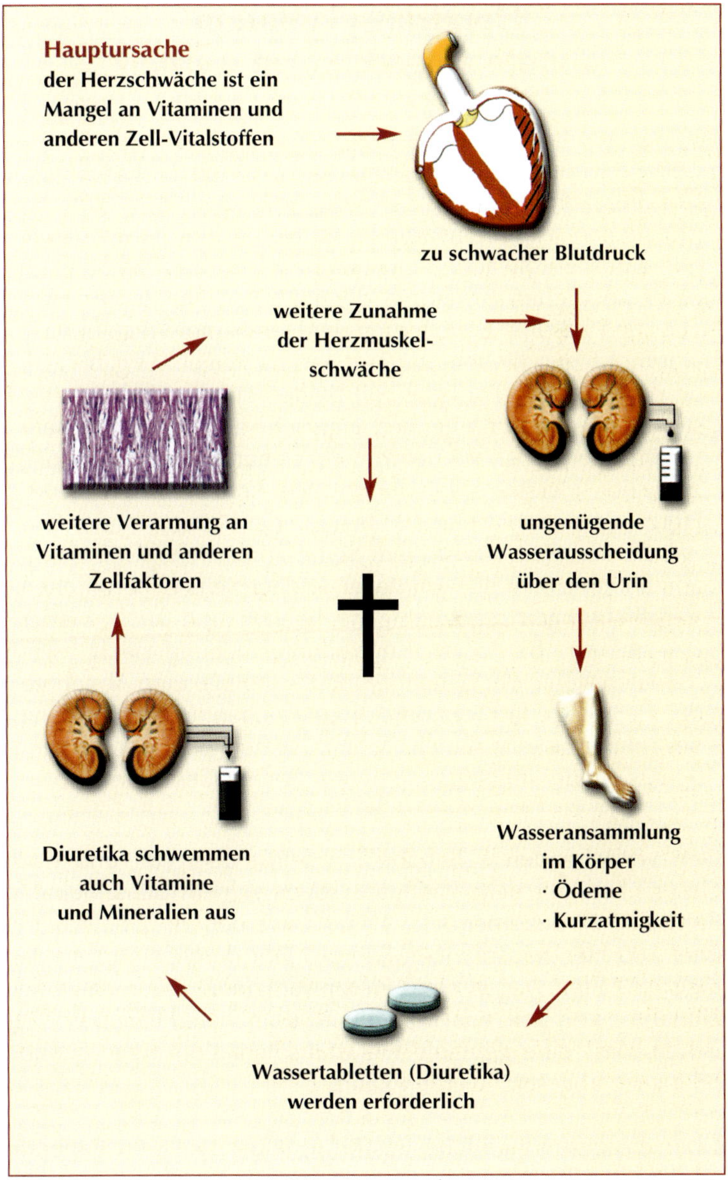


*Eine tödliche Spirale: Ohne die Zufuhr von Vitaminen und anderen Zellfaktoren bleibt jede Behandlung der Herzinsuffizienz unvollständig.*

## Herztransplantation konnte aufgeschoben werden

Der Patient ist im 5. Lebensjahrzehnt und Unternehmer. Vor drei Jahren musste er seinen Beruf aufgeben wegen des plötzlichen Auftretens einer schweren Kardiomyopathie (Herzmuskelschwäche). Die Herzmuskelschwäche hatte zu einer deutlichen Abnahme der Pumpleistung seines Herzens und zu einer Erweiterung der Herzkammern geführt. Er war meist zu schwach, um Treppen zu steigen. Es gab Tage, an denen er das Trinkglas mit beiden Händen halten musste. Bei der fortschreitenden Herzschwäche mit einer sehr ungünstigen Prognose riet ihm der behandelnde Kardiologe zu einer Herztransplantation: „Sie brauchen ein neues Herz". Zu diesem Zeitpunkt begann der Patient mit der Einnahme von Zell-Vitalstoffen. Seine körperliche Kraft nahm allmählich zu. Bald konnte er wieder seinen beruflichen Verpflichtungen regelmäßig nachgehen und auch wieder Rad fahren. Bei einer Kontrolluntersuchung nach zwei Monaten stellte der behandelnde Kardiologe eine Abnahme der Herzgröße fest, ein objektives Zeichen für die Erholung des Herzmuskels. Einen Monat später war der Patient bereits wieder im Flugzeug unterwegs auf Geschäftsreise.

Den vorstehenden Fall habe ich selbst überprüft und nach Gesprächen mit dem Patienten sowie seinem behandelnden Kardiologen dokumentiert. Derzeit werden in Deutschland über 500 Herztransplantationen pro Jahr durchgeführt, in den meisten Fällen wegen einer Herzinsuffizienz. Die rechtzeitige Einnahme von Zell-Vitalstoffen wird es in vielen Fällen ermöglichen, dass eine geplante Herztransplantation aufgeschoben oder ganz abgesetzt werden kann.

Über die gesundheitliche Besserung einer weiteren Patientin mit Herzinsuffizienz, ihr Name ist Joey B., wurde sogar in der "CBS Evening News" Memphis, Tennessee, ausführlich berichtet.

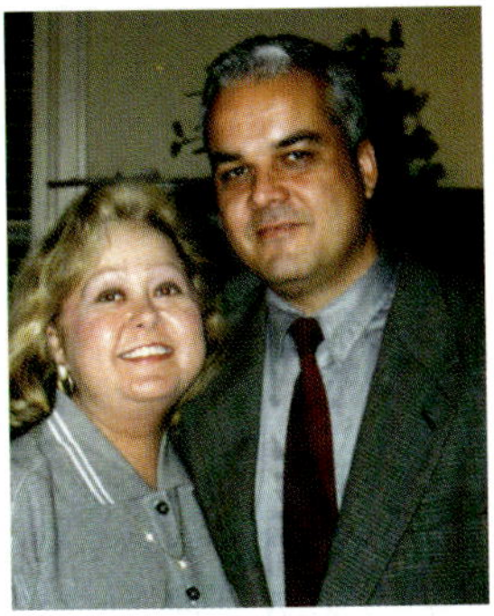
Dr. Rath und Joey

Im Alter von 21 Jahren entwickelte Joey ganz plötzlich eine schwere Form von Herzinsuffizienz und wurde mit der Diagnose "Kardiomyopathie" in ein Krankenhaus eingeliefert. Kurz danach erfolgte eine Herztransplantation und sie erhielt ein neues Herz. Nach vier Jahren war Joeys neues Herz derart schwach geworden, dass ihr Arzt eine zweite Herztransplantation vorschlug. Im Alter von 25 Jahren stand die ehemalige Flugbegleiterin wieder auf der Liste der Herztransplantations-Patienten und wartete auf ihr drittes Herz.

Zu diesem Zeitpunkt erfuhr Joey von meinen Erkenntnissen der Zellular Medizin und begann mit Zell-Vitalstoffen ihre Nahrung zu ergänzen. Nach nur sechs Monaten sagte ihr Kardiologe die dritte Herztransplantation ab. Das Herz von Joey hatte sich so weit erholt.

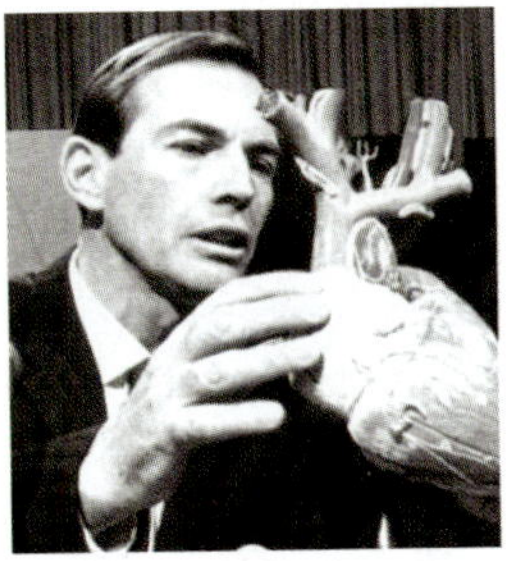

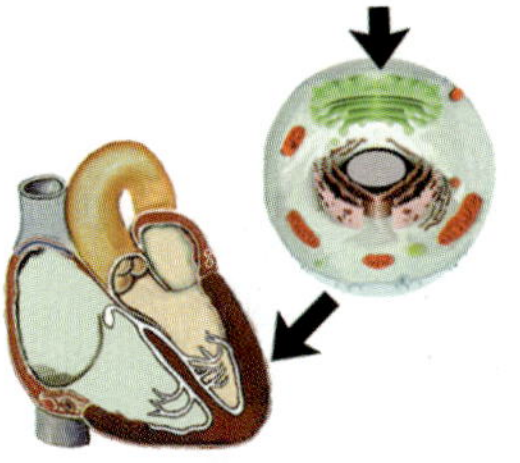


Zell-Bioenergie ersetzt von Herztransplantation

*Keine medizinische Errungenschaft wurde mehr gefeiert als die erste Herztransplantation, durch Christian Barnard. Heute, Jahrzehnte später, erkennen wir, dass die Behandlung einer Herzinsuffizienz nicht in dem Austausch des Organs, sondern vielmehr im Nachtanken von Bioenergie für Millionen von Herzmuskelzellen durch Zell-Vitalstoffe besteht.*

# Klinische Studien und Hintergrund-informationen zu Zell-Vitalstoffen bei Herzinsuffizienz

In einer klinischen Pilotstudie wurde der Einfluss von Zell-Vitalstoffen auf die Herzleistung und die körperliche Leistungsfähigkeit von Herzinsuffizienzpatienten getestet. Es wurden 6 Patienten mit Herzmuskelschwäche im Alter von 40 bis 66 Jahren untersucht. Vor Beginn der Studie wurde durch eine Ultraschalluntersuchung des Herzens (Echokardiographie) die Pumpleistung (Blutauswurfleistung) des Herzmuskels gemessen. Zusätzlich wurde die körperliche Leistungsgrenze mit einem Fahrradergometer dokumentiert.

Dann erhielten die Patienten zu ihren herkömmlichen Medikamenten Zell-Vitalstoffe. Nach 2 Monaten wurden echokardiographische und ergometrische Kontrolluntersuchungen durchgeführt. Die Pumpleistung des Herzens und die körperliche Leistungfähigkeit der Patienten hatten sich im Durchschnitt um 20 % verbessert. Diese Ergebnisse sind bemerkenswert, da herkömmliche pharmazeutische Präparate die Pumpleistung des Herzens nicht einmal halb soviel steigern konnten.

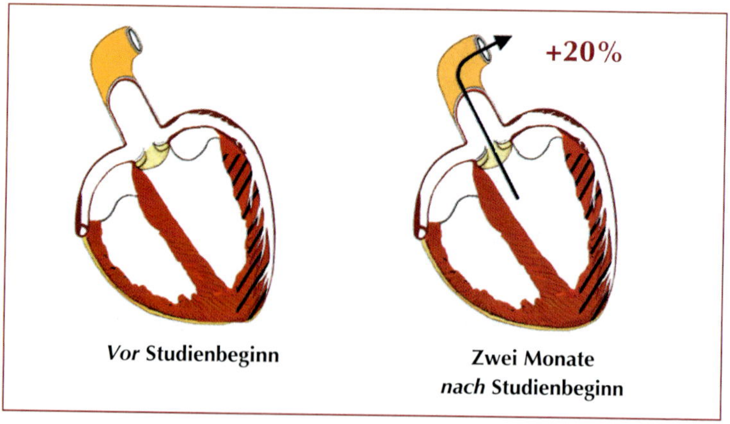


*Klinische Studie mit von Dr. Rath zusammengestellten Zell-Vitalstoffen zeigt: Herzleistung kann bis zu 20% verbessert werden.*

Die herkömmliche Behandlung der Herzinsuffizienz nur mit Diuretika verschlimmert die eigentlichen Ursachen der Krankheit. Eine solche Behandlung, ohne gleichzeitig den Stoffwechsel des Herzmuskels mit Hilfe von Zell-Vitalstoffen zu verbessern, ist ein ärztlicher Kunstfehler. Zell-Vitalstoffe sind für Patienten und Ärzte gleichermaßen ein Durchbruch in der ursächlichen Behandlung der Herzinsuffizienz.

## Verbesserte Lebensqualität

In einer weiteren klinischen Studie wurden meine Empfehlungen bei Patienten mit Herzinsuffizienz über einen Zeitraum von 6 Monaten untersucht. Die regulären (pharmazeutischen) Medikamente, die sie bereits vor der Studie einnahmen, wurden auch während dieses Testzeitraums weiter eingenommen.

Der Schweregrad der Krankheits-Symptome (Ödeme, Kurzatmigkeit, Dyspnoe) wurde zu Beginn dieser Studie mittels eines von der New York Heart Association (NYHA) entwickelten Einstufungs-Systems beurteilt:

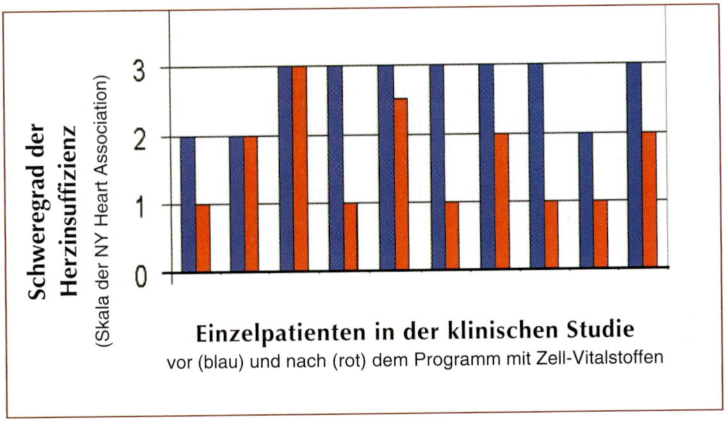


*Pilotstudie bei Herzinsuffizienz-Patienten. Mit Zell-Vitalstoffen verbesserte sich die Herzfunktion in 8 von 10 Fällen.*

Schweregrad 1. körperliche Aktivitäten irgendwelcher Art ohne Auftreten der Symptome möglich

Schweregrad 2. mäßige körperliche Aktivität verursacht die Symptome

Schweregrad 3. geringste körperliche Aktivität verursacht die Symptome

Schweregrad 4. Symptome auch in Ruhestellung vorhanden

In Anbetracht der Tatsache, dass die konventionelle Medizin keine Behandlung der grundlegenden Ursache für Herzinsuffizienz aufweisen kann, waren die Ergebnisse dieser klinischen Studie mit Zell-Vitalstoffen durchaus bemerkenswert: 8 von 10 Patienten konnten eine Verbesserung ihres gesundheitlichen Zustandes um eine oder mehrere Stufen in der NYHA-Skala verbuchen. Nach 6 Monaten konnte die Hälfte der Patienten wieder ein beschwerdefreies Leben führen.

Herzinsuffizienz hat Auswirkungen auf den gesamten Körper und die Patienten leiden unter einer Vielzahl von gesundheitlichen Problemen, die ausschlaggebend für ihre Lebensqualität sind. Im Rahmen dieser Studie wurden von uns auch die Auswirkungen dieser Empfehlungen zur Gesunderhaltung von Zellen auf spezifische Symptome der Herzinsuffizienz wie Herzrhythmusstörungen (Tachykardie), Kurzatmigkeit (Dyspnoe) und die Unfähigkeit, der täglichen Arbeit nachzugehen (schwere Erschöpfung) untersucht.

Nach sechsmonatiger Anwendung von Zell-Vitalstoffen konnten die folgenden Besserungen dokumentiert werden, die mit dem Zustand der Patienten zu Beginn der Studie verglichen wurden, wo die Patienten lediglich auf Basis von verschreibungspflichtigen Medikamenten behandelt wurden:

- die Herzrhythmusstörung bildete sich vollständig bei allen acht Patienten zurück, die vor Studienbeginn über diesen Zustand geklagt hatten (100 % Besserung)

- der Zustand der völligen Erschöpfung verschwand bei insgesamt neun Patienten, die zuvor über diesen Zustand geklagt hatten (100 % Besserung)

- die Kurzatmigkeit verschwand bei fünf von sieben Patienten, die zuvor über darüber geklagt hatten (70 % Besserung).

Diese gesundheitlichen Verbesserungen wurden zudem ohne irgendwelche Nebenwirkungen erzielt. Die Ergebnisse werden in der folgenden Darstellung grafisch wiedergegeben:

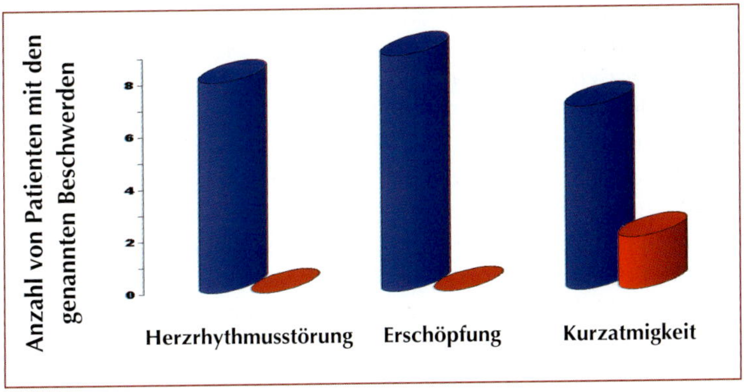


*Messbare gesundheitliche Verbesserungen während der Studie vor (blau) und nach (rot) der Anwendung der Empfehlungen zur Zell-Gesundheit.*

## Weitere klinische Studien mit Herzinsuffizienz-Patienten, denen ausgewählte Zell-Vitalstoffe verabreicht wurden

In zahllosen unabhängigen klinischen Studien konnte dokumentiert werden, dass bestimmte Zusammensetzungen der von mir empfohlenen Zell-Vitalstoffe eine ganz wesentliche Hilfe für Patienten sind, die unter Kurzatmigkeit, Ödemen und sonstigen mit Herzinsuffizienz verbundenen Zuständen leiden.

**Gesundheits-Verbesserung durch Zell-Vitalstoffe bei Patienten mit Herzschwäche**

- verbesserte Pumpfunktion des Herzens
- Abnahme von vergrößerten Herzkammern
- verringerte Kurzatmigkeit
- weniger Ödeme
- bessere körperliche Leistung
- beträchtlich höhere Lebenserwartung

**Coenzym Q-10:**
Am umfangreichsten wurden im Rahmen der klinischen Studien das Coenzym Q-10 und Karnitin, Trägermoleküle der Bioenergie von Millionen von Herzmuskelzellen, untersucht. So wurde beispielsweise von Dr. Peter Langsjoen, Dr. Karl Folkers, und Kollegen an der Universität Texas in Austin nachgewiesen, dass Patienten mit Herzinsuffizienz, die zusätzlich zu ihren regulären Medikamenten Coenzym Q-10 einnahmen, damit ganz wesentlich ihre Überlebenschancen verbessern konnten. Nach drei Jahren lebten 75 % der Patienten, die das Coenzym Q-10 zusätzlich zu der regulären Medikation eingenommen hatten, immer noch, während von den Patienten, die lediglich ihre regulären Medikamente eingenommen hatten, nur noch 25 % am Leben waren. Mit anderen Worten: Jeder zweite Patient in dieser Studie verdankte sein oder ihr Leben dem Coenzym Q-10 als Nahrungsergänzungsmittel.

**Thiamin (Vitamin B1):**
Im Rahmen einer klinischen Studie, veröffentlicht im American Journal of Medicine, untersuchten Dr. Shimon und seine Kollegen den gesundheitlichen Nutzen einer ergänzenden Verabreichung von Vitamin B1 bei Herzinsuffizienz. 30 Patienten mit Herzinsuffizienz, die einer Diuretika- und sonstigen konventionellen Medikamentenbehandlung ausgesetzt waren, nahmen für die Dauer von 6 Wochen an einem Test teil. Die Auswirkungen des Zell-Vitalstoffes auf die Funktion des Herzens wurden mittels Echokardiographie gemessen. Die ergänzende Verabreichung von Vitamin B1 erhöhte die Herzpumpfunktion (linker Ventrikelausstoß) der Patienten mit Herzinsuffizienz um 22 %. Außerdem hatte die verbesserte Herzfunktion eine natürliche entwässernde Wirkung und führte zu einer verminderten Speicherung von Wasser (Ödeme) beim Patienten.

**Karnitin:**
Im Rahmen einer von Dr. Rizos durchgeführten und im American Heart Journal veröffentlichten Studie nahmen 80 Patienten mit Herzinsuffizienz an einer Studie über einen Zeitraum von 3 Jahren teil. Die Hälfte der Patienten erhielt täglich eine ergänzende Dosis von Karnitin zusätzlich zu der Pharma-Therapie, während die andere Hälfte lediglich ein Placebo einnahm.

| Getesteter Zell-Vitalstoff | Referenz |
|---|---|
| Coenzym Q-10 | Folkers und Lansjoen |
| Karnitin | Rizos und Ghidini |
| Vitamin B1 | Shimon |

Nach Ablauf der Studie waren 18 % der Patienten in der Placebo-Gruppe an Komplikationen im Zusammenhang mit Herzinsuffizienz gestorben. Hingegen waren in der mit Camitin behandelten Patientengruppe lediglich 3 % gestorben. Diese klinische Studie zeigt, dass Karnitin statistisch die Überlebenschancen von Patienten, die unter Herzinsuffizienz leiden, verbessern kann.

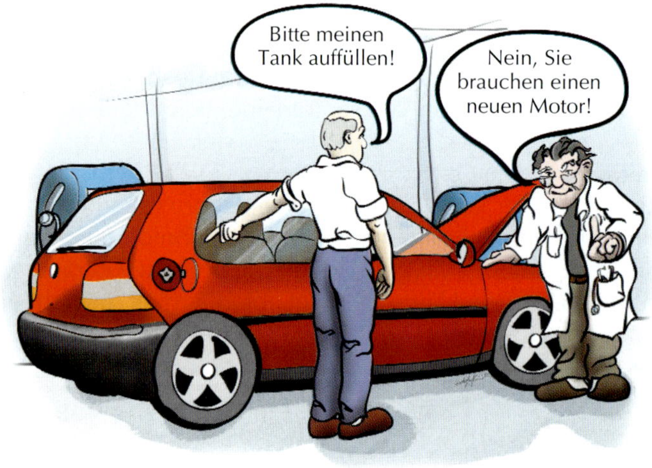


*Die Vorgehensweise der Pharma-Medizin bei Herzinsuffizienz: Die Behandlung einer Herzinsuffizienz mittels einer Herztransplantation entspricht im Alltag dem Austausch des Motors Ihres Wagens - wenn lediglich der Tank leer ist. Die Zellular Medizin liefert die Zellenergie für den "Motor" Ihres Körpers.*

## Spezielle Zell-Vitalstoffe bei Herzschwäche

Patienten, die an Luftnot, Ödemen und chronischer Leistungsschwäche leiden, empfehle ich folgende Zellfaktoren höher dosiert oder zusätzlich einzunehmen:

- **Vitamin C:** Energielieferant für den Stoffwechsel jeder Zelle, belädt die Trägermoleküle der Vitamin-B-Gruppe mit lebenswichtiger Bioenergie
- **Vitamin E:** Oxidationsschutz, Schutz der Zellmembranen
- **Vitamin B1 B2, B3, B5, B6, B12 und Biotin:** Bioenergieträger des Zellstoffwechsels, insbesondere der Herzmuskelzellen, verbesserte Herzfunktion und Pumpleistung, verbesserte körperliche Leistungsfähigkeit
- **Coenzym Q-10:** Wichtigstes "Atmungsferment" des Stoffwechsels jeder Zelle, spielt eine besondere Rolle für Herzmuskelfunktion, da wegen der Pumpleistung des Herzens dort ein besonders hoher Bioenergieumsatz herrscht
- **Karnitin:** Bereitstellung von Bioenergie für die "Kraftwerke" (Mitochondrien) von Millionen Zellen
- **Taurin:** Taurin ist eine natürliche Aminosäure, Taurinmangel ist häufig Ursache einer Herzschwäche.

# Notizen

# 6

# Herzrhythmusstörungen (Arrhythmie)

## Zell-Vitalstoffe zur Vorbeugung und unterstützenden Therapie

- Herzrhythmusstörungen – Durchbruch der Zellular Medizin
- Wie Zell-Vitalstoffe Patienten mit Herzrhythmusstörungen helfen
- Klinische Studien mit Zell-Vitalstoffen bei Patienten mit Herzrhythmusstörungen
- Empfehlungen für Gesunderhaltung von Zellen für Patienten mit Herzrhythmusstörungen

# Herzrhythmusstörungen – Durchbruch der Zellular Medizin

- **Über 10 Millionen Menschen in Europa** leiden an Herzrhythmusstörungen (Arrhythmien). Zugrunde liegen Störungen im Bereich des Reizleitungssystems und der elektrischen Impulse, die für die Herzschlagfolge verantwortlich sind. In manchen Fällen ist diese Störung die Folge eines geschädigten Herzmuskelbezirks, zum Beispiel nach einem Herzinfarkt. In den meisten Fällen blieben allerdings bisher die Ursachen von Herzrhythmusstörungen unbekannt. Arrhythmien mit unbekannter Ursache sind so häufig, dass dafür ein eigener Diagnosebegriff geprägt wurde: „Paroxysmale Arrhythmie".

- **Die herkömmliche Schulmedizin** beschränkt sich auch bei Herzrhythmusstörungen im wesentlichen darauf, die Symptome dieses Leidens zu lindern. So werden unter anderem Betablocker, Kalziumantagonisten und andere „Antiarrhythmika" verordnet. Bei Herzrhythmusstörungen, die mit langen Pausen zwischen den Herzschlägen einhergehen, wird oft ein Herzschrittmacher eingepflanzt. In anderen Fällen wird versucht, Herzmuskelgewebe, das unkoordinierte Reize bildet, im Verlaufe einer Katheteruntersuchung zu „veröden" und damit als Störzentrum auszuschalten.

- **Die moderne Zellular Medizin** ermöglicht jetzt den Durchbruch bei Ursachenforschung, Prävention und unterstützender Behandlung dieser Volkskrankheit. Herzrhythmusstörungen beruhen meist auf Mangelerscheinungen in Herzmuskelzellen, die die elektrischen Impulse des Herzschlages auslösen. Ein Mangel an Zell-Vitalstoffen in Millionen „elektrischer" Herzmuskelzellen führt zu Störungen der Reizbildung und der Reizleitung im Herzen. Die Folge davon sind Herzrhythmusstörungen.

- **Zell-Vitalstoffe** tragen dazu bei, Herzrhythmusstörungen zu verhindern und einen unregelmäßigen Herzrhythmus zu

**Hauptursache**

**Basisprävention und Korrektur**

Mangel an Vitaminen und anderen Zell-Vitalstoffen

Optimale tägliche Zufuhr von ausgewählten Zell-Vitalstoffen, vor allem von:
- Vitamin C
- Magnesium
- Karnitin
- Coenzym Q-10

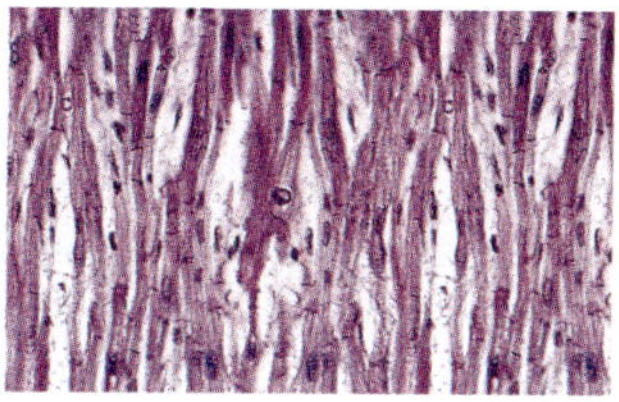

füllt auf

↓

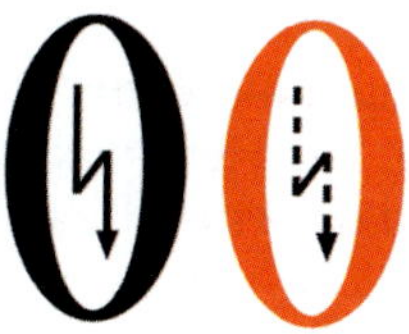

Zu schwache Kontraktion von Millionen Herzmuskelzellen

Normale Funktion

Mangel-funktion

hilft verhindern und korrigieren

↓

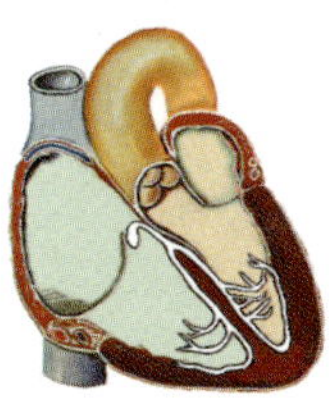

Funktionsstörung im Reizleitungs-system des Herzens

hilft verhindern und korrigieren

↓

Herzrhythmusstörungen

hilft verhindern

*Zell-Vitalstoffe bei Herzrhythmusstörungen*

normalisieren. Hierzu gehören Magnesium, Karnitin und Coenzym Q-10, deren Wirkung auch in zahlreichen wissenschaftlichen Untersuchungen und klinischen Studien dokumentiert wurde.

- **Meine Empfehlungen für Arrhythmiepatienten:** Wenn Sie bereits unter Herzrhythmusstörungen leiden, sollten Sie in jedem Fall Zell-Vitalstoffe einnehmen. Sprechen Sie sich mit Ihrem behandelnden Arzt ab. Verändern Sie nicht eigenmächtig die medikamentöse Therapie. Dies könnte gerade bei Herzrhythmusstörungen ernste Folgen haben. Wenn Ihre Herzrhythmusstörungen durch einen Mangel an Zellenergiestoffen mitbedingt sind, so wird sich in relativ kurzer Zeit eine Besserung einstellen.

- **Auch hier ist Vorbeugung besser als Behandlung.** Ein Herz-Kreislauf-Programm, das in der Lage ist, ein Gesundheitsproblem wie Herzrhythmusstörungen auf natürliche Weise zu korrigieren, ist auch der beste Weg, um Herzrhythmusstörungen erfolgreich vorzubeugen und dieses Problem erst gar nicht entstehen zu lassen.

# Wie Zell-Vitalstoffe Patienten mit Herzrhythmusstörungen helfen

Der folgende Abschnitt gibt Ihnen eine Auswahl von Briefen wieder, die mir Patienten mit Herzrhythmusstörungen schrieben. Sie dokumentieren die oft erstaunlich rasche und umfassende Besserung der Gesundheit und Lebensqualität nach der Einnahme von Zell-Vitalstoffen.

*Sehr geehrter Dr. Rath,*

*vor zwei Monaten traten bei mir plötzlich Herzrhythmusstörungen, sowie Herzrasen und lauter, unregelmäßiger Herzschlag auf. Ich ging zum Arzt, der mir ein Medikament gegen Herzrhythmusstörungen verschrieb, das mir aber leider nicht helfen konnte.*

*Dann begann ich, Zell-Vitalstoffe einzunehmen. Was für ein kluger Entschluss! Innerhalb weniger Tage hörte das Herzrasen auf. Ich habe seither nie wieder einen lauten oder unregelmäßigen Herzschlag verspürt. Es grenzt fast an ein Wunder.*

*Ich erzähle allen von dem Erfolg, auch bei den Diabetikerseminaren, die ich durchführe. Dank Ihrer Forschungsergebnisse kann ich weiterhin arbeiten.*

*Vielen Dank!*

*Ihre B.M.*

*Sehr geehrter Herr Dr. Rath!*

*Ich bin 54 Jahre alt und litt mindestens 20 Jahre lang an Herzrhythmusstörungen. Die Diagnose für meine Beschwerden lautete: elektrische Herzblockade zweiten Grades. Ich habe niemals irgendwelche Medikamente dagegen eingenommen. Ich wurde etwa alle 2 Jahre einem Belastungstest unterworfen und der Herzblock war auf dem EKG zu sehen. Mir wurde gesagt, dass solange mein Herzschlag während körperlicher Anstrengung regelmäßig sei, keine Behandlung erfolgen müsste.*

*Im Juni suchte ich wiederum meinen Arzt auf, wo ich das letzte EKG habe machen lassen, um eine Basis für einen Vergleich zu haben. Der Arzt fand heraus, dass keinerlei Anzeichen einer Arrhythmie mehr vorlagen. Ich füge die Kopie seines Berichtes bei. Ich bin sicher, dass ich die Besserung meiner Herzrhythmusstörung den Zell-Vitalstoffen zu verdanken habe, da ich ansonsten meinen Lebensstil in keiner Weise verändert habe.*

*Ihr T.H.*

*Sehr geehrter Dr. Rath!*

*Seit ich Zell-Vitalstoffe einnehme, fühle ich mich insgesamt sehr viel besser. Zwei Dinge sind besonders bemerkenswert: Ich wache jetzt nicht mehr länger nachts mit Herzrasen und unregelmäßigem Herzschlag auf.*
*Auch leide ich bei körperlicher Anstrengung nicht mehr an Atemnot. Ich habe sogar wieder damit begonnen zu joggen.*

*Vielleicht interessiert es Sie, dass ich im kommenden Januar 65 Jahre alt werde. Vielen Dank für Ihre Empfehlungen!*

*Ihr J.P.*

*Sehr geehrter Dr. Rath,*

*ich bin sehr zufrieden. Nachdem ich seit zwei Monaten Zell-Vitalstoffe einnehme, ist mein unregelmäßiger Herzschlag verschwunden. Ich kann jetzt auch wieder frei durchatmen. Da ich mehr Kraft und Ausdauer habe, ist auch mein Selbstvertrauen wieder hergestellt. In einem Satz gesagt: Ich verbringe weniger Zeit damit, über mein Herz nachzudenken und mehr Zeit damit, mein Leben zu genießen. All dies verdanke ich den Zell-Vitalstoffen, von der ich glaube, dass sie zur Antwort für viele Herz-Kreislauf-Probleme geworden ist.*

*Ich möchte Ihnen danken für Ihre wegweisenden Forschungsarbeiten und für die Entwicklung Ihrer Zell-Vitalstoff-Therapie.*

*Ihr J.S.*

*Sehr geehrter Herr Dr. Rath!*

*Im Februar sorgte ich dafür, dass meine 74 Jahre alte Großmutter auf Ihre Empfehlung Zell-Vitalstoffe einnimmt. Ihr langsamer und unregelmäßiger Herzschlag hatte ihren Arzt veranlasst, schon Vorbereitungen für die Implantation eines Herzschrittmachers zu treffen.*

*Nach ca. 3 Wochen Teilnahme an Ihrem Programm besserte sich ihre Herzfunktion ausreichend, so dass ihr Arzt den Eingriff verschob. Diese Dame ist nun zu einer getreuen Anhängerin von Zell-Vitalstoffen geworden. Der Zustand ihres Herzens verbessert sich ständig, und obwohl ihr weitere medizinische Herausforderungen bevorstehen, wird die Implantation eines Herzschrittmachers nicht länger in Betracht gezogen.*

*Ihre K.C.*

*Sehr geehrter Dr. Rath,*

*ich bin 60 Jahre alt und habe meine Bluthochdruckkrankheit über die vergangenen 20 Jahre mit den verschiedensten Medikamenten bekämpft. In der Regel halfen diese eine Weile, dann wurden sie unwirksam, und ich bekam Probleme. Im Februar dieses Jahres traten längere Perioden von Herzrasen auf, und ich erhielt zusätzliche Medikamente.*

*Im März wurde ich dann auf Ihre Zell-Vitalstoffe aufmerksam. Obwohl ich zunächst skeptisch war, entschloss ich mich, diese auszuprobieren. Im dritten Monat konnte ich Blutdruckmedikamente bereits um ein Drittel verringern.*

*Auch das Herzrasen hat deutlich abgenommen, sowohl in Dauer als auch Ausprägung. Wenn jetzt noch eine Episode auftritt, ist diese kaum wahrnehmbar. Auch meine Fußknöchel sind am Abend weniger angeschwollen. Als mein Arzt meine jüngsten Blutwerte kontrolliert hatte, sagte er: „Ihre Werte sind so gut, sie könnten von jemand sein, der halb so alt ist wie Sie".*

*Es erübrigt sich, zu betonen, dass ich von Zell-Vitalstoffen absolut überzeugt bin.*

*Mit freundlichem Gruß*

*Ihre F.S.*

# Klinische Studien mit Zell-Vitalstoffen bei Patienten mit Herzrhythmusstörungen

Über diese Patientenberichte hinaus gibt es zahlreiche klinische Studien, in denen Zell-Vitalstoffe erfolgreich bei Patienten mit Herzrhythmusstörungen getestet wurden.

Die folgende Tabelle zeigt die wichtigsten dieser Studien mit Zell-Vitalstoffen. Die linke Spalte zeigt die getesteten Naturstoffe, die rechte Spalte die federführenden Wissenschaftler, unter deren Namen Sie die entsprechende Studie im Literaturverzeichnis nachsehen können.

| **Studien mit Zell-Vitalstoffen** | **Federführende Wissenschaftler** (siehe Anhang) |
|---|---|
| Magnesium | Dr. England |
| Magnesium | Dr. Turlapaty |
| Karnitin | Dr. Rizzon |

## Klinische Multicenter-Studie bestätigt: Zell-Vitalstoffe können Herzrhythmusstörungen beseitigen

Bis heute erkennt die Schuledizin nicht an, dass Herzrhythmusstörungen durch einen Mangel an Zell-Vitalstoffen in den Herzmuskelzellen verursacht werden.

In dem weltweit führendem Lehrbuch der Kardiologie „Heart Disease" von Dr. Eugene Braunwald (Harvard Universität) findet sich das bemerkenswerte Eingeständnis der führenden Kardiologen: „Es ist wichtig, sich klar zu machen, dass die derzeitigen diagnostischen Verfahren nicht die Mechanismen ermitteln können, die für die meisten Herzrhythmusstörungen verantwortlich sind."

In Anbetracht dieser „Kapitulationserklärung" der Pharma-orientierten Schulmedizin liegt die Notwendigkeit auf der Hand, dieses Problem schnellstmöglich zu lösen.

Deshalb führten wir eine klinische Studie mit Zell-Vitalstoffen an Patienten mit Herzrhythmusstörungen durch. Der wissenschaftliche Wert und die Glaubwürdigkeit der Ergebnisse dieser Studie sind über jeden Zweifel erhaben, denn die Studie wurde in Form einer so genannten "placebo-kontrollierten Doppelblind-Studie" durchgeführt. Es handelt sich dabei um die gleiche Art von Studie, die auch von Pharma-Firmen durchgeführt werden, um eine Zulassung für ihre Produkte zu erhalten. Die vollständige Studie ist auf unserer Internet-Seite unter der Adresse www.dr-rath-research.org nachzulesen.

131 Patienten mit Herzrhythmusstörungen nahmen an dieser Studie teil. Sie wurden in zwei Gruppen eingeteilt. Eine Gruppe erhielt ausgewählte Zell-Vitalstoffe, die andere Gruppe erhielt ein unwirksames Placebo. Beide Gruppen nahmen jedoch weiter ihre konventionellen Medikamente ein. Die Studie lief über einen Zeitraum von 6 Monaten.

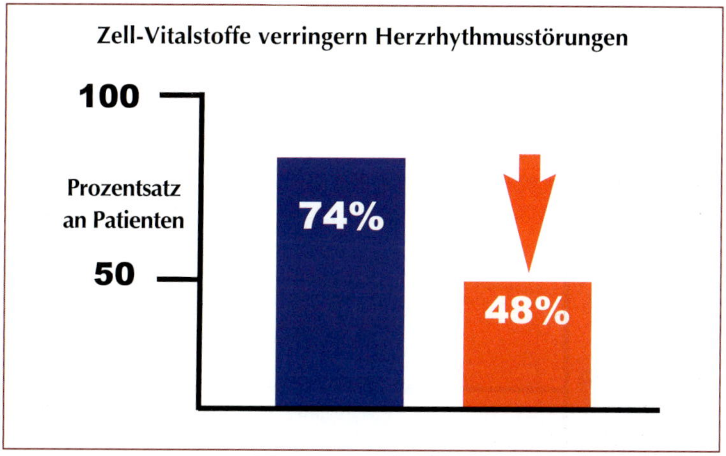


*Klinische Studie beweist: Zell-Vitalstoffe können Herzrhythmusstörungen signifikant (p<0.01) reduzierten. 74 % der Patienten, denen lediglich Pharma-Präparate verabreicht wurden (blau eingezeichnet), litten weiter an häufigen Herzrhythmusstörungen. Bei Patienten, die zusätzlich Zell-Vitalstoffe einnahmen, traten in nahezu der Hälfte der Fälle keine Herzrhythmusstörungen mehr auf.*

Die Ergebnisse einer Multicenter-Studie zeigen, dass diese Zell-Vitalstoffe in der Lage sind,

1. die Dauer der Episoden von Herzrhythmusstörungen um 30% zu reduzieren;

2. die Anzahl von Herzrhythmusstörungen kontinuierlich über die Dauer der Zell-Vitalstoff-Therapie zu mindern;

3. die Chancen für einen Patienten zu verdoppeln, von Herzrhythmusstörungen vollständig frei zu werden.

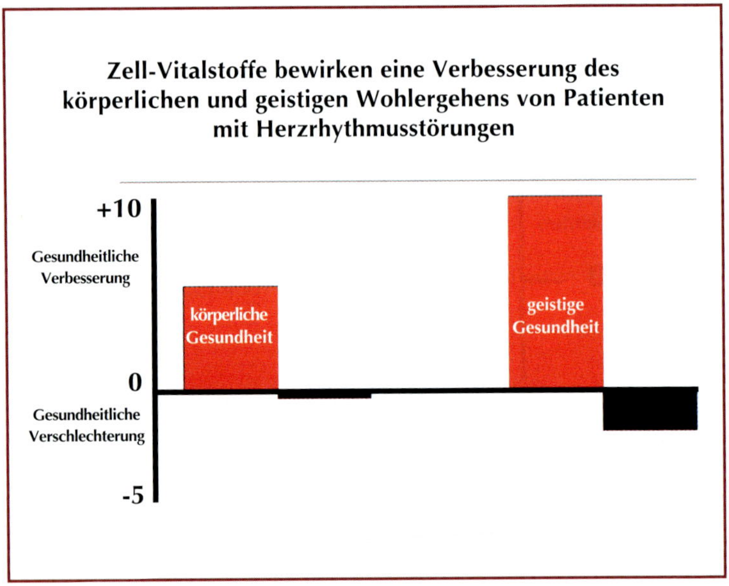


*Der körperliche und geistige Gesundheitszustand bei diesen Patienten mit Herzrhythmusstörungen wurde mit Hilfe eines Klassifizierungssystems dokumentiert. Positivwerte (oberhalb der 0-Linie) bedeuteten gesundheitliche Verbesserung und Negativwerte eine gesundheitliche Verschlechterung.*

*Bei Patienten, die Zell-Vitalstoffe einnahmen (rote Säule), konnte eine körperliche und geistige Verbesserung ihres Wohlergehens dokumentiert werden, ganz im Gegensatz zu Patienten, die lediglich ihre konventionellen Medikamente einnahmen (schwarze Säule) und deren Zustand sich verschlechterte.*

Von wesentlich größerer Signifikanz waren jedoch die weiteren Erkenntnisse über die Vorteile des Zell-Vitalstoffprogramms bei der Verbesserung nicht nur des allgemeinen körperlichen Gesundheitszustandes, sondern auch des geistigen Wohlergehens. Die erhobenen Daten wurden mittels eines umfangreichen Fragebogens ausgewertet, in welchem die Patienten spezielle Fragen zu ihrem körperlichen und geistigen Gesundheitszustand zu beantworten hatten. Jeder Patient war aufgefordert, diesen Fragebogen zu Beginn und nach Abschluss der Studie auszufüllen. Die so erhaltenen umfangreichen Daten wurden unter Einsatz eines computergestützten international anerkannten Klassifizierungssystems ausgewertet. Fragen nach der körperlichen Gesundheit beinhalteten beispielsweise die Frage nach den Beschwerden während des Auftretens von Herzrhythmusstörungen sowie nach der Fähigkeit des Patienten, den tagtäglichen Arbeiten nachzukommen. Fragen zu geistigem Wohlergehen schlossen z.B. die Angst vor Herzrhythmusstörungen der Patienten sowie die damit einhergehende Depression ein.

Die Ergebnisse waren bemerkenswert. Patienten, die Zell-Vitalstoffe einnahmen, verbesserten nicht nur ihre körperliche Gesundheit sondern auch ihr geistiges Wohlergehen.

## Zell-Vitalstoffe lösen die großen Rätsel der Kardiologie

### Warum treten Herzrhythmusstörungen besonders häufig bei jungen Frauen im gebärfähigen Alter auf?

Eines der bisher ungelösten Probleme in der hekömmlichen Kardiologie ist das Phänomen, dass Herzrhythmusstörungen besonders häufig bei jungen Frauen im gebärfähigen Alter auftreten. Ohne sich mit den zugrunde liegenden Ursachen der Herzrhythmusstörungen bei diesen jungen Frauen auseinanderzusetzen, werden ihnen häufig Medikamente gegen solche Herzrhythmusstörungen mit bekannten schwerwiegenden Nebenwirkungen verordnet, einschließlich induzierter, noch häufigerer Episoden von Herzrhythmusstörungen.

Es ist ein unentschuldbares Versäumnis der Pharma-orientierten Kardiologie, sich nun schon fast ein Jahrhundert lang *nicht* mit der gründlichen Untersuchung dieses wichtigen Gesundheitsproblems befasst zu haben, das das Leben von Millionen junger Frauen betrifft.

Der wissenschaftliche Durchbruch der Zellular Medizin liefert eine eindeutige Lösung für dieses medizinische Problem. Während der gebärfähigen Jahre verliert jede Frau während der monatlichen Menstruation beträchtliche Mengen Blut. Dabei geht nicht nur Blut verloren, sondern auch die Bestandteile des Blutes, einschließlich Vitamine, Mineralien und sonstige Zell-Vitalstoffe, die gebraucht werden, um den Zell-Stoffwechsel in den Organen aufrechtzuerhalten.

Die "elektrischen" Herzmuskelzellen, zuständig für die Erzeugung und Weiterleitung der für einen regelmäßigen Herzschlag erforderlichen elektrischen Impulse, sind die von diesem Mangel zuerst betroffenen Zellen. Somit besteht die Methode der Wahl zur Verhütung und Behandlung von Herzrhythmusstörungen – insbesondere bei jungen Frauen – in der täglichen ergänzenden Verabreichung von Zell-Vitalstoffen.

## Spezielle Zell-Vitalstoffe für Patienten mit Herzrhythmusstörungen

**Patienten mit Herzrhythmusstörungen empfehle ich, folgende Zell-Vitalstoffe in höher dosiert oder zusätzlich einzunehmen:**

**Vitamin C:**
liefert Energie für den Stoffwechsel jeder Zelle und setzt die Bioenergie-Träger-Moleküle der Vitamin-B-Gruppe mit lebenserhaltender Zellenergie frei

**Vitamine B1, B2, B3, B5, B6, B12 und Biotin:**
Bioenergie-Träger des Zell-Stoffwechsels und insbesondere für die "elektrischen" Herzmuskelzellen, welche für die Erzeugung und Weiterleitung von elektrischen Impulsen für den normalen Herzschlag zuständig sind

**Coenzym Q-10:**
das wohl wichtigste Element der "Gasaustausch-Kette" jeder Zelle; es spielt eine besondere Rolle im Energiestoffwechsel der Herzmuskelzellen

**Karnitin:**
trägt zur effizienten Nutzung der Zell-Bioenergie in den "Kraftwerken" (Mitochondrien) von Millionen von Herzmuskelzellen bei

**Magnesium und Kalzium:**
erforderlich – zusammen mit Kalium – für die optimale Weiterleitung von elektrischen Impulsen während des elektro-motorischen Herzschlag-Zyklusses

# Notizen

7

# Blutzuckerkrankheit (Diabetes)

**Zell-Vitalstoffe zur Vorbeugung und unterstützenden Therapie**

- Diabetes und Herz-Kreislauf-Komplikationen – Durchbruch der Zellular Medizin
- Spezielle Zell-Vitalstoffe bei Diabetes
- Hintergrundinformationen zu Zell-Vitalstoffen bei Diabetes
- Wie Zell-Vitalstoffe Diabetespatienten helfen
- Der klinische Beweis: Vitamin C senkt den Blutzuckerspiegel und Insulinbedarf

# Diabetes und Herz-Kreislauf-Komplikationen – Durchbruch der Zellular Medizin

- **Millionen von Europäern leiden an einer diabetischen Stoffwechselstörung.** Allein in Deutschland gibt es über eine Million Diabetiker. Herzinfarkt, Schlaganfall und andere Durchblutungsstörungen zählen zu den gefürchteten Folgen der Diabeteskrankheit. Bei Diabetes unterscheidet man zwei Typen: die angeborene Form (Typ I) und die erworbene Form (Typ II): Letztere tritt meist im Erwachsenenalter auf. Diabetes vom Typ I wird in der Regel verursacht durch eine angeborene Mangelproduktion von Insulin in den Zellen der Bauchspeicheldrüse. Dagegen sind die Auslöser der diabetischen Stoffwechselentgleisung bei Erwachsenen bisher weitgehend unbekannt, weshalb sich auch diese Erkrankung weltweit immer weiter ausbreitet.

- **Die herkömmliche Medizin** beschränkt sich im wesentlichen darauf, die Symptome der Diabeteskrankheit zu behandeln, das heißt, den Blutzuckerspiegel zu senken. Doch auch bei gut eingestelltem Blutzucker sind Herz-Kreislauf-Erkrankungen häufig. Das Senken des Blutzuckers ist eine notwendige, aber offensichtlich unvollständige Behandlung der Diabeteskrankheit. Ohne die auslösenden Faktoren zu kennen, ist eine wirksame Vorbeugung und Behandlung der Diabeteskrankheit nicht möglich.

- **Die moderne Zellular Medizin** bringt einen entscheidenden Durchbruch bei Ursachenforschung, Prävention und unterstützenden Behandlung des Erwachsenendiabetes. Eine diabetische Stoffwechsellage wird häufig ausgelöst durch einen chronischen Mangel an Vitaminen und anderen Zellfaktoren in Millionen Zellen der insulinproduzierenden Bauchspeicheldrüse. Diese Mangelversorgung geht einher mit chronischem Zell-Vitalstoffmangel in den Arterienwänden und anderen Körperorganen. Bei einer

**Hauptursache**

Mangel an Vitaminen und anderen Bestandteilen von Zell-Vitalstoffen

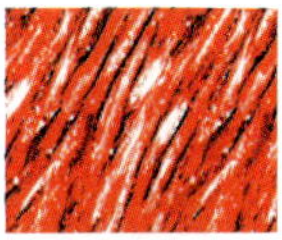

Zellen der Blut-gefäßwände

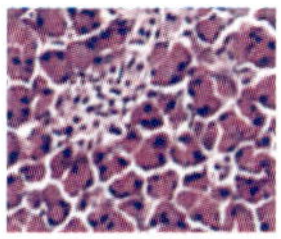

Zellen der Leber und Bauch-speicheldrüse

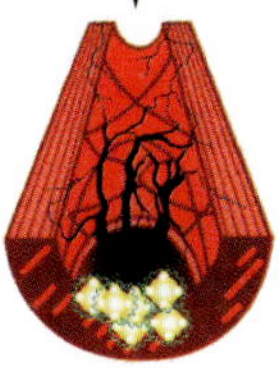

verdickte Gefäßwände

Herz-Kreislauf-Probleme bei Diabetikern

- Herzinfarkt
- Schlaganfall
- Nierenversagen
- Erblinden
- Gangrän

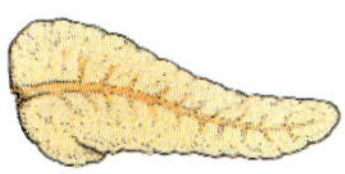

Diabetischer Stoffwechsel

Erhöhter Blutzucker-spiegel

**Basisprävention und Korrektur**

Optimale tägliche Zufuhr von Zell-Vitalstoffen
- Vitamin C
- Vitamin E
- B-Vitamine
- Spurenelemente

füllt auf

hilft verhindern und korrigieren

hilft verhindern und korrigieren

hilft verhindern

*Zell-Vitalstoffe bei Diabetes*

angeborenen Stoffwechselstörung kann chronischer Mangel an Zell-Vitalstoffen eine diabetische Stoffwechselentgleisung und die Diabeteserkrankung auslösen.

- **Zell-Vitalstoffe tragen dazu bei,** eine diabetische Stoffwechselentgleisung und deren Folgeerkrankungen zu verhindern. Wissenschaftliche Untersuchungen und klinische Studien haben die Wirkung von Vitamin C, Vitamin E, dem Spurenelement Chrom und anderen wichtigen Zell-Vitalstoffen zur Vorbeugung und unterstützenden Behandlung einer diabetischen Stoffwechselentgleisung nachgewiesen.

- **Meine Empfehlungen für Diabetespatienten:** Beginnen Sie so früh wie möglich mit ausgewählten Zell-Vitalstoffen und informieren Sie Ihren Arzt oder Ihre Ärztin. Nehmen Sie diese Zell-Vitalstoffe zusätzlich zu den Ihnen verordneten Medikamenten. Da höhere Mengen an Vitamin C Insulin einsparen kann, sollten Sie zu Beginn des Programms häufigere Blutzuckerkontrollen durchführen lassen, um Unterzuckerung zu vermeiden. Sie sollten Ihre Diabetesmedikamente nicht selbst abändern oder absetzen. Beraten Sie sich immer erst mit Ihrem Arzt oder Ihrer Ärztin.

- **Vorbeugung ist besser als Behandlung.** Der Erfolg von Zell-Vitalstoffen bei Diabetikern basiert darauf, dass ein Mangel an Zellbrennstoffen in Millionen Zellen der insulinproduzierenden Bauchspeicheldrüse, der Leber, sowie der Blutgefäßwände behoben wird.

## Wir können jetzt das Massensterben beenden

**Nach Angaben der WHO sterben jedes Jahr über 900.000 Menschen an der Diabetes-Krankheit. Die Summe der durch Tod und Invalidität verursachten „Verlorenen Lebensjahre" - das Maß der Kosten dieser Krankheiten für das Gemeinwesen - beläuft sich auf über 15 Millionen Lebensjahre.**

**Quelle: World Health Report, WHO 2002**

## Spezielle Zell-Vitalstoffe bei Diabetes

Diabetespatienten empfehle ich, folgende Zell-Vitalstoffe höher dosiert oder zusätzlich einzunehmen:

- **Vitamin C:** Gleicht Ungleichgewicht der Zellen durch erhöhten Zuckerspiegel wieder aus; hilft Insulinbedarf zu senken; stabilisiert und schützt Arterienwände.

- **Vitamin E:** Oxidationsschutz, Schutz der Zellmembranen.

- **Vitamin B1, B2, B3, B5, B6, B12 und Biotin:** Bioenergieträger des Zellstoffwechsels, verbessern die Stoffwechselleistung insbesondere auch in der Leber – der Schaltzentrale des Körperstoffwechsels.

- **Chrom:** Spurenelement, das als Biokatalysator für den optimalen Stoffwechsel von Glucose und Insulin unerlässlich ist.

- **Inositol:** Bestandteil des Lezithins, eines wichtigen Baustoffs der Zellmembranen, der für den Stoffwechseltransport und die optimale Versorgung der Zellen mit Nährstoffen von herausragender Bedeutung ist.

- **Cholin:** Bestandteil des Lezithins; wichtig für den Stoffwechseltransport und die optimale Nährstoffversorgung der Zellen.

# Hintergrundinformationen zu Zell-Vitalstoffen bei Diabetes

Diabetes ist eine besonders heimtückische Stoffwechselkrankheit. Herz-Kreislauf-Komplikationen, verursacht durch den Verschluss der Blutgefäße, können sich beim Diabetes überall im Verlauf der Gefäßpipeline ereignen.

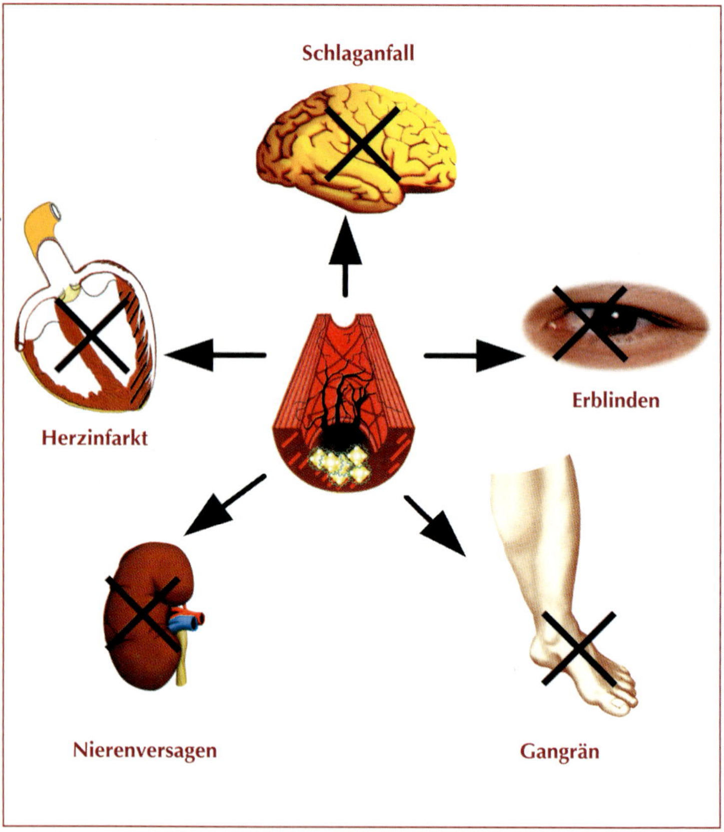


*Herz-Kreislauf-Komplikationen können bei der Diabeteskrankheit überall auftreten*

**Besonders häufig sind folgende Komplikationen:**

- **Blindheit** durch einen Verschluss der Augenarterien
- **Nierenausfall** durch einen Verschluss der Nierengefäße, was eine dauerhafte Dialysebehandlung erforderlich macht
- **Verschluss der Bein- und Fußarterien,** was zum Absterben von Gewebe (Gangrän) führt und eine Amputation des betroffenen Gliedes unumgänglich macht
- **Herzinfarkte** durch den Verschluss der Koronararterien
- **Schlaganfälle** durch den Verschluss der Arterien, die das Gehirn mit Blut versorgen

## Die Verwechslung von Vitamin-C- und Zuckermolekülen ist die Ursache der diabetischen Herz-Kreislauf-Erkrankung

Der Schlüssel zum Verständnis der diabetischen Gefäßkomplikationen ist auf der Ebene der Moleküle zu finden. Zuckermoleküle und Vitamin-C-Moleküle sind in ihrer Struktur sehr ähnlich, was bei Diabetespatienten zu einer Verwechslung im Stoffwechsel führt.

Die Konsequenzen dieser Verwechslung im Stoffwechsel sind verheerend. Die Vorgänge auf Zellebene sind auf den folgenden Seite zusammengefasst.

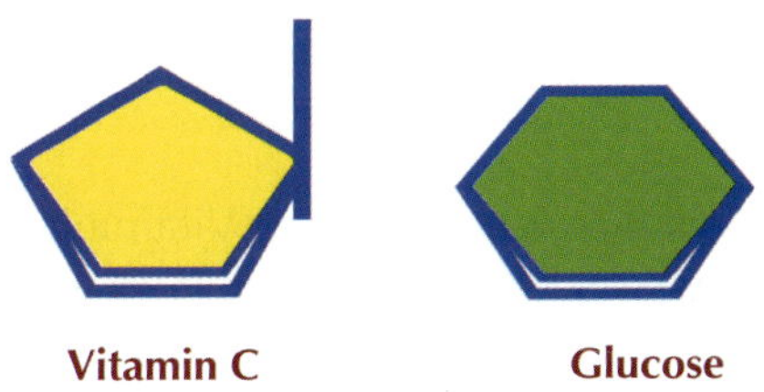


*Die Moleküle von Vitamin C und Zucker (Glucose) sehen sich zum Verwechseln ähnlich*

# Die Schlüsselrolle von Vitamin C zur Verhinderung der diabetischen Herz-Kreislauf-Erkrankung

**Die linke Spalte** zeigt die Situation im Stoffwechsel eines Gesunden. Die Barrierezellen der Gefäßwand (Endothelzellen) enthalten zahlreiche kleine biologische Pumpen, die darauf spezialisiert sind, Zucker und gleichzeitig Vitamin C von der Blutbahn in die Blutgefäßwand zu befördern. Beim Gesunden transportieren diese Pumpen eine optimale Menge Vitamin C- und Zuckermoleküle.

**Die mittlere Spalte** zeigt die Situation bei Diabetespatienten. Der hohe Blutzuckerspiegel führt zu einer Überladung der Zellwandpumpen mit Zuckermolekülen und gleichzeitig zu einer Verdrängung der Vitamin-C-Moleküle. Diese Molekülverwechslung hat bei Diabetikern gravierende Folgen: Zum einen kommt es zu einer Zuckeransammlung in den Endothelzellen und in der Blutgefäßwand insgesamt; zum anderen erhält die Gefäßwand nicht genügend Vitamin C. Die Folge ist eine krankhafte Verdickung der Gefäßwände in ihrer gesamten Länge, nicht nur im Bereich der Koronararterien. Dies erklärt, warum Durchblutungsstörungen beim Diabetiker überall auftreten.

**Die rechte Spalte** zeigt die entscheidende Maßnahme, um Gefäßkomplikationen bei Diabetikern vorzubeugen. Die tägliche Zufuhr von Zell-Vitalstoffe tragen dazu bei, das Gleichgewicht zwischen dem Vitamin- und Zuckerstoffwechsel wiederherzustellen.

Eine optimale tägliche Versorgung mit Vitaminen und anderen Zell-Vitalstoffen werden schon bald weltweit die Basisbehandlung der diabetischen Stoffwechselkrankheit sein. Dies hängt nur noch davon ab, wie schnell sich dieses Wissen verbreitet.

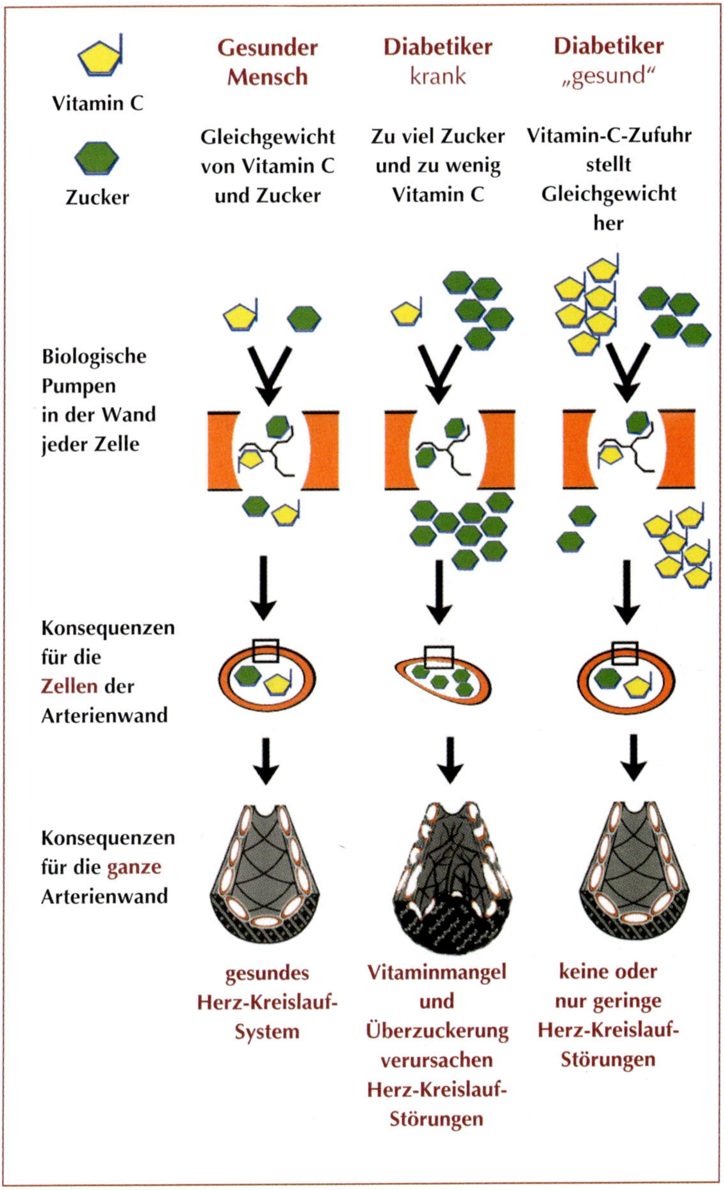


*So verhindert eine optimale Versorgung mit Zell-Vitalstoffen Herz-Kreislauf-Erkrankungen bei Diabetikern*

# Wie Zell-Vitalstoffe Diabetespatienten helfen

Dankesschreiben von Diabetespatienten zeigen, wie umfassend Zell-Vitalstoffe Gesundheit und Lebensqualität bei dieser Krankheit verbessern können. Nachfolgend sind eine Auswahl von Briefen wiedergegeben:

*Sehr geehrter Dr. Rath,*

*seit drei Monaten folge ich Ihren Empfehlungen.*
*Ich bin 29 Jahre alt und leide an Diabetes Typ II. Seit ich Ihrem Programm folge, hat sich mein Blutzuckerspiegel auf 100 mg/dl normalisiert, selbst wenn ich unter Stress bin, was zuvor meinen Blutzuckerspiegel immer erhöhte.*

*Ihre Empfehlungen und ein bis zwei Gramm Vitamin C extra haben meine früheren Beschwerden beseitigt,*
*wie zum Beispiel Schwächezustände bei niedrigem Blutzuckerspiegel oder Schmerzen in der rechten Seite*
*und schmerzhaftes Wasserlassen bei zu hohem Blutzuckerspiegel.*

*Ich kann über Zell-Vitalstoffe nur Gutes berichten.*

*Ihre*

*A.M.*

*Sehr geehrter Dr. Rath,*

*ich schreibe Ihnen diesen Brief in der Hoffnung, dass diese Informationen auch anderen Diabetespatienten helfen können. Vor allem hoffe ich, dass durch diese Informationen anderen Diabetikern die Schmerzen der diabetischen Neuropathie erspart bleiben. Ich bin Geschäftsfrau und viel auf den Beinen. Seit vielen Jahren leide ich an Diabetes und diabetischer Neuropathie. Meine Zehen waren dunkelblau-violett verfärbt, und ich hatte kein Gefühl mehr darin. Die Prognose war schlecht; wenn sich dieser Zustand nicht verbesserte, würde ich meine Zehen oder gar Füße verlieren. Ich war auf der Suche nach einer Behandlung, die mir helfen könnte, als ich von Zell-Vitalstoffen erfuhr. Nachdem ich diesem etwa eine Woche lang gefolgt war, verloren meine Zehen ihre dunkle Farbe und nahmen eine hellbraune Farbe an. Auch wuchsen wieder Haare an meinen Beinen, was mir zeigte, daß die Haarfollikel wieder durchblutet werden.*

*Am Ende der dritten Woche begannen meine Beine zu schmerzen. Ich sprach mit Ärzten darüber, die mir Mut machten, weiterzumachen, denn offensichtlich regenerierten sich die Nervenendigungen wieder. Ist es nicht großartig, daß ich nach vielen Jahren jetzt endlich wieder ein Gefühl in meinen Beinen habe.*

*Ich beginne gerade den dritten Monat mit der Zell-Vitalstoff-Therapie, und ich kann jetzt wieder die Innenseite meiner Schuhe spüren. Ich freue mich darauf, endlich wieder schöne Schuhe zu tragen anstatt wattierte Wanderschuhe. Wichtiger jedoch als jeder Schönheitsaspekt ist die Tatsache, dass ich beinahe meine Füße verloren hätte. Mit Ihrer Hilfe gewinne ich den Kampf gegen Diabetes.*

*Vielen Dank*

*Ihre M.J.*

*Sehr geehrter Herr Dr. Rath!*

*Ich bin eine Frau von 69 Jahren, die ganztägig in einer Position arbeitet, in der es auf genaue Beobachtung von Details und genaue Einhaltung von knapp berechneten Zeitabläufen ankommt.*

*Anfang letzten Jahres bei einem meiner jährlichen Check-ups stellte mein Arzt eine Glukose-Unverträglichkeit bei mir fest und sagte, dass das Endergebnis ein Diabetes wäre, wenn nicht unverzüglich Gegenmaßnahmen eingeleitet würden.*

*Ich wendete mich daraufhin an eine Diabetes-Beraterin und gab ihr alle Informationen, die mir über Zell-Vitalstoffe vorlagen. Nach der Beratung begann ich mit der Einnahme von Zell-Vitalstoffen. Ich änderte auch meine Nahrungsgewohnheiten, begann mit regelmäßigen sportlichen Übungen und habe daraufhin beträchtlich an Gewicht verloren.*

*Heute - ein Jahr später - informierte mich mein Arzt, dass der Diabetes rückläufig ist. Außerdem bewegt sich mein Blutdruck im normalen Bereich, meine Blutwerte sind ausgezeichnet, meine Energie hat spürbar zugenommen und mein allgemeiner Gesundheitszustand ist wieder erstklassig.*

*Dr. Rath, ich verdanke Ihnen den positiven Umschwung meines Gesundheitszustandes.*

*Ich danke Ihnen.*

*M.B.*

*Sehr geehrter Dr. Rath,*

*ich bin jetzt 55 Jahre alt. Vor 20 Jahren wurde ich mit Diabetes diagnostiziert und vor 10 Jahren wurde wegen schwerer Angina pectoris eine Fünffach-Bypass-Operation durchgeführt, um einem Herzinfarkt vorzubeugen. Bis vor etwa einem Jahr war mein Blutzucker mit Medikamenten und einer Diabetesdiät gut eingestellt. Dann stieg mein Blutzucker plötzlich auf 260 mg/dl an. Die Werte blieben auch erhöht, was meinen Arzt veranlasste, meine Medikamentendosis zu erhöhen.*

*Seit zwei Monaten folge ich nun Ihren Empfehlungen, und seit zwei Wochen spüre ich eine deutliche Steigerung meiner körperlichen Leistungsfähigkeit. Ich schaffe jetzt viel mehr während des Tages und bin auch abends länger auf. Und stellen Sie sich vor, kürzlich ging ich abends wieder mit meiner Frau zum Tanzen, genauso wie vor 20 Jahren!*

*Außer der Einnahme von Zell-Vitalstoffen hat sich nichts an meinen Lebensgewohnheiten geändert, und ich kann diesen „Jungbrunnen" nur auf Ihre Hilfe zurückführen.*

*Ich bin Ihnen dankbar. Bitte benutzen Sie diesen Brief oder Teile davon als Zeugnis des Erfolgs Ihrer Empfehlungen.*

*Mit freundlichem Gruß*

*Ihr N.M.*

# Der klinische Beweis: Vitamin C senkt den Blutzuckerspiegel und Insulinbedarf

Klinische Studien zeigen, dass Vitamin C bei Diabetikern dazu beiträgt, nicht nur die Gefäßkomplikationen zu vermeiden, sondern auch die zugrunde liegende diabetische Stoffwechselentgleisung zu korrigieren.

Professor Pfleger und seine Kollegen von der Universität Wien konnten in einer bedeutenden klinischen Studie nachweisen, dass sich mit einer Nahrungsergänzung von täglich 300 bis 500 mg Vitamin C die Stoffwechsellage von Diabetikern deutlich verbesserte. Der Blutzuckerspiegel sank im Durchschnitt um 30 Prozent, und der tägliche Insulinbedarf konnte um 27 Prozent verringert werden. Eine Zuckerausscheidung im Urin, ein weiteres wichtiges Diagnosemerkmal der Zuckerkrankheit, war kaum noch nachzuweisen.

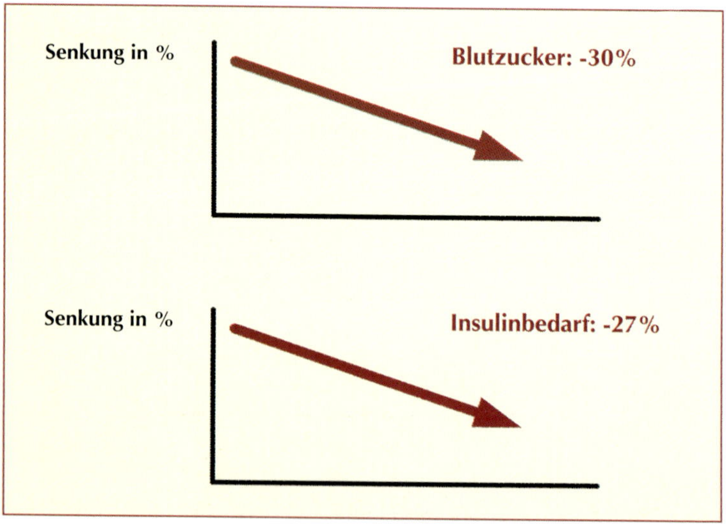


*Klinische Diabetesstudie zeigte: Vitamin C kann Blutzucker und Insulinbedarf senken.*

# Je mehr Vitamin C – umso geringer der Insulinbedarf

Diabetiker können ihren Insulinbedarf deutlich senken, indem sie die Vitamin-C-Zufuhr steigern. Dies ist das Ergebnis einer Untersuchung an der Stanford Universität im kalifornischen Palo Alto. Der federführende Wissenschaftler, Dr. Dice, war selbst Diabetiker und injizierte sich täglich 32 Einheiten Insulin. Dr. Dice steigerte die tägliche Vitamin-C-Zufuhr grammweise bis zu einer Tagesdosis von elf Gramm innerhalb von drei Wochen. Um die Aufnahme im Körper zu verbessern, wurde diese Vitamin-C-Dosis in kleinen Portionen über den Tag verteilt, eingenommen. Beim Erreichen einer Tagesdosis von elf Gramm Vitamin C war der Insulin-Tagesbedarf von 32 Einheiten auf fünf Einheiten gesunken. In dieser Untersuchung wurde also pro Gramm zusätzlichem Vitamin C 2,5 Einheiten Insulin eingespart.

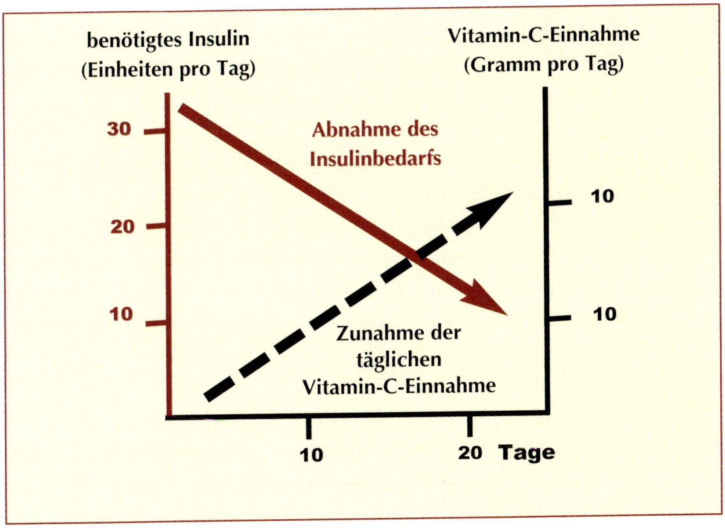


*Klinische Fallstudie zeigt: Jedes zusätzliche Gramm Vitamin C kann den täglichen Insulinbedarf um 2,5 Einheiten senken.*

# Verbrechen gegen die Menschlichkeit

Bemerkenswert ist, dass die zuvor beschriebenen Studien bereits vor Jahrzehnten durchgeführt wurden, aber bis heute kaum jemand davon weiß. Die Untersuchung von Dr. Pfleger an der Universitätsklinik Wien wurde bereits 1937 – also schon vor dem Zweiten Weltkrieg – in der Medizinfachzeitschrift „Wiener Archiv für Innere Medizin" veröffentlicht. Die Studie von der Stanford Universität wurde 1973, also vor über einem Vierteljahrhundert veröffentlicht.

Seit 1937 stand also die Vitamintherapie als Basisbehandlung der Diabeteserkrankung fest. Die gesamte Menschheit hätte Grund gehabt, diesen medizinischen Durchbruch zu feiern. Doch das Gegenteil war der Fall. Der medizinsche Fortschritt in der Vitamin- und Diabetestherapie wurde nicht weiter erforscht und auch nicht in die klinische Praxis umgesetzt. Aus diesem Grund starben in den letzten 50 Jahren Millionen Diabetespatienten an vermeidbarem Herzinfarkt und Schlaganfall, zig-Millionen Diabetiker erblindeten unnötigerweise, wurden durch vermeidbare Amputationen zu Krüppeln oder durch Nierenversagen zu Dialysepatienten.

Wer ist für diese Tragödie verantwortlich zu machen? In erster Linie die Pharma-Industrie, die im Interesse eines milliardenschweren Diabetes-Pharmamarktes jegliche Therapie mit Vitaminen und anderen nicht patentierbaren Naturstoffen boykottierte. Deshalb wussten bisher weder Ärzte noch Patienten Vitamine zur Vorbeugung und Behandlung der Diabeteserkrankung zu nutzen.

Die Verantwortlichen aus der Pharma-Industrie und deren Handlanger verursachten aus Profitgier millionenfaches Leiden und Tod. Für diese Verbrechen gegen die Menschlichkeit müssen sie zur Rechenschaft gezogen werden.

## Weitere klinische Studien mit Zell-Vitalstoffen bei Diabetes

In weiteren klinischen Studien wurde nachgewiesen, dass neben Vitamin C verschiedene andere Zell-Vitalstoffe eine normalisierende Wirkung auf den Zuckerstoffwechsel ausüben. Einige der wichtigsten Untersuchungen sind in der folgenden Tabelle zusammengefasst. Links sind jeweils die untersuchten Nahrungsergänzungstoffe aufgeführt, rechts die federführenden Wissenschaftler (siehe Literaturverzeichnis).

| Zell-Vitalstoffe | Federführende Wissenschaftler |
| --- | --- |
| Vitamin C | Mann, Som, Stankova |
| Vitamin E | Paolisso |
| Magnesium | McNair, Mather |
| Chrom | Liu, Riales |

Als Diabetiker sollten Sie möglichst früh mit einer Zell-Vitalstoff-Therapie beginnen. Informieren Sie Ihren Arzt darüber, und bitten Sie anfangs um zusätzliche Blutzuckerkontrollen. Die Vitamin-C-Zufuhr sollte langsam gesteigert werden: Beginnen Sie mit einem Gramm Vitamin C täglich, nach zwei Wochen steigern sie auf zwei Gramm, nach weiteren zwei Wochen auf vier bis fünf Gramm pro Tag. Dies entspricht einem Teelöffel Vitamin-C-Pulver, das Sie am besten in Portionen verteilt zu den Mahlzeiten einnehmen. Tun Sie dies regelmäßig, denn Ihr Stoffwechsel stellt sich darauf ein. Hauptziel ist es dabei nicht, Ihre Insulintherapie vollständig zu ersetzen, was in vielen Fällen, insbesondere bei angeborenem Insulinmangel, nicht möglich sein wird. Wichtigstes Ziel ist es, Ihre Arterienwände vor den gefürchteten Herz-Kreislauf-Komplikationen zu schützen.

Meine Empfehlungen zur Zell-Gesundheit wurden im Rahmen einer klinischen Pilotstudie an 10 Patienten mit Altersdiabetes (Diabetes Typ II) getestet. Vor der Studie, nach 2 Monaten, nach 4 Monaten und nach 6 Monaten wurden Blutproben entnommen, um die Auswirkungen eines Zell-Vitalstoffprogramms auf die Blutzuckerspiegel (Glukose) sowie auf den Langzeit-Diabetes Indikator Hb-A1 (zuckerüberzogenes Hämoglobin) nachzumessen.

Nach 6 Monaten optimierter Zell-Vitalstoff-Zufuhr waren die Blutzuckerwerte von durchschnittlich 155 mg/dl zu Beginn der Studie auf durchschnittlich 120 am Ende der Studie

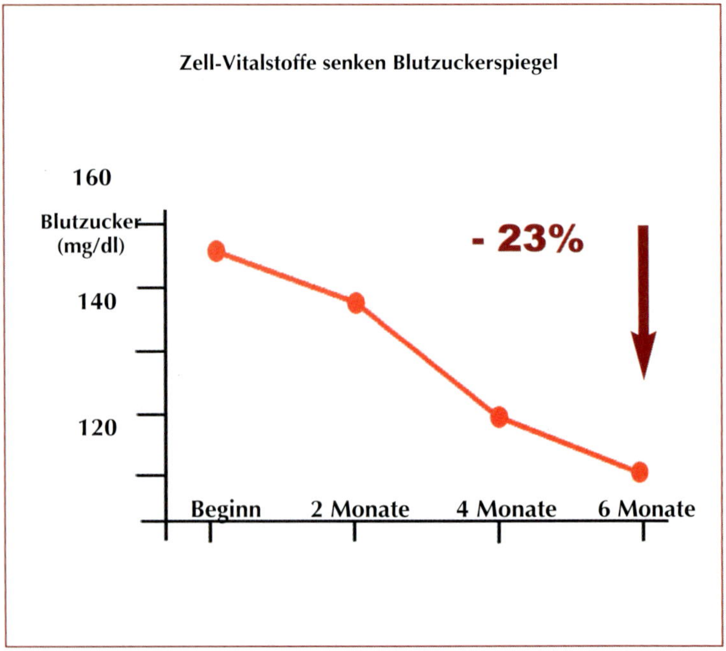


*Im Rahmen einer klinischen Studie über 6 Monate konnten die Empfehlungen von Dr. Rath zur Gesunderhaltung von Zellen die Blutzuckerwerte von Diabetikern um durchschnittlich 23 % senken.*

gefallen – dies entspricht einer Senkung von 23 %. Diese bedeutende Senkung wurde erzielt durch eine natürliche Methode, bei der mit Hilfe von Zell-Vitalstoffen das Ungleichgewicht in Millionen Körperzellen korrigiert wird.

Auch der Langzeit-Indikator für Diabetes im Blut von Diabetik_ern (das HB-A1) sank. Nach 6 Monaten Zell-Vitalstoff-Therapie, fielen ihre Hb-A1-Blutwerte um durchschnittlich 9,3%.

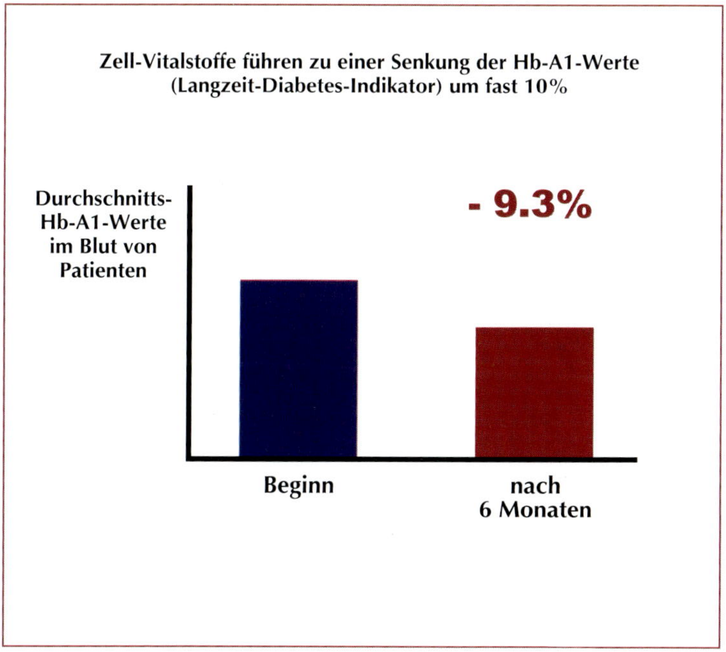


*In der gleichen klinischen Studie kam es durch Zell-Vitalstoffe zu einer Senkung der Hb-A1-Blutwerte um durchschnittlich 9,3 %.*

# Notizen

# 8

# Besondere Herz-Kreislauf-Probleme

## Zell-Vitalstoffe zur Vorbeugung und unterstützenden Therapie

- Bei Angina pectoris
- Nach einem Herzinfarkt
- Bei Koronar-Bypass-Operation
- Bei Koronarangioplastie (Ballonkatheter)
- Klinische Studien mit Zell-Vitalstoffen

# Zell-Vitalstoffe bei Angina pectoris

Angina pectoris (lateinisch für „Brustenge") ist das typische Alarmsignal für Patienten, die atherosklerotische Ablagerungen in den Koronararterien entwickelt haben. Dabei spürt der Patient in der Regel einen scharfen, stechenden Schmerz typischerweise hinter dem Brustbein, der oft in den linken Arm ausstrahlt. Da es viele untypische Formen der Angina pectoris gibt, rate ich Ihnen, bei unklaren Brustschmerzen immer einen Arzt aufzusuchen und dessen Empfehlungen zu folgen.

Zell-Vitalstoffe tragen dazu bei, die Herzmuskeldurchblutung zu verbessern und dadurch Angina pectoris zu vermindern oder ganz zu beseitigen. Verschiedene Zell-Vitalstoffe wirken dabei über folgende Wirkmechanismen zusammen:

- **Erweiterung des Durchmessers der Koronararterien:** Optimale Zufuhr von Vitamin C, Magnesium, sowie der Aminosäure Arginin führt relativ rasch zu einer Verminderung der Wandspannung der Arterienwände und damit zur Erweiterung des Koronararteriendurchmessers. Die Herzmuskeldurchblutung wird verbessert, die Angina-pectoris-Beschwerden nehmen ab.

- **Verbesserung der Pumpleistung des Herzens:** Karnitin, Coenzym Q-10, die Gruppe der B-Vitamine sowie verschiedene Mineralien und Spurenelemente tragen rasch zu einer verbesserten Herzmuskelzellfunktion bei und damit zu einer optimalen Pumpleistung. Auch dieser Wirkmechanismus fördert die Koronardurchblutung, und Angina-pectoris-Beschwerden nehmen ab.

- **Abbau von Koronarsklerose:** Langfristig fördern Zell-Vitalstoffe den Heilungsprozess der Arterienwand, den Abbau atherosklerotischer Ablagerungen und damit eine dauerhafte Verbesserung der Herzmuskeldurchblutung.

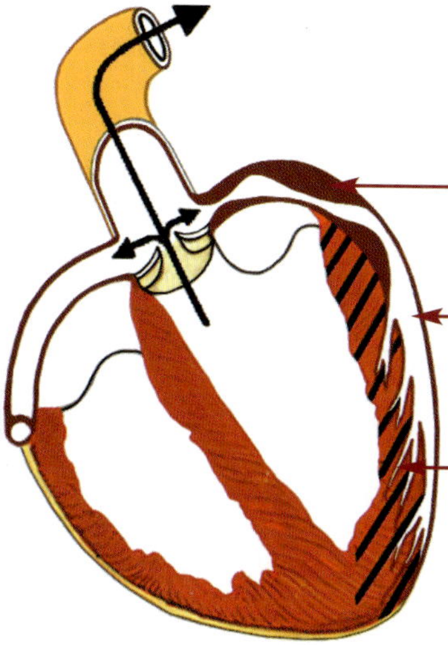


**1. Schritt** **Abnahme der Wandspannung der Koronararterien und dadurch verbesserter Blutfluss (kurzfristig)**
- Vitamin C
- Magnesium
- Arginin

**2. Schritt** **Verbesserung der Herzpumpleistung (kurzfristig)**
- Kanitin
- Coenzym Q-10
- Pantothensäure
- Vitamin C
- B-Vitamine
- Magnesium
- Mineralien

**3. Schritt** **Rückbildung der Koronaratherosklerose (langfristig)**
- Vitamin C
- Vitamin E
- L-Prolin
- L-Lysin

*Zell-Vitalstoffe fördern die Koronardurchblutung und vermindern Angina-pectoris-Beschwerden.*

# Berichte von Patienten mit Angina pectoris – über Erfolge mit Zell-Vitalstoffe

Auch von Patienten mit Angina-pectoris-Beschwerden gingen mir zahlreiche Dankesbriefe zu, die die umfassende Wirkung von Zell-Vitalstoffen unterstreichen:

*Sehr geehrter Dr. Rath,*

*vor einigen Monaten verspürte ich nach einer körperlichen Anstrengung Beschwerden im Bereich der linken Schulter und des linken Armes. Am nächsten Morgen zogen sich die Beschwerden bis zur Brustmitte. Ich erkannte, dass es sich um Angina-pectoris-Schmerzen handelte und begab mich in ärztliche Behandlung. Obwohl ich beim Spazierengehen keine Angina-pectoris-Anfälle bekam, verspürte ich doch nach wie vor ein Brustengegefühl. Auch musste ich wegen aufkommender Atemnot mein Tempo verlangsamen.*

*Erst als ich mit der Einnahme von Zell-Vitalstoffen begonnen hatte, merkte ich einen Unterschied. Die zuvor bei körperlicher Anstrengung auftretenden Beschwerden verschwanden innerhalb eines Monats völlig. Gegenwärtig lege ich dreimal die Woche eine Strecke von über vier Kilometern bei raschem Tempo zurück und bin dabei völlig beschwerdefrei.*

*Ich möchte Ihnen für Ihre Empfehlungen danken! Sie haben einen wichtigen wissenschaftlichen Durchbruch in der Behandlung der Herzkrankheiten geleistet.*

*Mit freundlichem Gruß*

*Ihr M.L.*

*Sehr geehrter Dr. Rath,*

*seit mehreren Jahren litt ich an regelmäßigen Angina-pectoris-Anfällen, in der Regel etwa alle drei Wochen.*
*Seit drei Monaten folge ich nun einer Zell-Vitalstoff-Therapie. In dieser Zeit habe ich nur einmal Beschwerden verspürt, ungefähr drei Wochen nach Beginn der Zell-Vitalstoff-Therapie.*

*Ich folge Ihren Empfehlungen, weil ich glaube, dass richtige Ernährung 80 Prozent unserer Gesundheitsprobleme verhindern kann.*

*Mit freundlichem Gruß, Ihr E.T.*

*Sehr geehrter Dr. Rath!*

*Im Juni vergangenen Jahres wurde ich mit schweren Brustschmerzen in ein Krankenhaus eingeliefert, wo Verengungen der Herzkranzgefäße und der Halsschlagadern festgestellt wurden. Von meiner Operation einen Monat später habe ich mich nicht mehr erholt, ich war immer kurzatmig, müde, ohne Ausdauer.*

*Jetzt im Januar fand ich Ihr Buch in einem Reformhaus in Florida. Die Inhaberin empfahl mir nicht nur, das Buch zu lesen, sondern auch mit Zell-Vitalstoffen zu beginnen. Innerhalb von zwei Wochen habe ich meine körperliche Kraft und Energie wiedergewonnen, und ich bin auch nicht mehr kurzatmig. Ich habe auch eine Diät und eine Bewegungstherapie begonnen. Die rasche, fast an ein Wunder grenzende Genesung, kann ich jedoch nur auf Ihre Empfehlungen zurückführen.*

*Sie können diesen Brief gerne als Zeugnis weitergeben, denn die gesamte Menschheit sollte von Ihren Entdeckungen erfahren. Vielen Dank für das, was Sie getan haben.*

*Mit freundlichem Gruß, Ihr A.B.*

*Sehr geehrter Dr. Rath!*

*Ich begann mit der Anwendung eines Herz-Kreislauf-Zell-Vitalstoffprogramms im letzten August, nachdem vom Arzt die Diagnose einer schwerwiegenden Herzinsuffizienz gestellt worden war. Ich litt 8 Jahre lang unter Angina pectoris. Ich fühle mich heute - knapp ein Jahr später - recht gut und habe nur sehr leichte, weniger häufige Attacken von Angina pectoris - außerdem laufe ich täglich 3,6 Meilen und spüre keine Beeinträchtigungen.*

*Mit freundlichem Gruß*

*M.B.*

*Sehr geehrter Dr. Rath!*

*Ich litt mehrere Jahre und durchschnittlich alle 3 Wochen an Schmerzen in der Brust (Angina pectoris). Seit ich mit Zell-Vitalstoffen vor mehr als 90 Tagen begonnen habe, habe ich lediglich einmal Schmerzen in der Brust gehabt - und dies etwa 3 Wochen, nachdem ich mit dem Programm begonnen habe.*

*Ich bin der Ansicht, dass eine richtige Ernährung 80 % unserer gesundheitlichen Probleme verhindern kann.*

*Hochachtungsvoll*

*E.T.*

*Sehr geehrter Dr. Rath!*

*Seitdem ich Zell-Vitalstoffe einnehme, konnte ich eine spürbare Verbesserung meines körperlichen und geistigen Zustandes beobachten. Ich habe derzeit keinerlei Anzeichen von Angina pectoris und meine Fähigkeit, stramm in gebirgigem Gelände in meiner unmittelbaren Umgebung zu wandern, macht mir großen Mut. Kein Stehenbleiben, kein schweres Atemholen und kein Pausieren, um zu Atem zu kommen wie zuvor.*

*Ich bin heute in der Lage, im gebirgigen Gelände in meiner unmittelbaren Nachbarschaft zu wandern ohne stehen zu bleiben und kann mich sogar beim Laufen unterhalten. Ich wende auch ein Programm an, mit dem ein mäßiger Gewichtsverlust erreicht wird, ich esse weitaus weniger als zuvor - ohne dass ich an Energie verliere.*

*Ich bin der Ansicht, dass dies in großem Umfang auf Ihre Empfehlungen zurückzuführen sind.*

*Hochachtungsvoll*

*R.A.*

## Zell-Vitalstoffe nach einem Herzinfarkt

Ein Herzinfarkt ereignet sich, wenn die Koronarsklerose soweit fortgeschritten ist, dass der Blutfluss durch die Koronararterie erheblich eingeengt wird. Häufig führt dann ein Blutpfropf, der sich im Bereich der Ablagerung bildet, zum vollständigen Verschluss der Koronararterie. Dadurch wird die Blutzufuhr des durch diese Arterie mit Sauerstoff und Nährstoffen versorgten Herzmuskelgewebes unterbrochen. Ein Herzinfarkt äußert sich meist als andauernder schwerer Angina-pectoris-Schmerz und erfordert sofortigen Transport in ein Krankenhaus. Je früher dort Erste-Hilfe-Maßnahmen eingeleitet werden, desto eher können Dauerschäden für den Herzmuskel begrenzt werden. Dabei kommt es auf jede Minute an.

Als Folge eines Herzinfarktes sterben Millionen Herzmuskelzellen ab, die nicht mehr mit Sauerstoff und Nährstoffen versorgt werden. Die Größe des Infarktgebietes ist entscheidend für die Überlebenschancen des Patienten. Bei jedem dritten Infarkt ist die Funktionsstörung des Herzens so schwer, dass der Patient stirbt. Patienten, die überleben, leiden meist unter schweren Funktionsstörungen des Herzens, vor allem:

- Atemnot, Ödeme und allgemeine Leistungsschwäche sind Ausdruck einer verminderten Herzpumpfunktion.

- Herzrhythmusstörungen treten dann auf, wenn das elektrische Reizleitungssystem des Herzens durch den Infarkt geschädigt wurde.

Die Auswirkung eines Herzinfarkts auf den menschlichen Körper gleicht den Folgen, die der Ausfall eines Zylinders im Vierzylinder-Motor Ihres Autos auf dessen Leistung hat: Die Leistungsfähigkeit ist stark eingeschränkt.

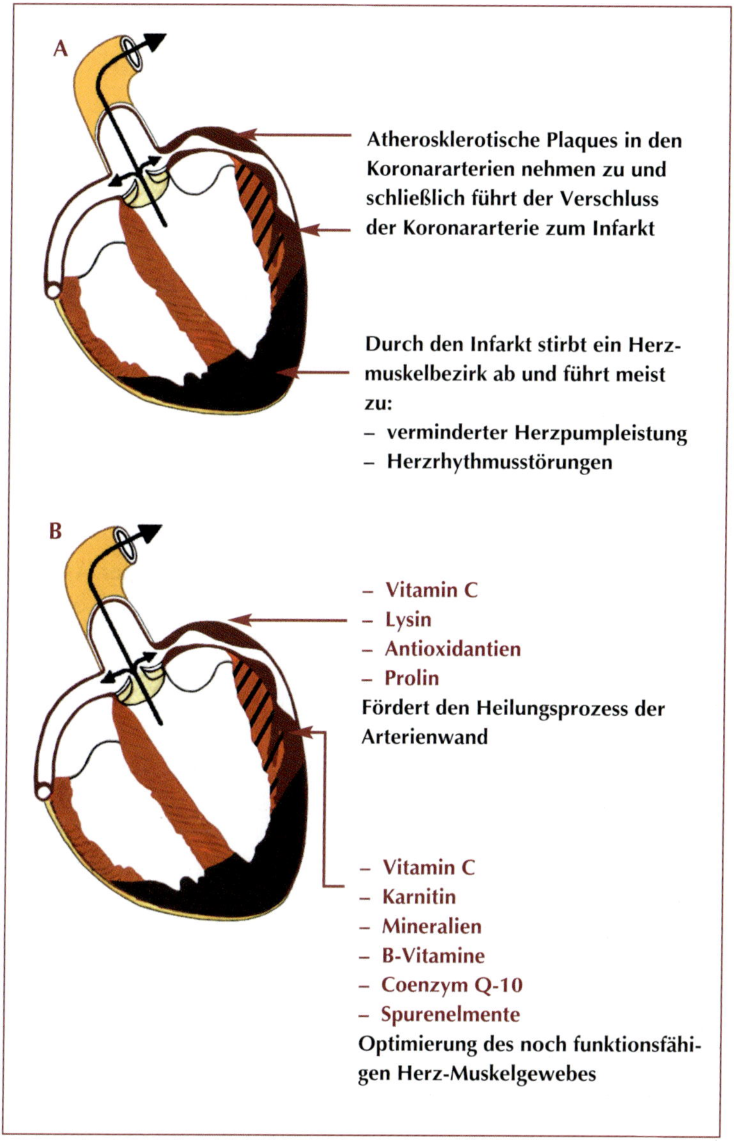


*A: So entsteht ein Herzinfarkt*

*B: So helfen Zell-Vitalstoffe bei Herzinfarktpatienten. Das Aufhalten der Atherosklerose hilft weitere Herzinfarkte vorzubeugen.*

# Besser leben nach dem Herzinfarkt mit optimaler Versorgung durch Zell-Vitalstoffe

Auch ein Herzinfarkt, der bereits einige Zeit zurückliegt, erfordert regelmäßige Kontrolluntersuchungen durch Ihren Hausarzt. Für alle Therapiemaßnahmen ist es wichtig zu wissen, dass Herzmuskelgewebe, das einmal abgestorben ist, nicht mehr oder nur in den Randbereichen regeneriert wird. Auch hier bietet die Zellular Medizin eine Verbesserung der Lebensqualität, die über herkömmliche Therapien der Linderung von Beschwerden hinausgeht.

Die Abbildung auf der vorhergehenden Seite (unterer Teil) fasst zusammen, auf welche Weise spezielle Zell-Vitalstoffe Patienten nach dem Herzinfarkt helfen:

- **Sie tragen dazu bei, das weitere Fortschreiten der Atherosklerose in den Koronararterien aufzuhalten** und beugen damit einem weiteren Herzinfarkt vor. Besonders wichtig sind Vitamin C, andere antioxidativ wirkende Vitamine, sowie die Aminosäuren Lysin und Prolin.

- **Sie optimieren die Stoffwechselfunktion der Herzmuskelzellen**, die nach dem Infarkt noch funktionsfähig geblieben sind. Die wichtigsten Zell-Vitalstoffe, die dazu beitragen, sind die Gruppe der B-Vitamine, Karnitin, Coenzym Q-10, sowie Mineralien und Spurenelemente.

Es verwundert nicht, dass Herzinfarktpatienten, die eine Zell-Vitalstoff-Therapie machen, über eine deutlich spürbare Verbesserung ihrer Gesundheit und Leistungsfähigkeit berichten. Die folgende Auswahl von Briefen, die ich von dankbaren Herzinfarktpatienten erhielt, beweisen dies eindrucksvoll.

*Sehr geehrter Dr. Rath,*

*im Februar dieses Jahres erlitt ich einen Herzinfarkt. Im Juni dieses Jahres begann ich Zell-Vitalstoffe einzunehmen und habe seither viel mehr Energie und Vitalität. Die Angina-pectoris-Beschwerden haben ganz aufgehört. Besonders erfreulich ist, dass ich jetzt auch ohne Beschwerden rasch spazierengehen kann. Auch die Hügel in unserer Nachbarschaft machen mir nichts mehr aus, kein Husten und Pusten und keine Verschnaufpausen mehr, wie dies zuvor der Fall war.*

*Ich weiß, dass die Zell-Vitalstoffe für meine Genesung verantwortlich sind, und ich teile meine Erfahrungen gerne mit allen, die in Zukunft auch davon profitieren wollen.*

*Mit freundlichem Gruß*

*R.A.*

*Sehr geehrter Dr. Rath!*

*Im Januar verspürte ich erstmals Brustschmerzen, und im April teilte mir mein Arzt auf Grundlage eines EKGs mit, dass ich einen Herzinfarkt erlitten hatte.*

*Seit zwei Monaten nehme ich Zell-Vitalstoffe ein und folge einer Diät, und ich habe jetzt keinerlei Brustschmerzen und keine Atemnot mehr – selbst wenn ich lange rasch gehe oder Rad fahre. Auch brauche ich jetzt keine Nitroglycerin-Tabletten mehr mitzunehmen, wenn ich Rad fahre oder spazieren gehe. Ich fühle mich großartig, und es passiert mir jetzt sogar, dass mich Leute ansprechen, wie gut ich aussehe.*

*Mit freundlichem Gruß*

*Ihre K.P.*

# Zell-Vitalstoffe bei Koronar-Bypass-Operation

Eine Koronar-Bypassoperation wird dann erforderlich, wenn sich in einer oder mehreren der Hauptkranzgefäße des Herzens atherosklerotische Ablagerungen entwickelt haben, die den Blutfluss durch diese Arterien zu unterbrechen drohen. Die Operation wird durchgeführt, um dem vollständigen Verschluss einer Koronararterie und damit einem Herzinfarkt vorzubeugen. Um die Blutversorgung für das hinter der Verengung liegende Herzmuskelgewebe zu gewährleisten, wird durch die Operation ein Bypass geschaffen, der die atherosklerotische Verengung überbrückt.

In der Regel wird operativ eine Beinvene entnommen und als Bypass-Blutgefäß eingepflanzt. Ein Ende des Bypass-Gefäßes wird an die Aorta „angeschlossen", das andere Ende an das verengte Koronargefäß jenseits der atherosklerotischen Ablagerung. Die Abbildung auf der folgenden Seite zeigt eine schematische Darstellung dieses Operationsverfahrens. Ziel jeder Koronar-Bypassoperation ist es, durch den Überbrückungskreislauf die optimale Blutversorgung des Herzens sicherzustellen, um die Voraussetzung für eine reibungslose Funktion des Herzmuskels zu schaffen.

Die Tatsache, dass eine zweite Bypassoperation die Regel und nicht die Ausnahme ist, zeigt, dass die Ursache der Bypass-Atherosklerose bisher ebenfalls nur unzureichend bekannt war. Die Entwicklung atherosklerotischer Plaques in den Bypassvenen unterscheidet sich kaum von der Atherosklerose in den Koronararterien selbst. Auch die Bypass-Atherosklerose wird in erster Linie durch einen chronischen Mangel an Vitaminen und anderen fehlenden Zell-Vitalstoffen verursacht. Ich werde oft gefragt, ob mit Zell-Vitalstoffen eine erforderliche Bypassoperation nicht vermieden werden kann. Nun, in vielen Fällen sind die atherosklerotischen Ablagerungen bereits so weit fortgeschritten, dass eine Bypassoperation unumgänglich ist, um akute Lebensgefahr abzuwenden. Die Entscheidung liegt in jedem Fall bei Ihrem behandelnden Arzt. Aber auch wenn eine Bypassoperation unerlässlich ist, sollten Sie unbedingt zusätzlich mit einer Zell-Vitalstoff-Therapie beginnen, um den Langzeiterfolg der Operation zu verbessern und einer erneuten Operation vorzubeugen.

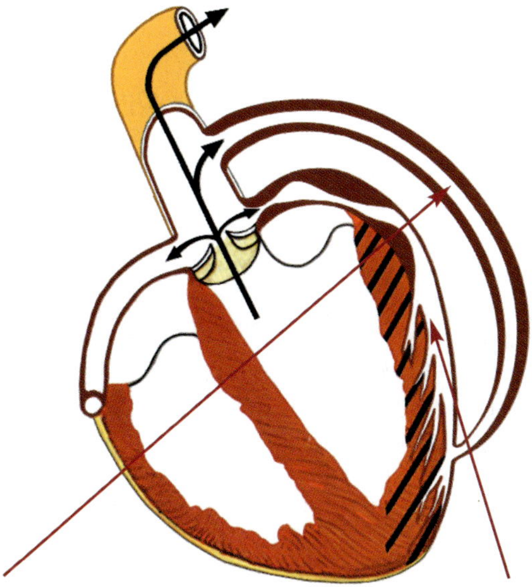


**Die Koronar-Bypass-Operation hat das Ziel, die Blutversorgung zum Herzmuskelgewebe sicherzustellen und damit dem Herzinfarkt vorzubeugen**

*Warum eine Bypassoperation durchgeführt wird*

# Die Hauptprobleme nach einer Bypassoperation

Lassen Sie uns auf die Hauptprobleme nach einer Bypassoperation näher eingehen. Zwei Faktoren können den langfristigen Erfolg dieser Operation gefährden: Zum einen der Verschluss der Bypass-Gefäße durch Blutgerinnselbildung, zum anderen die Entwicklung von atherosklerotischen Ablagerungen in den neuen Bypass-Gefäßen.

- **Blutgerinnselbildung (kurz nach der Operation):** In dem neu eingepflanzten Bypass-Gefäß kann sich, besonders im Bereich der Nahtstellen, ein Blutgerinnsel bilden, das den Blutfluss durch das Bypass-Gefäß unterbricht. Bleibt diese Komplikation unbehandelt, so entsteht eine Mangelversorgung des Herzmuskels wie vor der Operation. Die Bypassoperation war dann umsonst.

- **Fortschreiten der Koronarsklerose (langfristig):** Atherosklerotische Ablagerungen entwickeln sich innerhalb der Bypass-Gefäße. Dies geschieht in der Regel langsam, über mehrere Monate oder Jahre. Die herkömmlichen medizinischen Behandlungsmethoden sind nicht in der Lage, die Entwicklung von atherosklerotischen Ablagerungen in den neuen Bypass-Gefäßen zu verhindern. Deshalb müssen sich Bypass-Patienten im Durchschnitt nach 10 bis 15 Jahren einer erneuten Bypassoperation unterziehen. Ziel ist es dann, einen weiteren Bypass zu konstruieren, um einen Umgehungskreislauf zu den inzwischen verstopften Bypass-Gefäßen der ersten Operation zu schaffen.

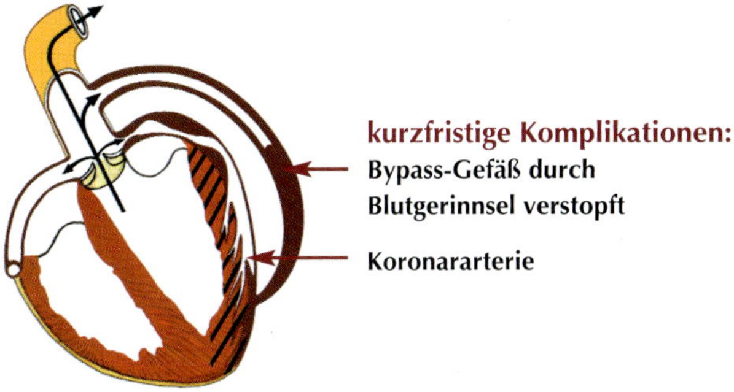


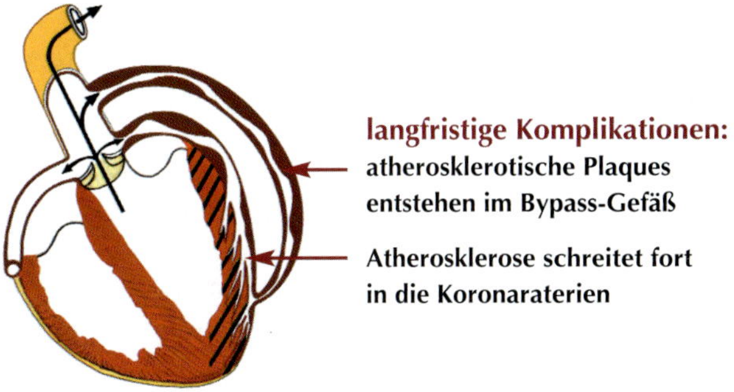


**Verschiedene Zell-Vitalstoffe tragen dazu bei, die langfristigen Erfolgschancen einer Bypass-Operation zu verbessern:**

1 **Verhinderung des Bypassgefäß-Verschlusses durch Blutgerinnsel:**
   - **Vitamin C**
   - **Vitamin E**
   - **Beta-Karotin**
   - **Arginin**

2 **Verhinderung der Bildung von atherosklerotischen Ablagerungen in den Bypass-Gefäßen:**
   - **Vitamin C**
   - **Lysin**
   - **Prolin**
   - **Antioxidantien**

*Zell-Vitalstoffe helfen den langfristigen Erfolg von Bypass-operationen zu verbessern*

## So helfen Zell-Vitalstoffe nach einer Bypass-Operation

Bestimmte Zell-Vitalstoffe begünstigen auf verschiedene Weise den langfristigen Erfolg einer Koronar-Bypassoperation und verbessern gleichzeitig die Lebensqualität der Patienten. Sollte eine Bypass-Operation für Sie unumgänglich sein, so rate ich Ihnen, bereits vor der Operation mit einer Zell-Vitalstoff-Therapie zu beginnen. Auf diese Weise stellen Sie sicher, dass schon während der Operation und danach die Zellen Ihres Herzens, Ihrer Blutgefäße, aber auch die Blutzellen selbst mit lebenswichtigen Zellfaktoren gesättigt sind. Zell-Vitalstoffe tragen auf folgende Weise dazu bei, den Erfolg einer Koronar-Bypassoperation zu verbessern:

- **Verbesserte Heilung der Operationswunde.** Vitamin C ist unerlässlich für eine optimale Kollagenneubildung und für die Heilung der Operationswunde. Mindestens 1 bis 2 Gramm Vitamin C pro Tag sollten routinemäßig vor und nach der Operation gegeben werden.

- **Verhinderung von Blutgerinnselbildung in den Bypass-Gefäßen.** Vitamin C, Vitamin E und Beta-Karotin tragen dazu bei, das Blut optimal viskös zu halten und damit der Gerinnselbildung vorzubeugen. Untersuchungen haben gezeigt, dass diese Vitamine nicht nur die Gerinnungsneigung vermindern, sondern auch die Auflösung bereits bestehender Blutgerinnsel fördern können. Patienten, die Marcumar oder andere „Blutverdünner" einnehmen, sollten daher zu Beginn der Einnahme von Zell-Vitalstoffen ihre Gerinnungswerte öfter kontrollieren lassen.

- **Verhinderung des Fortschreitens der Atherosklerose und der Atheroskleroseentwicklung in den neuen Bypass-Gefäßen.** Die meisten Bypass-Gefäße sind Venen. Normalerweise gibt es keine „Venensklerose", weil der niedrige Blutdruck innerhalb der Venen nicht ausreicht, um Risse und Verletzungen der Venenwand zu verursachen, selbst wenn diese durch Vitaminmangel geschwächt ist. Durch eine Bypassoperation wird jedoch eine (Bein-)Vene zur (Herzkranz-) Arterie umfunktioniert und dem relativ hohen arteriellen Blutdruck ausgesetzt. In einer vitaminverarmten und geschwächten Bypass-Venenwand entstehen dann Einrisse, die zu atherosklerotischen Ablagerungen führen.

*Sehr geehrter Dr. Rath,*

*ich bin 54 Jahre alt und hatte vor fünf Jahren eine Bypassoperation, bei der ich fünf Bypässe erhielt. Ich nahm verschiedene Medikamente zu mir. Vor einem Jahr begann ich dann mit Ihrer Zell-Vitalstoff-Therapie, und meine Laborwerte haben sich seither wie folgt verbessert:*

| | ***Zuvor*** | ***Ihre Empfehlungen*** | ***Verbesserung*** |
|---|---|---|---|
| *Glucose* | *123 mg/dl* | *106* | *14 %* |
| *Triglyceride* | *181 mg/dl* | *120* | *34 %* |
| *Cholesterin* | *240 mg/dl* | *215* | *15 %* |
| *LDL/HDL* | *4.6* | *3.9* | *15 %* |
| *Blutdruck* | *130/86 mm Hg* | *120/80* | *8 %* |

*Mir geht es sehr gut, und ich habe viel Energie. Mein Kardiologe sagte mir kürzlich, dass er kein erhöhtes Herz-Kreislauf-Risiko mehr erkennen kann und dass mein Risikoprofil jetzt sogar 25 Prozent unter dem amerikanischen Durchschnitt läge.*

*Vielen Dank für diese wunderbaren, in meinem Fall lebensverlängernden Empfehlungen.*

*Ihr J.K.*

# Zell-Vitalstoffe bei Koronar-Angioplastie (Ballonkatheter)

Während die Koronar-Bypassoperation vor allem bei fortgeschrittener Koronarsklerose Anwendung findet, wird bei geringeren Ablagerungen eine alternative Methode bevorzugt, die Koronarangioplastie. Dabei werden die atherosklerotischen Ablagerungen mechanisch beseitigt, entweder durch einen Ballon oder in jüngerer Zeit durch Laserverfahren und „Abhobeln" der Ablagerungen. In der Regel wird ein Katheter durch die Leistenarterie eingeführt und durch die Aorta in Richtung Herz vorgeschoben. Unter Röntgenbild-Kontrolle wird die Katheterspitze dann in die Koronararterie eingeführt, bis die atherosklerotische Engstelle erreicht ist. Dann wird ein Ballon an der Katheterspitze unter Druck aufgeblasen. Dieser Druck zerquetscht die atherosklerotische Ablagerung. Alternativ werden mit der „Hobelmethode" die Ablagerungen durch ein in der Katheterspitze rotierendes Messerchen abgehobelt.

Wenn auch mit diesen Methoden in vielen Fällen der Blutfluss durch die Arterie verbessert werden kann, so ist die Komplikationsrate doch ernüchternd. In etwa 30 Prozent der Fälle verschließt sich die Koronararterie erneut sofort oder im Verlauf weniger Monate. Dies ist dadurch zu erklären, dass jede Form der Angioplastie Einrisse und Wunden an der Arterieninnenwand schafft.

Die schwerwiegendste Komplikation einer Angioplastie ist das Zerreißen der Arterienwand durch die angewandten mechanischen Verfahren. Auch können nach der Angioplastie Gerinnselbildung und Gewebeteile der verletzten Arterienwand zum Verschluss der Koronararterie führen. Langfristig sind der Wiederverschluss der Koronararterie durch überschießende Narbenbildung im Wundbereich und das Fortschreiten der Atherosklerose die häufigsten Komplikationen.

1.

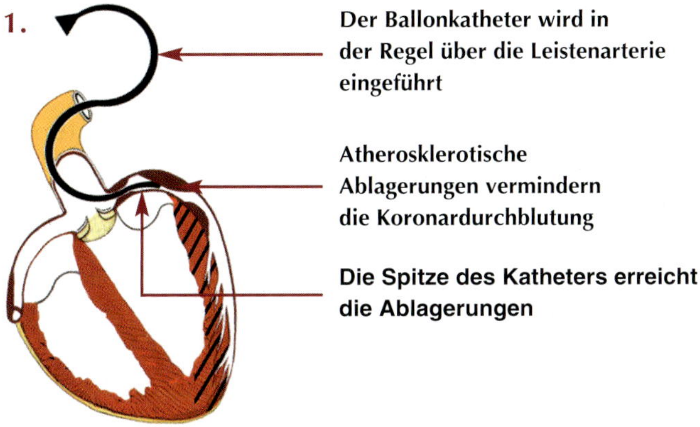


2.

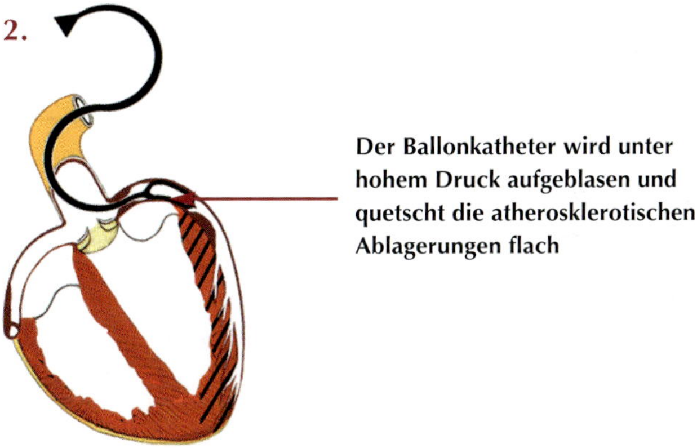


**Erfolgsrate der Koronarangioplastie:**

- **in etwa 70% der Fälle verbessert sich die Koronardurchblutung**
- **in etwa 30% kommt es zum Wiederverschluss der Koronararterie**

*Die Koronarangioplastie versucht die Herzmuskeldurchblutung auf mechanische Weise zu verbessern:*
*1. Einführen des Katheters, 2. Aufblasen des Ballons*

# Wie Zell-Vitalstoffe den Erfolg der Koronar-Angioplastie verbessern helfen

Zell-Vitalstoffe können das Langzeitergebnis des Koronarangioplastie-Eingriffs entscheidend verbessern, ob Sie sich diesem Vefahren unterzogen haben oder die Entscheidung noch vor Ihnen liegt. In vielen Fällen wird es damit möglich sein, Ihre Angina-pectoris-Beschwerden soweit zu verringern, dass Ihr Arzt die Angioplastie aufschieben kann. Sonst wird man Ihnen raten, die Angioplastie durchzuführen, um das Risiko eines Herzinfarktes zu vermeiden.

Wenn eine Koronarangioplastie unumgänglich geworden ist, sollten Sie vor dem Eingriff mit der Zell-Vitalstoff-Einnahme beginnen. Das Arterienwandgewebe wird dann schon optimal mit Vitaminen versorgt, und der Heilungsprozess nach dem Eingriff wird beschleunigt. Bestimmte Zell-Vitalstoffe verbessern den Langzeiterfolg der Angioplastie auf verschiedene Weise:

- **Vitamin C** verbessert die natürliche Wundheilung im Bereich der durch die Erweiterung entstandenen großflächigen Wunde in der Koronargefäßwand. Es gibt kein Medikament, das die natürliche Wundheilung der Arterienwand besser fördern kann als Vitamin C.

- **Vitamin E**, zusammen mit Vitamin C, kann auch eine überschießende Narbenbildung in der Gefäßwand verhindern. Das Narbengewebe besteht überwiegend aus wuchernden Muskelzellen der Arterienwand und ist die häufigste Ursache für einen Wiederverschluss der Koronararterie nach der Angioplastie.

- **Lysin und Prolin** helfen bei der Neubildung der Arterienwand und vermindern das Risiko der Ablagerung von Fettpartikeln aus dem Blut im Wundbereich der Koronararterie.

- **Vitamin E, Vitamin C, Beta-Karotin** und andere Zell-Vitalstoffe bieten einen wichtigen Oxidationsschutz für das Gefäßsystem und verringern das Risiko der Blutgerinnselbildung im Bereich der Koronargefäßwunde durch ihre Schutzwirkung auf die Blutplättchen und auf das Gerinnungssystem.

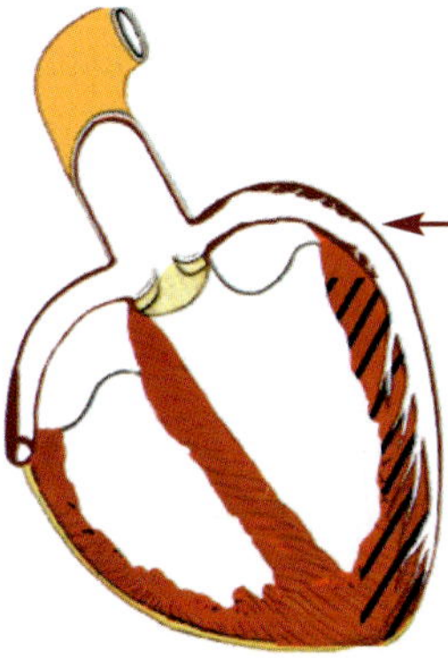

**Idealerweise sind nach der Koronarangioplastie die atherosklerotischen Ablagerungen vermindert**

**Besonders wichtig zur Verminderung des Wiederverschlussrisikos sind:**

- **Vitamin C**
- **Vitamin E**
- **Lysin**
- **Prolin**
- **Arginin**

Meine Empfehlungen zur Zellgesundheit umfassen eine Auswahl von Zell-Vitalstoffen, die synergetisch zusammenarbeiten, um den langfristigen Erfolg der koronaren Gefäßplastik zu verbessern. Natürlich kann man die Mengen an spezifischen Vitaminen, wie beispielsweise Vitamin C und Vitamin E, erhöhen, um diese Wirkung weiter zu intensivieren.

Nachfolgend ein Schreiben einer Patientin, der diese Empfehlungen zur Zellgesundheit nach einem Eingriff in Form einer koronaren Gefäßplastik anwandte. Weitere Schreiben von Patienten mit koronaren Herzinsuffizienzen sind in den vorausgegangenen Kapiteln zu finden.

*Sehr geehrter Herr Dr. Rath!*

*Ihre Erkenntnisse haben so viel zur Verbesserung meiner Lebensqualität in punkto Gesundheit beigetragen, dass ich diese Information auch anderen zuteil werden lassen möchte. Ich bin im vergangenen Februar 83 Jahre alt geworden. Ich litt so stark an Angina pectoris, dass mich unser Hausarzt zu einem Kardiologen schickte, der mich einer Koronarangioplastie unterzog. Zwischenzeitlich wurde meinem 78-jährigen Mann ein dreifacher Bypass nach einem Schlaganfall eingesetzt. Ich musste wieder auf die Beine kommen, um für ihn sorgen zu können, hatte jedoch immer noch die gleichen Schmerzen. Ein zweiter Kardiologe unterzog mich einer Angioplastie im August des vergangenen Jahres, die wiederum keine Besserung brachte, so dass ich im September einen doppelten Bypass hatte, jedoch noch einen dritten brauchte.*

*Mein Sohn setzte mich dann auf ein Programm von Zell-Vitalstoffen. Im Januar dieses Jahres litt ich immer noch unter Angina pectoris auf Grund einer Arterie, für die kein Bypass gelegt werden konnte. Nach 3 Monaten hatte ich nun keine Schmerzen auf Grund von Belastung oder Stress oder Aufregung mehr und heute, nach 6 Monaten, fühle ich mich großartig und kann fast all das körperlich leisten, was vor 5 oder 10 Jahren selbstverständlich war.*

*Mein Mann – immer noch durch den Schlaganfall behindert – erfreut sich ebenfalls einer besseren Gesundheit dank der Zell-Vitalstoffe.*

*Mit freundlichem Gruß*

*L.W.*

## Klinische Studien mit Zell-Vitalstoffen

Verschiedene Zell-Vitalstoffe tragen dazu bei, den Wiederverschluss einer Koronararterie nach der Angioplastie zu verhindern. Erste Untersuchungen und klinische Studien zur Verringerung der Wiederverschlussrate zeigen bereits bessere Ergebnisse als mit herkömmlichen Therapieverfahren:

- Dr. DeMaio von der Emory Universität in Atlanta, USA, untersuchte Patienten mit koronarer Herzerkrankung, die sich einer Koronarangioplastie unterzogen hatten. Nach der Angioplastie erhielt eine Patientengruppe jeden Tag 1.200 Internationale Einheiten (I.E.) Vitamin E als Nahrungsergänzung. Die Kontrollgruppe erhielt kein zusätzliches Vitamin E. Nach vier Monaten hatten Patienten mit Vitamin E 15% weniger häufig einen Wiederverschluss ihrer Koronargefäße im Vergleich zu Patienten ohne Vitamin-E- Zugabe.

- Meine Kollegin, Dr. Aleksandra Niedzwiecki und ihre Mitarbeiter konnten zeigen, dass Vitamin C Wachstum und Wucherung der glatten Muskelzellen der Arterienwand deutlich reduziert.

- Tierexperimentelle Untersuchungen von Dr. Nunes haben diese Untersuchungen bestätigt und nachgewiesen, dass die Kombination von Vitamin C und Vitamin E die Wiederverschlussrate von Koronararterien nach Ballonangioplastie deutlich herabsetzten.

Vitamin C, Vitamin E, Lysin und Prolin sind wichtige Zell-Vitalstoffe, die Ihnen helfen können, das Risiko eines Gefäßverschlusses nach Angioplastie auf natürliche Weise zu verringern. Die in den vorausgegangenen Kapiteln zusammengefassten Probleme Angina pectoris, Herzinfarkt, Bypassoperation und Koronarangioplastie haben als gemeinsamen Nenner die zugrunde liegende Arterienverkalkung oder Atherosklerose. Die folgende Tabelle fasst hierzu einige der wichtigsten klinischen Untersuchungen zusammen. Die dabei getesteten Nahrungsergänzungsstoffe sind links aufgeführt. Die Quellenangaben zu diesen Studien können im Literaturverzeichnis unter den Namen der federführenden Wissenschaftler nachgesehen werden.

| Zell-Vitalstoffe | Federführende Wissenschaftler |
|---|---|
| Vitamin C und E | Riemersma |
| Beta-Karotin | Riemersma |
| Karnitin | Ferrari, Opie, Rizzon |
| Coenzym Q-10 | Folkers, Kamikawa |
| Magnesium | Iseri, Teo |

## Meine Empfehlungen

Patienten mit Angina pectoris, Herzinfarkt-, Bypass- oder Angioplastie-Patienten empfehle ich zusätzlich die Einnahme der im Kapitel „Atherosklerose" beschriebenen Zell-Vitalstoffe.

# 9

# Herz-Kreislauf-Risiko durch Umwelt, Lebensgewohnheiten und Vererbung

**Zell-Vitalstoffe tragen zur Verminderung folgender Herz-Kreislauf-Risikofaktoren bei:**

- Ungesunde Ernährung
- Rauchen
- Stress
- Hormonelle Empfängnisverhütung
- Diuretika und andere Medikamente
- Dialyse
- Operationen
- Vererbtes oder genetisches Herzinfarktrisiko

# Ungesunde Ernährung

In früheren Kapiteln haben wir bereits besprochen, dass Zell-Vitalstoffe in der Lage sind, erhöhte Cholesterin- und Triglyceridspiegel im Blut zu senken. Der überwiegende Teil des Cholesterins unseres Körpers wird von unseren Körperzellen selbst hergestellt und ist durch Diät nur schwer zu beeinflussen.

Es ist vernünftig, zu viel Fett in der Nahrung zu vermeiden. Vielen Menschen fällt das schwer. Nicht ohne Grund liegt über die Hälfte der Bevölkerung in Deutschland und anderen Industrieländern mit ihrem Körpergewicht über der Norm. Umso wichtiger ist es, für einen optimalen Stoffwechselumsatz, besonders bei den Nahrungsfetten zu sorgen. Die tägliche Zufuhr von Zell-Vitalstoffen kann dabei helfen.

Zahlreiche wissenschaftliche Untersuchungen mit Zell-Vitalstoffen haben gezeigt, dass der Fettstoffwechsel dabei auf verschiedenste Weise optimiert wird, und zwar durch:

- Senkung der Cholesterinproduktion des Körpers
- Förderung des Fettstoffwechsels innerhalb der Zellen
- Förderung des Fettabbaus und der Fettausscheidung
- Schutz vor Oxidation (biologischem Rosten) der Fettmoleküle

Besonders wichtig ist, dass bestimmte Vitamine beim Abbau von Cholesterin und Triglyceriden aufgebraucht werden. Für jedes Molekül Cholesterin, ob im Körper produziert oder über die Nahrung zugeführt, wird durch eine Enzymreaktion (Biokatalyseschritt) in der Leber ein Molekül Vitamin C aufgebraucht. Auf diese Weise führen hohe Cholesterin- und Triglyceridspiegel häufig zu einer chronischen Vitaminverarmung des Körpers. Es ist also nicht in erster Linie das Fett in der Nahrung, das unser Herz-Kreislauf-Risiko erhöht, sondern vor allem die systematische Erschöpfung der Vitaminreserven unseres Körpers in einem überforderten Stoffwechsel. Neben zu viel Fett ist unsere Nahrung auch häufig belastet durch Schadstoffe, Restbestände von Unkraut- und Schädlingsbekämpfungsmitteln sowie chemische Konservierungsmittel. Diese Schadstoffe muss der Organismus über die Leber entgiften. Vitamin C und andere Zell-Vitalstoffe sind Kofaktoren von Biokatalyseschritten, die den Entgiftungsprozess beschleunigen und somit Schäden für unseren Körper vermeiden helfen.

### Meine Empfehlung

Ernähren Sie sich vernünftig. Achten Sie auf Ihr Körpergewicht und auf regelmäßige körperliche Bewegung. Eine gesunde Ernährung ist reich an Gemüse, Früchten und Getreideprodukten, die neben reichlich Vitaminen auch wichtige Ballaststoffe enthalten, die die Verdauung anregen und der Entschlackung des Körpers dienen. Meiden Sie zu viel Fett und Einfachzucker, besonders Glucose (Süßigkeiten!). Vor allem jedoch sollten Sie einer Erschöpfung Ihrer Vitamin-Körperreserven durch die tägliche Zufuhr wichtiger Zell-Vitalstoffe vorbeugen.

## Rauchen

Rauchen erhöht das Herzinfarktrisiko. Diese Tatsache ist allgemein bekannt – der Grund dafür weniger. Der Rauch von Zigaretten enthält Millionen freier Radikale, jene aggressiven Moleküle, die Zellen und Organe unseres Körpers schädigen und das biologische Rosten beschleunigen. Diese freien Radikale gelangen mit dem Rauch in die Lunge und von dort in die Blutbahn, wo sie Gefäßwandschäden verursachen.

Weil sich die freien Radikale im gesamten Blut ausbreiten, erfolgt die Schädigung auch entlang der gesamten 100.000 Kilometer langen Gefäßwand, nicht nur in den Koronararterien. Dies ist der Grund dafür, warum viele Raucher Atherosklerose in den Arterienendbahnen und Kapillaren der Gliedmaßen (periphere Atherosklerose) entwickeln und häufig wegen Durchblutungsstörungen in den Füßen und Beinen

(„Raucherbein") zum Arzt kommen. Oft ist das Gewebe so geschädigt, dass einzelne Zehen, der Fuß oder Teile des Beines amputiert werden müssen.

Meine Empfehlungen umfassen zahlreiche natürliche Antioxidantien. Sie können die im Rauch enthaltenen freien Radikale unschädlich machen und Schäden für die Gefäßwand und den Körper vermeiden.

### Meine Empfehlung

Machen Sie den Versuch, das Rauchen aufzugeben. Vielleicht hilft Ihnen dieser Abschnitt dabei, sich erneut bewusst zu machen, wieviel Schaden Sie Ihrem Körper damit zufügen. Raucher und Ex-Raucher sollten auf täglichen Schutz achten durch eine ausreichende tägliche Zufuhr von Antioxidantien und anderen Zell-Vitalstoffen.

## Stress

Chronischer körperlicher oder seelischer Stress erhöht das Risiko der Herz-Kreislauf-Erkrankung, die deshalb oft als „Managerkrankheit" bezeichnet wird. Auch hierfür gibt es eine eindeutige biochemische Grundlage.

Bei Stresssituationen stellt unser Körper das Stresshormon Adrenalin in hohen Mengen her. Für die Produktion eines einzelnen Adrenalinmoleküls benötigt der Körper ein Molekül Vitamin C als Biokatalysator. In Stresssituationen wird also ständig Vitamin C verbraucht. Hält der Zustand lange an, so nimmt der Körpervorrat an Vitamin C drastisch ab. Wird Vitamin C nicht in ausreichenden Mengen über die Nahrung ersetzt, so kommt es zu einer Vitaminverarmung und Schwächung der Arterienwände. Das erklärt auch das Phänomen, dass Ehepartner oft kurz nacheinander versterben. Der Verlust des Partners führt zu einem emotionalen Dauerstress mit rapider Vitamin-C-Verarmung und damit zu einem erhöhten Herzinfarktrisiko. Nicht der seelische Stress selbst löst den Herzinfarkt aus, sondern die biochemische Folge des Stresses, die chronische Erschöpfung der Vitaminreserven im Körper durch die Adrenalin-Überproduktion über Monate und Jahre.

### Meine Empfehlung

Versuchen Sie, sich die Zeit zur Entspannung einzuräumen. Bei beruflichem Stress sollten Sie Stunden und Tage der Erholung genauso konsequent planen, wie Sie dies mit Ihren beruflichen Terminen tun. Bei seelischen Problemen und Konflikten kann Ihnen auch eine persönliche Beratung helfen. Unabhängig davon sollten Sie in dieser Situation den erhöhten Bedarf an Zell-Vitalstoffen beachten.

## Hormonelle Empfängnisverhütung (Anti-Baby-Pille)

Verschiedene Untersuchungen haben gezeigt, dass Frauen, die Hormonpräparate zur Empfängnisverhütung einnehmen oder über Jahre einnahmen, ein erhöhtes Herzinfarktrisiko haben. Auch hier sind die biochemischen Grundlagen entschlüsselt. Bereits 1972 berichtete Dr. Briggs in der Wissenschaftszeitschrift „Nature" darüber, dass der Vitamin-C-Spiegel bei Frauen, die Hormonpräparate einnehmen, deutlich niedriger ist als normal. Dr. Rivers bestätigte diese Ergebnisse und führte die Vitamin-C-Verarmung auf den Östrogenanteil zurück.

### Meine Empfehlung

Sollten Sie derzeit ein Hormonpräparat zur Empfängnisverhütung einnehmen oder in der Vergangenheit längere Zeit eingenommen haben, so rate ich Ihnen zu einer täglichen Nahrungsergänzung mit ausgewählten Zell-Vitalstoffen, um Herz-Kreislauf-Erkrankungen vorzubeugen.

## Diuretika und andere Medikamente

Dass Diuretika („Wassertabletten") nicht nur die Wasserausscheidung aus dem Körper fördern, sondern auch Vitamine und andere wasserlösliche Zellfaktoren ausschwemmen, wurde bereits erwähnt. Bei Einnahme von Diuretika ist das tägliche Nachfüllen der Körperreserven an Vitaminen und anderen Bioenergiestoffen mit Hilfe von Zell-Vitalstoffen unerlässlich.

Neben Diuretika führen auch verschiedene andere Medikamente zu einer Verarmung an Bestandteilen von Zell-Vitalstoffen im Körper. Medikamente sind im allgemeinen synthetische, nicht natürliche Stoffe, die dem Körper zugeführt werden. Sie können auf unterschiedlichste Weise zur Erschöpfung der Vitaminreserven im Körper eines Patienten beitragen.

- Alle synthetischen Stoffe müssen biochemisch „entgiftet" werden, bevor sie vom Körper ausgeschieden werden. Dieser „Entgiftungs"-Prozess findet vor allem in der Leber statt, und Vitamin C, aber auch andere Zellfaktoren, die in Zell-Vitalstoffen enthalten sind, werden dabei als Katalysatoren benötigt und verbraucht. Die regelmäßige Einnahme von Medikamenten kann zu chronischem Vitaminmangel mit den bereits beschriebenen Folgen führen.

- In anderen Fällen verhindern Medikamente den optimalen Übertritt von Vitaminen aus dem Verdauungstrakt in die Blutbahn. Weltweit nehmen Hunderttausende von Patienten den Cholesterinsenker Colestyramin (Quantalan) ein. Diese Substanz bildet einen Brei im Darm, der Vitamine und andere Stoffe bindet und ihre optimale Aufnahme aus dem Verdauungstrakt in den Körper einschränkt.

- Neuere Cholesterinsenker (Mevinacor, Zocor) drosseln die Cholesterinproduktion im Körper. Bedauerlicherweise reduzieren diese Medikamente aber nicht nur die Produktion von Cholesterin, sondern auch die körpereigene Produktion von Coenzym Q-10 (Ubiquinon). Bei Patienten mit einer bereits bestehenden Herzinsuffizienz und niedrigen Coenzym-Q-10-Spiegeln können diese Medikamente zu lebensbedrohlicher Herzschwäche führen.

### Meine Empfehlung

Nicht nur bei den oben genannten Medikamenten ist eine zusätzliche Vitaminergänzung ratsam. Gehen Sie auf Nummer sicher. Nehmen Sie zusätzlich zu Ihren rezeptpflichtigen Medikamenten Zell-Vitalstoffe in optimaler Menge ein und sprechen Sie mit Ihrem Arzt oder Ihrer Ärztin darüber.

## Dialyse

Bei Untersuchungen wurde nachgewiesen, dass Patienten, die sich wegen Nierenversagens einer Langzeitdialyse unterziehen müssen, ein deutlich erhöhtes Herz-Kreislauf-Risiko haben. Dies verwundert nicht, wenn man bedenkt, dass während der Dialyse nicht nur die Schadstoffe aus dem Blut gefiltert werden, sondern auch viele Zell-Vitalstoffe. Jahrelange Dialyse führt so zu chronischem Vitaminmangel im gesamten Körper einschließlich der Arterienwände und beschleunigt dadurch die Atherosklerose.

### Meine Empfehlung

Wenn Sie selbst dialysepflichtig sind, beginnen Sie möglichst bald mit der Zufuhr von Zell-Vitalstoffen. Falls Sie nicht selbst betroffen sind, aber Dialysepatienten kennen, so reichen Sie dieses Buch weiter. Sie könnten damit möglicherweise ein Leben verlängern! Verantwortliche Ärzte werden diese Erkenntnisse nutzen und ihren Dialysepatienten eine regelmäßige Einnahme von Vitaminen und anderen wichtigen Nahrungsergänzungsstoffen empfehlen.

# Operationen

Patienten, die sich einer Operation unterziehen müssen, sollten besonders darauf achten, dass sie ihrem Körper genügend Vitamine und andere wichtige Zellfaktoren durch Zell-Vitalstoffe zuführen. Das kann Ihnen vor, während und nach der Operation auf verschiedene Weise helfen:

- **Durch Auffüllen des stressbedingten Vitaminverlustes.** Jede Operation bedeutet eine außerordentliche körperliche und seelische Belastung für den Patienten. Der direkte Zusammenhang zwischen Stress und Vitaminverlust wurde bereits beschrieben. Die Vorbereitung zur Operation und die Heilungsphase danach bedeuten oft einen wochenlangen Dauerstress. Das kann zu einem erheblichen Vitaminmangel führen, in einem Zeitraum, in dem Ihr Körper besonders auf eine optimale Vitaminversorgung angewiesen ist.

- **Durch Beschleunigung der Wundheilung.** Jede Operation führt zu einer mehr oder weniger großen Verletzung von Körpergewebe durch den Operationseingriff. Die Heilung der Operationswunde ist direkt von der Neubildungsrate an Kollagen und anderen Bindegewebsmolekülen abhängig. Vitamin C und andere Bestandteile von Zell-Vitalstoffen begünstigen die Wundheilung. Sie fördern die Neubildung von Kollagen und anderen wichtigen Faktoren für eine optimale Heilung der Operationswunde.

- **Durch Schutz vor Oxidationsschäden.** Bestimmte Operationen setzen Organe und Körpergewebe der Patienten einer erhöhten Sauerstoffkonzentration aus. Bei einer Bypassoperation zum Beispiel wird das Herz stillgelegt und der Blutkreislauf mit Hilfe einer Herz-Lungen-Maschine durch einen so genannten extrakorporalen Kreislauf aufrechterhalten. Das Blut wird dabei künstlich mit Sauerstoff angereichert. In erhöhten Konzentrationen kann Sauerstoff zu Gewebeschäden führen. Besonders groß ist die Gefahr von Gewebeschäden bei der erneuten Durchblutung von vorübergehend nicht oder minderdurchblutetem Gewebe. Hier kann es zu so genannten Reperfusions- oder Wiederdurchblutungsschäden kommen.

Meine Empfehlungen beinhalten insbesondere natürliche Antioxidantien und Sie können damit die Risiken der unvermeidlichen Begleiterscheinungen einer Operation auf ein Minimum reduzieren.

Dies sind nur einige Gründe, warum Patienten so früh wie möglich vor einer geplanten Operation auf eine optimale Zufuhr von Zell-Vitalstoffen achten sollten.

Informieren Sie Ihre Ärztin oder Ihren Arzt darüber, dass Sie auch nach der Operation im Krankenhaus auf Zell-Vitalstoffe nicht verzichten wollen. An der renommierten Harvard Universität wurde jetzt begonnen, Patienten vor, während und nach der Operation eine Vitaminergänzung zu empfehlen – ein vernünftiges Basisprogramm, das sich bald auch in den Krankenhäusern durchsetzen wird.

| **Zell-Vitalstoff-Studien bei** | **Federführende Wissenschaftler** |
|---|---|
| Blutfetten | Ginter, Harwood, Sokoloff |
| Rauchen | Chow, Halliwell, Lehr, Riemersma |
| Stress | Levine |
| Anti-Baby-Pille | Briggs, Rivers |
| Dialyse | Blumberg |
| Medikamente | Halliwell, Clemetson |

# Vererbtes oder genetisches Herzinfarktrisiko

Ich werde oft gefragt: „Können Zell-Vitalstoffe auch bei familiärem Herzinfarktrisiko helfen?" Die Antwort ist in vielen Fällen: Ja. Neben den „äußeren Risikofaktoren" aus Umwelt und Lebensgewohnheiten stellt das vererbte oder familiäre Herz-Kreislauf-Risiko die zweite große Gruppe, die „inneren Risikofaktoren".

In diesen Familien sterben die Menschen oft schon im sechsten, fünften oder bereits im vierten Lebensjahrzehnt an einem Herzinfarkt. Die Ursachen dafür sind in den Erbanlagen vorgegeben. Besonders häufig unter diesen genetischen Risikofaktoren sind Fettstoffwechselstörungen (z.B. zu hoher Cholesterinspiegel) und Zuckerstoffwechselstörungen (Diabetes).

Wie können nun bestimmte Zell-Vitalstoffe das familiäre Risiko vermindern? Lassen Sie mich dieses Prinzip anhand der bereits besprochenen diabetischen Stoffwechselstörung erläutern. Eine defekte Erbanlage führt hier dazu, dass zu wenig Insulin produziert wird oder für den Zellstoffwechsel zur Verfügung steht. Zell-Vitalstoffe sind zwar nicht in der Lage, die defekten Erbanlagen zu reparieren, sehr wohl aber kann es dazu beitragen, die diabetische Stoffwechselentgleisung und deren Herz-Kreislauf-Komplikationen zu verhindern.

In der nachstehenden Abbildung ist diese defekte Erbanlage als Zeitbombe dargestellt. Die Nahrungsergänzung durch Zell-Vitalstoffe kann diese Zeitbombe zwar nicht entfernen, aber es kann dazu beitragen, sie zu entschärfen und deren „Explosion" in Form einer Stoffwechselentgleisung oder anderer Krankheitssymptome zu verhindern.

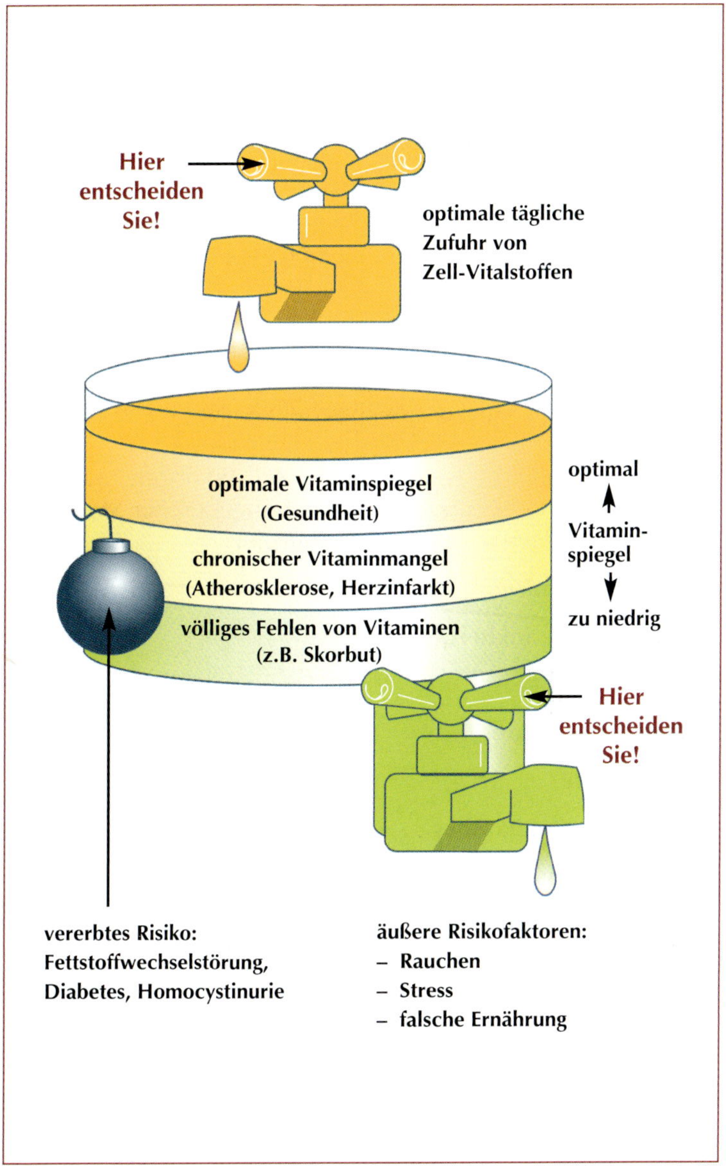


*Bestimmte Zell-Vitalstoffe helfen, äußere und angeborene Risikofaktoren zu verhindern oder ganz zu neutralisieren.*

Gezielte Nahrungsergänzung durch Zell-Vitalstoffe bietet damit erstmals die Möglichkeit, ein vererbtes Herzinfarktrisiko deutlich zu vermindern. Diese Abbildung fasst auch die Hauptfaktoren zusammen, die Ihr persönliches Herz-Kreislauf-Risiko bestimmen. Während äußere Risikofaktoren das Vitamin-Körperreservoir erschöpfen, erfordert ein vererbtes Risiko auf Dauer einen insgesamt höheren Vitaminspiegel, um diesem Risikofaktor wirksam entgegenzutreten.

Unabhängig davon, ob das erhöhte Herzinfarktrisiko anlagebedingt ist oder auf Ernährungsfehler, Stresssituationen oder andere Faktoren zurückzuführen ist, wird die Zufuhr von Zell-Vitalstoffen die Erkrankungswahrscheinlichkeit herabsetzen.

Gegenwärtig werden verschiedene Zell-Vitalstoffe auch zur Vorbeugung und Behandlung anderer angeborener Stoffwechselstörungen untersucht, wie zum Beispiel

- **Homocystinurie**
- **Alzheimerkrankheit**
- **Multiple Sklerose**
- **Neurofibromatose**
- **Parkinson**
- **Lupus erythematodes**
- **Sklerodermie**

**und andere bisher unheilbare Krankheiten.**

Die bisher erzielten Ergebnisse sind ermutigend und rechtfertigen die Empfehlung von ausgewählten Zell-Vitalstoffen als unterstützende Maßnahme auch für diese Krankheitsbilder.

# Wie ausgewählte Zell-Vitalstoffe Patienten mit Alzheimerkrankheit helfen können

Alzheimer ist eine „Abbau"-Krankheit, die zu zunehmender Verschlechterung der Gehirnfunktionen führt. Ursache der Erkrankung sind Ablagerungen im Bereich des Nervengewebes, ähnlich wie wir dies schon von der Atherosklerose im Bereich der Arterienwand kennen. Tatsache ist, dass die Schulmedizin bis heute keine Behandlungsmöglichkeit der Alzheimerkrankheit kennt. Umso bemerkenswerter ist der nachfolgende Bericht:

*Sehr geehrter Dr. Rath,*

*mein Vater ist 84 Jahre alt und hat Alzheimer. Vor ungefähr zwei Monaten nahmen seine Pfleger an einem Seminar über die Alzheimerkrankheit in einer dortigen Privatklinik teil. In dem Seminar wurde berichtet, dass einigen Patienten Vitaminpräparate verabreicht wurden, was zu einer verbesserten Gedächtnisfunktion bei mehreren Patienten geführt hatte.*

*Mein Vater nimmt nun seit zwei Monaten Zell-Vitalstoffe und wir können die Verbesserung fast nicht glauben. Sein Kurzzeitgedächtnis wird besser und wir können uns wieder mit ihm unterhalten. Auch zeigt er bereits wieder einige Fähigkeit, Probleme zu lösen. Ich weiß, dass diese Verbesserungen aus rein wissenschaftlicher Sicht nicht messbar sind; aber für uns ist es ein Segen zu sehen, wie sich sein Zustand verbessert, anstatt sich durch diese fürchterliche Krankheit weiter zu verschlimmern.*

*Im Namen meines Vaters und unserer Familie: Herzlichen Dank für Ihre Gesundheitsempfehlungen.*

*Mit herzlichen Grüßen, D.C.*

## Wie ausgewählte Zell-Vitalstoffe Patienten mit Lupus erythematodes helfen können

Lupus erythematodes ist eine Krankheit des Immunsystems, die möglicherweise auch eine genetische Ursache hat. Sie kann zu Entzündungen und schließlich zum Ausfall von praktisch jedem Organ im Körper führen, einschließlich des Herz-Kreislauf-Systems. In der konventionellen Medizin gibt es bisher keine Behandlungsmöglichkeit für diese schwere Krankheit.

*Sehr geehrter Dr. Rath,*

*ich war höchst beeindruckt von Ihren Forschungen. Insbesondere interessierte mich Ihre Theorie, dass viele chronische Krankheiten mit mangelhafter Ernährung zusammenhängen. Mein Interesse kam daher, dass meine Schwester unter ausgeprägtem „Lupus erythematodes" litt. Ihre Krankheit wurde 1973 diagnostiziert und seither wurde sie so oft behandelt, dass ich es nicht mehr zählen kann. Sie litt unter Venenentzündungen, Gürtelrose, Darmentzündung, auch ihre Sehfähigkeit nahm stetig ab.*

*Sie ist 44 Jahre alt, verheiratet und Mutter von drei Kindern. 1989 zeigte ein Routine-PAP-Abstrich eine schwere Entzündung und Anzeichen des Vorstadiums von Krebs. Ihre Ärzte versuchten zuerst, sie mit Medikamenten zu behandeln, später dann mittels einer Lasertherapie. Dies reduzierte zwar die Anzahl der erkrankten Zellen etwas, konnte aber das Problem nicht lösen. Ein späterer PAP-Abstrich zeigte, dass die Zahl der kranken Zellen wieder anstieg, woraufhin ihre Gebärmutter vollständig entfernt wurde. Doch selbst hiernach hatte sie immer noch eine starke Entzündung und eine hohe Anzahl von Krebszellen im Vorstadium.*

*Auch andere Behandlungsmethoden waren erfolglos. Im Grunde wussten ihre Ärzte nicht, was sie noch versuchen sollten. Ab November 1994 befolgte sie Ihre Erkenntnisse und nahm auch regelmäßig Aufbaugetränke zu sich. Obwohl sie etwas skeptisch war, fühlte sie, dass sie nichts zu verlieren hatte. Im Juli 1995 (nach 8 Monaten mit einer Zell-Vitalstoff-Therapie) ließ sie einen weiteren PAP-Abstrich machen.*

*Ihre Freude muss unbeschreiblich gewesen sein, als ihr Arzt ihr sagte, dass das Ergebnis absolut normal sei, ohne Anzeichen einer Entzündung und ohne Krebszellen. Ihr Arzt fragte sie, was sie anders mache als früher. Daraufhin erzählte sie ihm von Ihren Erkenntnissen. Ihr Arzt antwortete, dass er das zwar nicht verstehe, aber dass er den Erfolg nicht leugnen könne.*

*Noch ein anderer Nutzen ergab sich. Im Juli 1995 untersuchte der Augenarzt ihre Augen. Die erste Frage,*
*die er stellte, war: „Was haben Sie anders gemacht seit ihrer letzten Untersuchung?“ Er sagte, ihre Augen seien von „innen heraus gesünder“ als er sie gesehen habe, in all den Jahren, in denen er sie behandelte.*

*Außerdem konnte meine Schwester nun ihre entzündungshemmenden Medikamente (Kortison) auf die kleinste Dosierung reduzieren, die sie in den vergangenen 22 Jahren einnehmen musste.*

*Herzlichen Dank für Ihre Forschungen und für Ihren Einsatz, diesen medizinischen Durchbruch an möglichst viele Menschen weiterzugeben.*

*Mit herzlichen Grüßen*

*S.S.*

# Notizen

# 10

# Zellular Medizin

- Zell-Vitalstoffe als Bioenergiequelle
- Die Grundlagen der Zellular Medizin
- Wissenschaftliche Fakten zu Zell-Vitalstoffen
- Zell-Vitalstoffe im Vergleich mit herkömmlicher Herz-Kreislauf-Prävention
- Schulmedizin vs. Zellular Medizin – ein Vergleich
- Länger und gesünder leben!
- Fragen und Antworten im Zusammenhang mit Zell-Vitalstoffen

# Zell-Vitalstoffe als Bioenergiequelle

Zell-Vitalstoffe sind elementarer biologischer Brennstoff, den wir unserem Körper ständig zuführen müssen. Die anderen Biobrennstoffe sind allgemein bekannt: Luft (Sauerstoff), Wasser sowie die Nahrung (die Eiweiße, Fette und Kohlehydrate enthält).

Ein wichtiges Merkmal unterscheidet jedoch Zell-Vitalstoffe von Luft, Wasser und Nahrung: Ein Mangel an diesen wichtigen Bioenergiestoffen kündigt sich durch keinerlei Körpersignale an.

Ein Mangel an Sauerstoff führt in wenigen Minuten zum Alarm durch Erstickungsgefühl. Bei einem Mangel an Wasser signalisiert unser Körper das Alarmsignal „Durst" und bei einem Nahrungsmangel entwickeln wir ein Hungergefühl. Dagegen spüren wir bei einem Mangel an Vitaminen, Aminosäuren und Mineralien, den Trägern lebenswichtiger Zellenergie, keinerlei Alarmzeichen oder Körpersignale. Das erste Zeichen eines Vitaminmangels ist der Ausbruch einer Krankheit selbst. Ein akuter Mangel an Vitaminen, wie bei Skorbut, führt innerhalb weniger Monate zum Tod.

Heute sind Skorbut, Rachitis, Beriberi und andere akute Vitaminmangelkrankheiten selten geworden. Dagegen ist chronischer Vitaminmangel weit verbreitet. Fast jeder Mensch leidet darunter, nur – er merkt es oft erst, wenn es eigentlich schon zu spät ist und das Krankheitsereignis eintritt, zum Beispiel als Herzinfarkt oder Schlaganfall, Erkrankungen also, die sich schleichend auf Grund von jahrzehntelangem Vitaminmangel entwickeln konnten. Die Hauptursache vieler chronischer Krankheiten ist eine andauernde Erschöpfung der Bioenergieressourcen in Millionen Zellen unseres Körpers.

**Sauerstoff**

**Wasser**

**Nahrung**
- Zucker
- Eiweiß
- Fett

**Zellfaktoren**
- Vitamine
- Aminosäuren
- Mineralien
- Spurenelemente

| fehlende Energiequelle | | frühe Alarmzeichen | | Tod ereignet sich nach |
|---|---|---|---|---|
| kein Sauerstoff | — | Luftnot | → | Minuten |
| kein Wasser | — | Durst | → | Tagen |
| keine Nahrung | — | Hunger | → | Wochen |
| akuter Vitaminmangel | — | Keine ! | → | Monaten (z.B. Skorbut) |
| chronischer Vitaminmangel | — | Keine ! | → | vielen Jahren (z.B. Herzinfarkt) |

*Bioenergiequellen des Körpers*

# Die Grundlagen der Zellular Medizin

Die Zellular Medizin eröffnet ein neues Zeitalter der Medizin und der Gesundheitsversorgung weltweit. Grundlage dieses neuen Medizinzeitalters bildet die Erkenntnis, dass Gesundheit und Krankheit unseres Körpers durch den Funktionszustand von Millionen seiner Zellen bestimmt werden. Eine optimale Funktion dieser Bausteine des Lebens bedeutet Gesundheit. Im Gegensatz dazu führen zelluläre Mangelzustände zu Fehlfunktionen von Organen und zu Krankheiten.

Die Zellular Medizin schafft ein neues Verständnis der Ursachen von chronischen Erkankungen, das weit über die Herz-Kreislauf-Erkrankung hinausgeht. Tatsächlich ist die Hauptursache der häufigsten Krankheiten unserer Zeit in der Fehlfunktion von Millionen Zellen unseres Körpers zu suchen. Die häufigste Ursache für eine zelluläre Mangelfunktion wiederum ist ein chronischer Mangel an Vitaminen, bestimmten Aminosäuren, Mineralien und Spurenelementen.

Die Zellular Medizin ermöglicht auch die Antwort auf die Frage, warum gerade Herz-Kreislauf-Erkrankungen so häufig sind, dass jeder zweite Mensch daran stirbt? Die Antwort ist einfach: Herz und Blutkreislauf sind auf Grund der andauernden Pumpleistung die aktivsten Organe unseres Körpers. Bei der hohen mechanischen Beanspruchung haben die Zellen des Herz-Kreislauf-Systems auch einen besonders hohen Verbrauch an Zellfaktoren. Ebenso wie der mechanisch aktivste Teil Ihres Autos, der Motor, besondere Pflege und regelmäßiges Nachfüllen von Öl erfordert, so benötigt der Motor Ihres Körpers, Ihr Herz, besondere Pflege und regelmäßige Zufuhr ausgewählter Zell-Vitalstoffe. Als Hauptursache der Herz-Kreislauf-Epidemie steht fest: Die Motoren im Körper von Millionen Herz-Kreislauf-Patienten sind buchstäblich „trockengelaufen."

## Die Grundsätze der Zellular Medizin

I. Gesundheit und Krankheit unseres Körpers werden auf der Ebene von Millionen Zellen entschieden, die unseren Körper und seine Organe aufbauen.

II. Vitamine und andere Zell-Vitalstoffe werden für eine Vielzahl von biochemischen Reaktionen in jeder Zelle benötigt. Ein chronischer Mangel an diesen Zellfaktoren ist die häufigste Ursache zellulärer Unterfunktion und die Hauptursache von Herz-Kreislauf-Erkrankungen sowie anderer chronischer Krankheiten.

III. Herz-Kreislauf-Erkrankungen sind besonders häufig, weil die Zellen des Herz-Kreislauf-Systems einen besonders hohen Umsatz an Vitaminen und anderen Zell-Vitalstoffen haben. Dieser erhöhte Verbrauch erklärt sich aus der besonders hohen mechanischen Beanspruchung des Herzens durch dessen Pumpfunktion, sowie der Arterienwände durch die Pulswelle.

IV. Optimale tägliche Nahrungsergänzung durch Vitamine und andere Zell-Vitalstoffe ist der Schlüssel zur erfolgreichen Prävention und Behandlung von Herz-Kreislauf-Erkrankungen, wie auch von anderen chronischen Krankheiten.

# Hauptfunktion von Zell-Vitalstoffen ist die Bereitstellung von Zellstoffwechselenergie

Die nebenstehende Abbildung zeigt Ihnen, dass bestimmte Zell-Vitalstoffe lebenswichtige Funktionen als Trägermoleküle von Bioenergie im Stoffwechsel von Millionen Zellen erfüllen:

- **Acetyl-Coenzym A** ist die Zentralstelle des Stoffwechsels jeder Zelle. Dieses Molekül ist für den Abbau aller Nahrungsbestandteile (Kohlehydrate, Eiweiße, Fette) und für deren Umwandlung in Bioenergie unerläßlich. Dieses Schlüsselmolekül unseres Stoffwechsels benötigt für seinen Aufbau Vitamin B5, die Pantothensäure. Ein Mangel an Vitamin B5 führt zum Mangel an Acetyl-Coenzym A und damit zu einem Stoffwechselrückstau, was unter anderem zu erhöhten Blutfetten führen kann. Optimale Zufuhr von Vitamin B5 behebt diesen Engpass und trägt zur reibungslosen Produktion von Zellenergie bei.

- **Vitamin B3**, die Nikotinsäure, ist das Energietransportmolekül für einen der wichtigsten Zellenergieträger, das Nikotinamid-Adenosin-Dinucleorid oder kurz NAD. Vitamin C belädt die energiearmen NAD-Transportmoleküle mit Wasserstoffatomen (-H) und damit mit biologischer Energie. Das energiereiche Shuttlemolekül NAD-H stellt die Energie für Tausende von Zellstoffwechselreaktionen zur Verfügung. Eine ausreichende Zufuhr von Vitamin B3 und Vitamin C ist also unerlässlich für den optimalen Zellenergietransport.

- **Vitamin B2** (Riboflavin) und Vitamin C arbeiten in ähnlicher Weise zusammen. Vitamin B2 ist Bestandteil des Energietransporters Flavin-Adenin-Dinucleotid (FAD) und Vitamin C spendet die Bioenergie zur Aktivierung von Millionen bioenergiereicher $FADH_2$-Moleküle.

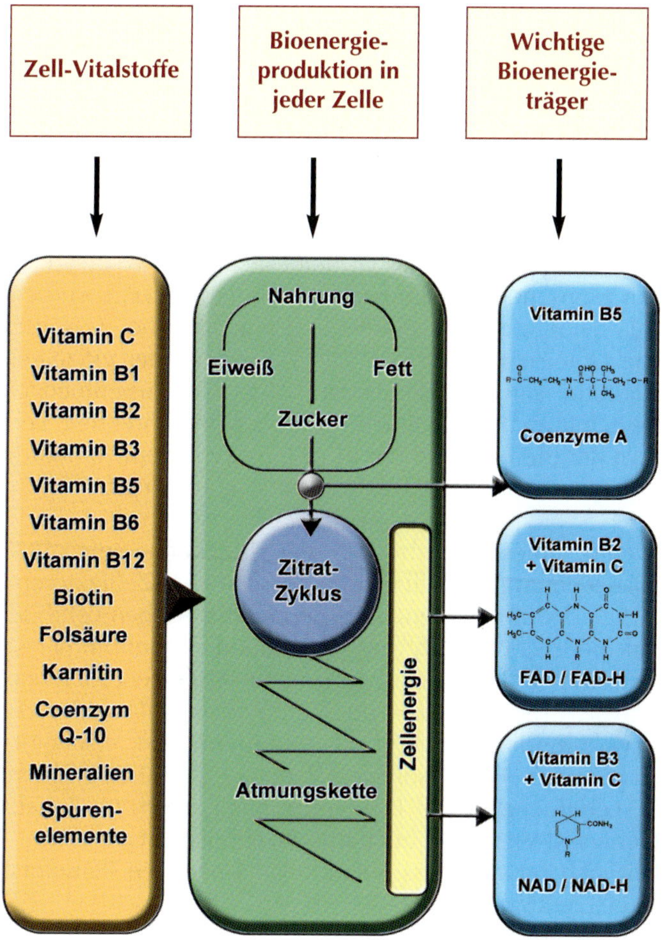


*Wichtige Nährstoffe versorgen jede Zelle mit Bioenergie*

# Wissenschaftliche Fakten zu Zell-Vitalstoffen

Der weltweite Erfolg von Zell-Vitalstoffen im Kampf gegen Herz-Kreislauf-Erkrankungen ist wissenschaftlich begründet. Alle Zell-Vitalstoffe sind in ihrer biochemischen Zusammensetzung exakt bekannt. Die damit erzielten Gesundheitserfolge sind also reproduzierbar, das heißt sie können von jetzt an von allen Menschen, wo immer sie wohnen, genutzt werden. Zu zahlreichen Zell-Vitalstoffen liegen zahlreiche wissenschaftliche Untersuchungen vor. Die Wirkungen der einzelnen Inhaltsstoffe sind im folgenden Abschnitt zusammengefasst. Diese Informationen finden Sie auch in führenden Lehrbüchern der Biologie und der Biochemie, wie dem Standardwerk *Biochemistry* des Stanford Professors Lubert Stryer.

Während diese Lehrbücher der Biochemie die Gesundheitsbedeutung von Vitaminen und anderen Zellfaktoren ausführlich dokumentieren, ist in den medizinischen Lehrbüchern über diese lebenswichtigen Informationen noch immer so gut wie nichts zu finden. Das weltweit führende Lehrbuch der Kardiologie, *Das Herz – Lehrbuch der Herz-Kreislauf-Medizin* des Harvard-Kardiologen Prof. Eugene Braunwald, erscheint derzeit in seiner vierten Auflage. Weder auf über 1.800 Seiten dieses Lehrbuches über Herzkrankheiten noch im Inhaltsverzeichnis ist Vitamin C auch nur ein einziges Mal erwähnt. Jetzt stellt sich heraus, dass Vitamin-C-Mangel die Hauptursache der Herzerkrankung ist!

Medizinische Weltbilder werden in den nächsten Jahren umwälzende Veränderungen erfahren. Dieses Buch trägt dazu bei, das notwendige Umdenken konstruktiv in die Wege zu leiten. Deshalb wendet es sich auch an die rasch wachsende Zahl von Ärztinnen und Ärzten, die sich einer wissenschaftlich begründeten, natürlichen Behandlungsweise aufgeschlossen zeigen. Folgende Eigenschaften und Wirkungen wichtiger Zell-Vitalstoffe gelten derzeit als gesichert:

### Vitamin C

- ist unerlässlich für die Stabilität der Blutgefäße, des Herzmuskelgewebes und anderer Körperorgane;
- ist wichtigstes Wundheilmittel in unserem Körper, verantwortlich unter anderem für die Reparatur der Blutgefäßwände;
- ist wichtigstes Antioxidanz in unserem Körper;
- ist ein bedeutender Biokatalysator für zahlreiche Stoffwechselschritte, zum Beispiel beim Abbau des Cholesterins;
- ist ein unersetzlicher Bioenergiespender des Zellstoffwechsels für die wichtigsten Energieträgermoleküle NAD-H, NADP-H, FAD-H.

### Vitamin E (Tokopherol)

- ist wichtigstes fettlösliches Antioxidanz im Körper;
- schützt Fettpartikel im Blut, zum Beispiel LDL, vor Oxidationsschäden;
- schützt die Membranen (Außenhaut) von Millionen Körperzellen, einschließlich der Zellen des Herzens und der Arterienwände, vor Oxidationsschäden;
- trägt zu verminderter Klebrigkeit der Blutplättchen und zu optimalen Fließeigenschaften des Blutes bei.

### Beta-Karotin (Provitamin A)

- ist ein weiteres wichtiges fettlösliches Antioxidanz;
- trägt zu optimaler Blutviskosität und zu vermindertem Gerinnungsrisiko bei.

### Vitamin B1 (Thiamin)

- ist Cofaktor für Pyrophosphat, einem der wichtigsten Biokatalysatoren des Zellstoffwechsels;
- trägt zum optimalen Zellenergiehaushalt des Herz-Kreislauf-Systems und anderer Organe bei.

### Vitamin B2 (Riboflavin)

- ist ein Strukturbestandteil des FAD-Energietransportmoleküls in allen Zellen.

### Vitamin B3 (Nikotinsäure)

- ist ein Strukturbestandteil des Energietransportmoleküls NAD und von verwandten Energieträgern; Vitamin C lädt diese verbrauchten Energieträger wieder mit Bioenergie auf; wegen der hohen Arbeitsleistung der Herzmuskelzellen ist eine optimale Zufuhr dieser Zellbrennstoffe für das Herz-Keislauf-System besonders wichtig.

### Vitamin B5 (Pantothensäure)

- ist Strukturbestandteil des Acetyl-Coenzym-A-Moleküls, des zentralen Stoffwechselmoleküls jeder Zelle unseres Körpers. Die Stoffwechselwege von Kohlehydraten, Eiweißen und Fetten innerhalb der Zellen laufen alle bei diesem Molekül zusammen;
- ist unerlässlich, um Rückstaus im Zellstoffwechsel zu verhindern.

### Vitamin B6 (Pyridoxalphosphat)

- ist Strukturbestandteil des Pyridoxalphosphatmoleküls, einem wichtigen Biokatalysator im Stoffwechsel von Aminosäuren und Eiweißen in den Körperzellen;
- ist unerlässlich für die Produktion der roten Blutkörperchen, die wiederum Sauerstoff zu den Zellen des Herz-Kreislauf-Systems und anderer Organe transportieren.

### Vitamin B12 (Kobalamin)

- wird ebenfalls für die Produktion der roten Blutkörperchen benötigt;
- ist für den reibungslosen Stoffwechsel von Eiweißen und bestimmten Fettsäuren unerlässlich.
- Ein schwerer Vitamin-B12-Mangel führt zu perniziöser Anämie, einer schweren Form von Blutarmut.

### Folsäure

- ist ebenfalls entscheidend am Transport von Sauerstoff beteiligt. Die letzten drei Vitamine sind ein gutes Beispiel für die Zusammenarbeit der Vitamine untereinander. Es ist also wichtig zu wissen, welche dieser Naturstoffe der Körper in welchen Mengen benötigt.

## Biotin

- ist ein wichtiger Biokatalysator für den Stoffwechsel von Kohlehydraten, Fetten und Eiweißen.

## Inositol

- ist ein Biokatalysator für den Zucker-, Fett- und Eiweißstoffwechsel;
- ist auch Bestandteil des biologischen Informationsaustausches. Inositol hilft bei der Verarbeitung von Bioinformationen in der Zelle, wie zum Beispiel der in Hormonen enthaltenen biologischen Information. Die Bedeutung von Inositol für das Herz-Kreislauf-System ist schnell ersichtlich, da Hormone wie Adrenalin, Insulin und andere eine wichtige Rolle bei der Regulation der Herzfunktion spielen.

## Mineralien

- sind unter anderem lebenswichtige Biokatalysatoren, die in einer Vielzahl von Zellstoffwechselschritten unerlässlich sind. Zu den wichtigsten Mineralien gehören Kalzium, Magnesium und Kalium.

## Kalzium

- hat zahlreiche Funktionen im Herz-Kreislauf-System. Unter anderem trägt es zu einer optimalen Funktion der für einen regelmäßigen Herzschlag verantwortlichen Nervenimpulse bei.

## Magnesium

- ist der „Kalzium-Antagonist" der Natur;
- konnte in Studien erhöhten Blutdruck senken;
- kann zur Normalisierung eines unregelmäßigen Herzschlags beitragen.

## Kalium

- ist besonders wichtig für eine optimale Funktion der Nervenimpulse, einschließlich des Reizleitungssystems des Herzens.

### Spurenelemente

- sind lebenswichtige Biokatalysatoren, die für eine Vielzahl von Zellstoffwechselschritten unerlässlich sind. Besonders wichtig sind Zink, Mangan, Kupfer, Selen, Chrom und Molybdän. Der Name Spurenelement besagt schon, dass wir davon nur geringste Mengen benötigen. Fehlen diese jedoch, was häufig vorkommt, so treten Mangelerscheinungen auf.

### Aminosäuren

- sind die Bausteine der Eiweiße. Die meisten Aminosäuren in unserem Körper stammen von den Eiweißen, die wir über die Nahrung zu uns nehmen. Aminosäuren, die in unserem Körper hergestellt werden, werden als „nicht essentiell" bezeichnet. Aminosäuren, die der Körper nicht selbst herstellen kann und die daher unbedingt mit der Nahrung zugeführt werden müssen, werden als „essentielle" Aminosäuren bezeichnet.

### Lysin

- ist eine essentielle Aminosäure, muss also zugeführt werden;
- ist ein wichtiger Baustein von Kollagen und Stabilitätsmolekülen;
- ist ein bedeutender „Teflon"-Faktor der Arterienwand;
- ist die Ausgangssubstanz für die körpereigene Produktion von Karnitin.

### Prolin

- ist ein wichtiger Baustein von Kollagenmolekülen;
- trägt zum „Teflon"-Schutz der Arterienwand bei;
- kann im Unterschied zu Lysin zwar selbst vom Körper hergestellt werden; die produzierte Menge an Prolin ist aber häufig zu gering.

### Arginin

- ist die Ausgangssubstanz von Gefäßwandfaktoren, die zu einer verminderten Spannung der Gefäßwände führt und damit zu einer Normalisierung erhöhten Blutdrucks beiträgt;

- bewirkt die Verminderung der Klebrigkeit von Blutplättchen und trägt zur Verbesserung der Fließeigenschaften des Blutes bei.

### Cystein

- ist eine wichtige Ausgangssubstanz für die Produktion von Glutathion, einem bedeutenden körpereigenen Antioxidanz. Glutathion ist, zusammen mit anderen Antioxidantien, verantwortlich für den Schutz des Körpergewebes vor freien Radikalen.

### Karnitin

- Karnitin kann zwar im Körper gebildet werden, die körpereigene Produktion ist aber häufig zu gering. Eine optimale Zufuhr von Karnitin ist unerlässlich:
- für einen reibungslosen Fettstoffwechsel, insbesondere der Triglyceride;
- als wichtiges Trägermolekül, das Fettsäuren zum Energiegewinn in die biologischen Kraftwerke der Zelle (Mitochondrien) transportiert;
- für die optimale Funktion der Herzmuskelzellen, die wegen der ständigen Arbeitsleistung einen hohen Karnitinumsatz haben;
- klinische Studien zeigen, dass Patienten mit Herzmuskelschwäche (Herzinsuffizienz) die Pumpleistung ihres Herzens durch Karnitin deutlich verbessern können;
- klinische Studien zeigen auch, dass Karnitin bei Patienten mit unregelmäßigem Herzschlag (Arrhythmie) zu einer Normalisierung des Herzrhythmus beiträgt. In beiden Fällen bewirkt Karnitin eine Optimierung der Zellenergie und damit eine verbesserte Leistung von Millionen Herzmuskelzellen.

### Coenzym Q-10

- ist auch als Ubiquinon bekannt und spielt eine herausragende Rolle als Katalysator der biologischen Atmungskette im Energiezentrum der Zellen (Mitochondrien);
- ist besonders wichtig für die Bereitstellung von Bioenergie in den Muskelzellen des Körpers, einschließlich des Herz-

muskelgewebes, das wegen seiner ständigen Arbeitsleistung einen hohen Umsatz an Coenzym Q-10 hat;
- klinische Studien zeigen, dass Coenzym Q-10 bei Patienten mit Herzschwäche die Pumpfunktion des Herzens verbessern kann.

**Pycnogenol**
- umfasst eine Gruppe von Bioflavonoiden, die als Katalysatoren für verschiedene Stoffwechselfunktionen von Bedeutung sind;
- verbessert die stabilisierende Wirkung von Vitamin C auf das Bindegewebe des Körpers, einschließlich der Blutgefäßwände;
- wirkt auch als Antioxidanz.

Neue Forschungsergebnisse und klinische Studien erweitern ständig unser Wissen um die außerordentliche Bedeutung von Zell-Vitalstoffen für die menschliche Gesundheit. Es ist nur noch eine Frage der Zeit, bis diese Erkenntnisse Allgemeingut nicht nur in der medizinischen Fachwelt, sondern in der Bevölkerung sind. Dazu will dieses Buch beitragen.

# Zell-Vitalstoffe im Vergleich mit herkömmlicher Herz-Kreislauf-Therapien

Die folgende Tabelle zeigt, dass Zell-Vitalstoffe weder bezüglich der Wirkungsweise noch bezüglich unerwünschter Nebenwirkungen einen Vergleich mit herkömmlichen Präparaten scheuen müssen, die von der Pharma-Industrie angeboten werden, wie zum Beispiel Cholesterinsenker oder Aspirin.

**1. Wissenschaftlich begründete Wirkungsweise:**

| | Herkömmliche Pharma-Präparate | **Zell-Vitalstoffe** |
|---|---|---|
| **a) In der Arterienwand:** | | |
| Stabilisierung | ? | **Ja** |
| Heilungsprozess | ? | **Ja** |
| „Teflon"-Schutz | ? | **Ja** |
| Antioxidations-Schutz | ? | **Ja** |
| Zellenergie | ? | **Ja** |
| Verminderte Wandspannung | ? | **Ja** |
| **b) Im Blutstrom:** | ? | **Ja** |
| Risikofaktorensenkung | **Ja** | **Ja** |
| Verbesserte Viskosität | ? | **Ja** |
| Zellenergie | ? | **Ja** |

**2. Mögliche ernsthafte Nebenwirkungen:**

| | |
|---|---|
| Cholesterinsenker | Krebsrisiko, Leberschäden |
| Aspirin | Blutungen in Magen, Darm und Gehirn (Schlaganfall) |
| **Zell-Vitalstoffe** | **Keine Nebenwirkungen bekannt, da Naturstoffe** |

# Schulmedizin vs. Zellular Medizin – Vergleich therapeutischer Ziele –

## Schulmedizin

Meine Empfehlungen zur Zellgesundheit sind über jeden Vergleich mit anderen Verfahren zur Verhütung von Herz-Kreislauf-Erkrankungen erhaben. Bei vorbeugenden Maßnahmen im Rahmen der konventionellen Medizin wird der Schwerpunkt auf eine Senkung des Cholesterinspiegels sowie auf die Reduzierung von anderen Risikofaktoren und auf Änderung der Lebensweise gesetzt. Bei diesen Verfahren kommen die Hauptziele der Gesunderhaltung von Herz-Kreislauf – wie optimale Stabilität und Reparatur der Gefäße, Schutz durch Antioxidantien und die Bioenergie für die Zellen – zu kurz.

**Unklare Ziele der Schulmedizin auf Zellebene**

**A. in der Arterienwand**

- ?
- ?
- ?
- ?
- ?
- ?
- ?

**B. im Blut**

- Senkung des Cholesterinspiegels
- ?
- ?

**+**

**Gesunde Lebensweise**

**Koronare Herzerkrankung**

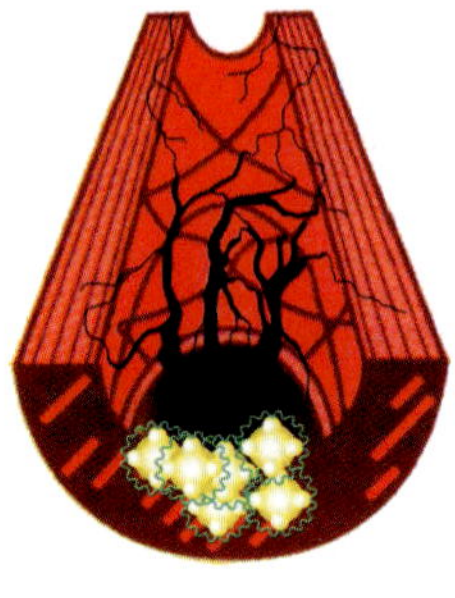

**?**

**Anhalten des Krankheitsverlaufes schreitet meist fort**

## Zellular Medizin

In meinen Empfehlungen zur Zellgesundheit wurden von mir hingegen biologische Ziele festgelegt. Die wissenschaftliche Grundlage der Zellular Medizin definiert therapeutische Ziele von bisher ungeahntem Umfang und Spezifizität zur Verhütung und Behandlung von Herz-Kreislauf-Erkrankungen. Dabei wird die Stabilität der Gefäßwände optimiert, eine Abheilung der Gefäßwände induziert und ein Antioxidantien- und "Teflon"-Schutz gewährleistet. Die wichtigsten biologischen Ziele einer natürlichen Herz-Kreislauf-Zell-Vitalstofftherapie werden im nachfolgenden Bild veranschaulicht.

**Klare Ziele der Zellular Medizin**

**A. in der Arterienwand**
- Stabilität der Arterienwand
- Abheilung der Arterienwand
- Rückbildung v. Ablagerungen
- „Teflon"-Schutz
- Schutz durch Antioxidantien
- Bioenergie für Zellen
- Entspannung f. d. Arterienwand

**B. im Blut**
- Absenkung der Risikofaktoren
- Optimale Viskosität des Blutes
- Gesunde Blutzellen

**+**
**Gesunde Lebensweise**

**Koronare Herzerkrankung**

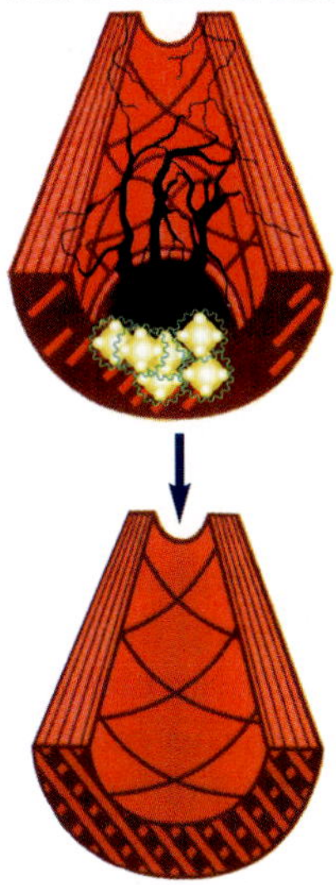

**Umkehr auf natürliche Weise ist möglich**

# Schulmedizin vs. Zellular Medizin – – Vergleich von Wirksamkeit und Sicherheit –

Die konventionelle Therapie ist generell beschränkt auf die Behandlung von kardiovaskulären Symptomen, eines nach dem anderen. Da die meisten Patienten mit Herzinsuffizienz unter vielen Herz-Kreislauf-Problemen gleichzeitig leiden, werden ihnen häufig mehrere Medikamente verschrieben.

Zell-Vitalstoffe beheben hingegen die diesem Krankheitsbild zugrunde liegenden Ursachen. Die von mir empfohlene Stoffe liefert "Zell-Kraftstoff" für Millionen von Zellen und bietet die Möglichkeit der Reparatur von beeinträchtigten Zellfunktionen in unterschiedlichen Bereichen des Herz-Kreislauf-Systems gleichzeitig.

### Schulmedizin lindert Symptome

| Art der Medikation | | Behandlung von Symptomen | |
|---|---|---|---|
| Nitrate | → | Angina pectoris | (Symptome) |
| Medikamente gegen Herzrhythmusstörungen | → | Herzrhythmus-störungen | (Symptome) |
| Betablocker | → | Bluthochdruck | (Symptome) |
| Diuretika | → | Herzinsuffizienz | (Symptome) |

### Zellular Medizin behebt zugrundeliegende Ursachen für:

**Zell-Vitalstoffe** →

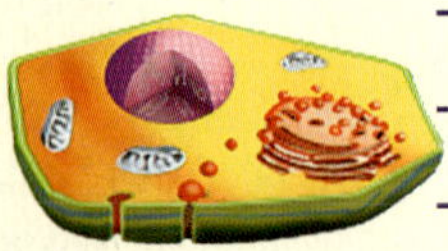

→ **Koronare Herzkrankheiten**
→ **Herzinsuffizienz**
→ **Herzrhythmusstörungen**
→ **Bluthochdruck**

**"Zell-Kraftstoff" für alle Zellen und Organe**

Ein weiterer wichtiger Vorteil meiner Empfehlungen zur Zellgesundheit besteht im Vergleich zu konventionellen Therapien mit Medikamenten darin, dass diese Empfehlungen sicher sind und unerwünschte Nebenwirkungen unbekannt sind. Von Dr. A. Bendich wurden die Aspekte der Sicherheit in einem Artikel, erschienen in der New York Academy of Sciences, zusammengefasst. Sie fand heraus, dass sämtliche Gerüchte über Nebenwirkungen von Vitaminen jeglicher Grundlage entbehren. Solche Gerüchte werden im Interesse der Pharma-Industrie verbreitet und sollen eine falsche Abhängigkeit von den oben genannten rezeptpflichtigen Medikamenten schaffen.

Nachfolgend werden die Wirkungsweisen von Zell-Vitalstoffen mit konventionellen Therapien bei Herz-Kreislauf-Erkrankungen und deren Risiken verglichen.

**Schulmedizin**

| Therapie | Potentielle Nebenwirkungen | Referenzen |
|---|---|---|
| Cholesterin-Senker | Krebs, Schädigungen der Leber, Muskelschwäche | „Rote Liste“ „Bittere Pillen“ |
| Aspirin | Herzinfarkt, Schlaganfall, Kollagen-Abbau | „Rote Liste“ Brooks |
| Kalzium-Blocker | Krebs | Psaty |

**Zellular Medizin**

| Therapie | Potentielle Nebenwirkungen | Referenzen |
|---|---|---|
| Zell-Vitalstoffe | keine | Bendich<br>Literatur im Anhang dieses Buches |

# Länger und gesünder leben!

Das Altern des Körpers ist eine langsame Form der Herz-Kreislauf-Erkrankung. Die Geschwindigkeit, mit der Ihr Körper altert, wird wesentlich mitbestimmt durch den Gesundheitszustand Ihres Herz-Kreislauf-Systems.

**Unser Körper ist so alt wie unser Herz-Kreislauf-System!**

Besonders wichtig ist die optimale Funktion der 100.000 Kilometer langen Wände Ihrer Arterien, Venen und Kapillargefäße. Sie versorgen alle Organe Ihres Körpers und Milliarden Körperzellen mit Sauerstoff und lebenswichtigen Nährstoffen.

- Wenn Sie sich nicht schützen, führt der fortschreitende Alterungsprozess zu einer allmählichen Verdickung der Blutgefäßwände. Diese Wandverdickung führt zu einer Mangelversorgung von Milliarden Körperzellen. Dies wiederum beschleunigt den Alterungsprozess und kann zu Organausfällen führen.

- Zell-Vitalstoffe schützen nicht nur Ihr Herz-Kreislauf-System auf natürlichem Wege, sie helfen auch, den Alterungsprozess Ihres Körpers auf natürliche Weise zu verlangsamen und so zu einem langen und gesunden Leben beizutragen.

# Fragen und Antworten im Zusammenhang mit Zell-Vitalstoffen

**Was umfassen meine Empfehlungen für natürliche Herz-Kreislauf-Gesundheit?**

Bereits zu Beginn dieses Buches stellte ich mein Zehn-Punkte-Programm zu optimaler Herz-Kreislauf-Gesundheit vor. Es macht deutlich, dass natürliche Herz-Kreislauf-Gesundheit nicht nur die Einnahme optimaler Zell-Vitalstoffe umfasst, sondern auch eine vernünftige Ernährung, regelmäßige körperliche Bewegung sowie Freizeit und Entspannung. Diese zusätzlichen Maßnahmen ergänzen die optimale Zufuhr von Zell-Vitalstoffen als Nahrungsergänzung, können sie aber nicht ersetzen. Im Zentrum natürlicher Gesunderhaltung des Herz-Kreislaufs-Systems steht die Optimierung des Zellstoffwechsels - vor allem der stark beanspruchten Zellen des Herz-Kreislauf-Systems - durch optimale Versorgung mit Vitaminen und anderen Zell-Vitalstoffen.

**Sind Zell-Vitalstoffe nur für Herzpatienten oder für alle Menschen?**

Zell-Vitalstoffe sind für alle Menschen, Frauen und Männer jeden Alters, vom Heranwachsenden bis zum Greis. Der Grund dafür ist einfach zu verstehen: Herz- und Kreislauf-System sind von Geburt an die mechanisch aktivsten Organe unseres Körpers und haben deshalb einen besonders hohen Verbrauch an Zellenergiestoffen. Die tägliche Nahrungsergänzung durch Zell-Vitalstoffe trägt dazu bei, Bioenergiemangel, insbesondere in Millionen Zellen des Herzens und der Gefäßwände, zu vermeiden und damit Herz-Kreislauf-Erkrankungen vorzubeugen. Auch in der Wachstumsphase des Körpers, besonders im zweiten Lebensjahrzehnt, bei erhöhtem beruflichen oder emotionalem Stress sowie im Alter hat der Körper einen erhöhten Bedarf an Zellenergie. Die tägliche Nahrungsergänzung mit Zell-Vitalstoffen ist also für die ganze Familie sinnvoll und wird für Millionen Menschen bald so selbstverständlich sein wie Essen und Trinken. In Pulverform in einem Glas Wasser oder Obstsaft gelöst, ist dieses Vitaminprogramm jetzt schon „Gesundheit zum Trinken".

### Sind Zell-Vitalstoffe Medikamente?

Nein. Sie sind Nahrungsergänzungsmittel, keine Medikamente. Sie dienen in erster Linie zur natürlichen Vorbeugung und als unterstützende Maßnahme bei bestehenden Herz-Kreislauf-Erkrankungen. Die erfolgreiche Anwendung von Zell-Vitalstoffen bei Herz-Kreislauf-Erkrankungen ist darauf zurückzuführen, dass die Hauptursache der meisten derartigen Erkrankungen ein chronischer Mangel an diesen Nahrungsbestandteilen ist. Zusammenfassend gilt: Zell-Vitalstoffe unterstützen den Heilerfolg bei der Therapie von Herz-Kreislauf-Erkrankungen und helfen vor allem, dieser Volkskrankheit wirksam vorzubeugen.

### Bekommen wir nicht genügend Vitamine mit unserer täglichen Nahrung?

Nein. Selbst bei gesunden Menschen ist dies nicht der Fall, ganz zu schweigen von Menschen, die zum Beispiel durch besonderen Stress, erhöhte Umweltbelastung oder andere Risikofaktoren einen größeren Vitaminbedarf haben. Eine wenig bekannte Tatsache ist auch, dass die Durchschnittsernährung in Deutschland und anderen Industrieländern kaum mehr Vitamine enthält; diese werden fast alle durch Nahrungskonservierung und den Kochvorgang zerstört. Deshalb ist der tägliche Genuss von Obst und frischem Gemüse auch so wichtig. Aber selbst das reicht nicht aus. Besonders gravierend ist die durchschnittliche Unterversorgung mit Vitamin C. Nehmen wir zum Vergleich den Stoffwechsel einer Ziege, die ihr eigenes Vitamin C in täglichen Mengen von 15.000 mg produziert. Um die gleiche Menge dieses Vitamins zu erhalten, müsste ein Mensch etwa 300 Gläser Orangensaft pro Tag trinken.

### Was hat es mit den Empfehlungen der Deutschen Gesellschaft für Ernährung auf sich?

Die Deutsche Gesellschaft für Ernährung (DGE) und vergleichbare „Organisationen“ in anderen europäischen Ländern sind Gremien, die nicht frei sind vom Einfluss von Interessengruppen, insbesondere aus der Pharma-Industrie. Über ein halbes Jahrhundert lang haben uns medizinische „Autoritäten“ wie die DGE erzählt, dass die tägliche Zufuhr von 75 mg Vitamin C zum Erhalt der menschlichen Gesundheit ausreichend sei. Generationen von Ärzten haben im falschen Glauben an die Empfehlungen der DGE ihren Patienten eben diese Menge pro Tag empfohlen, nicht mehr! Jetzt stellt sich heraus, dass diesen Empfehlungen keinerlei stichhaltige wissenschaftliche Untersuchungen zugrunde lagen.

Nach Jahrzehnten erfahren wir nun, dass 75 mg Vitamin C lediglich ausreichen, um offenen Skorbut zu verhindern, aber nie und nimmer genügen, um unseren Körper und seine Organe gesund zu erhalten. Wie Dr. Levin und seine Kollegen vom Nationalen Gesundheitsinstitut der USA jetzt gezeigt haben, liegt selbst für gesunde Menschen das tägliche Minimum mindestens dreimal so hoch. Die „offiziellen" Empfehlungen zur täglichen Vitamin-C-Mindestmenge wurden im Jahre 2000 auch in Deutschland auf sage und schreibe 100 mg angehoben. Dies ist zwar ein Schritt in die richtige Richtung, aber er reicht noch lange nicht aus und kommt viel zu spät. Die viel zu niedrigen „offiziellen" Empfehlungen nicht nur für Vitamin C haben bei Millionen Menschen zu vermeidbarer Krankheit und vorzeitigem Tod beigetragen. Auch Interessenverbände, wie die DGE, müssen jetzt Rede und Antwort stehen, wessen Interessen sie eigentlich verteten.

Deshalb mein Rat an alle Leserinnen und Leser: Verlieren Sie keine Zeit mehr und glauben Sie nicht an irgendwelche „Empfehlungen" von irgendeiner „Gesellschaft", die den Interessen der Pharma-Industrie dienen. Im Interesse Ihrer eigenen Gesundheit sollten Sie kein Risiko mehr eingehen. Nehmen Sie ab sofort die Sorge für Ihre Gesundheit selbst in die Hand. Vertrauen Sie den dokumentierten und jederzeit nachweisbaren Gesundheitserfolgen, die in diesem Buch dargestellt sind.

### Welche Mengen Zell-Vitalstoffe sollte ich zu mir nehmen?

Die Tabelle auf Seite 25 des Buches zeigt Ihnen die etwaige Zusammensetzung eines sinnvollen Vitaminprogramms. Die erste Zahlenspalte entspricht einer empfohlenen Mindestdosis. Die klinischen Studien wurden mit einer mehrfachen Dosis durchgeführt (rechte Zahlenspalte).

Patienten mit Bluthochdruck, Diabetes, Herzschwäche, aber auch zur natürlichen Vorbeugung von Osteoporose und anderen Gesundheitsproblemen haben die Möglichkeit, ihre Gesundheit mit speziellen Zell-Vitalstoffen zu unterstützen.

### Sollen Zell-Vitalstoffe einmal pro Tag eingenommen werden oder über den Tag verteilt?

Wichtig ist, dass Sie Zell-Vitalstoffe jeden Tag einnehmen. Wenn Sie es einrichten können, sollten Sie die Einnahme zumindest auf Frühstück und Abendessen verteilen, weil Sie damit den Vitaminspiegel in Ihrem Körper konstanter halten können.

### Soll man Zell-Vitalstoffe mit den Mahlzeiten einnehmen oder getrennt?

Am besten ist es, Zell-Vitalstoffe mit einer Mahlzeit einzunehmen, weil so die Aufnahme insbesondere der fettlöslichen Vitamine aus dem Verdauungstrakt in die Blutbahn erleichtert wird.

### Kann ich meine Medikamente absetzen, wenn ich mit der Einnahme von Zell-Vitalstoffen beginne?

Beraten Sie sich immer erst mit Ihrem Arzt oder Ihrer Ärztin, bevor Sie etwas an den Ihnen verschriebenen Medikamenten ändern. Wie zahlreiche Patientenberichte in diesem Buch dokumentieren, wird Ihr Arzt oft schon nach wenigen Wochen der konsequenten Einnahme von Zell-Vitalstoffen die Dosis Ihrer Medikamente reduzieren können oder diese ganz absetzen. Tun Sie dies aber nicht selbst. Nehmen Sie dieses Buch mit zum Gespräch mit Ihrem Arzt oder Ihrer Ärztin. Zwei von drei Ärzten sind heute wissenschaftlich begründeter, natürlicher Gesundheitsvorsorge-Maßnahme gegenüber aufgeschlossen.

### Wie rasch kann ich als Patient eine Verbesserung meines Gesundheitszustandes erwarten?

Dies hängt von Art und Dauer der Erkrankung ab. Patienten, die an erhöhtem Blutdruck, Herzrhythmusstörungen oder Luftnot leiden, können nach unseren Erkenntnissen bereits innerhalb von wenigen Wochen eine Besserung feststellen. Dagegen ist der Heilungsprozess der Arterienwand und die Rückbildung von Atherosklerose ein Vorgang, der viele Monate dauert. Hat sich Ihr Gesundheitszustand verbessert, sollten Sie weiter Zell-Vitalstoffe einnehmen, um das Risiko des Wiederauftretens der Beschwerden zu vermeiden.

### Wie lange soll ich Zell-Vitalstoffe einnehmen?

Die Einnahme von Zell-Vitalstoffen ist eine lebenslange Vorbeugemaßnahme. Solange das Herz schlägt, verbrauchen Millionen von Herzmuskelzellen die Bestandteile dieses Vitaminprogramms zur Bereitstellung von Zellenergie. Da unser Körper so alt ist wie unsere Blutgefäße, schaffen Zell-Vitalstoffe auch die Voraussetzung für ein langes und gesundes Leben. Ein Blick auf die Bevölkerungsstatistik in den USA, wo jeder zweite seine Nahrung durch Vitamine ergänzt, spricht für sich: Unter allen Bevölkerungsgruppen nimmt dort der Anteil der Menschen, die hundert Jahre und älter werden, am schnellsten zu. Diese Entwicklung ist mit Hilfe von Zell-Vitalstoffen jetzt auch in Europa möglich.

### Sind bei der Einnahme von Zell-Vitalstoffen Nebenwirkungen zu erwarten?

Nein. Zell-Vitalstoffe sind ausschließlich Naturprodukte, also Substanzen, mit denen der Körper des Menschen seit Jahrtausenden umzugehen weiß. Und sollte wirklich einmal die Menge eines zugeführten Vitamins, Minerals oder Spurenelements nicht vollständig im Stoffwechsel benötigt werden, so können diese Substanzen ausgeschieden werden – auf natürlichem Wege und ohne Nebenwirkungen. Im Gegensatz dazu sind die meisten der heute eingesetzten Medikamente chemische Substanzen, die erst im Laufe dieses Jahrhunderts in den Labors von Pharmaunternehmen künstlich geschaffen wurden. Es wundert nicht, dass der menschliche Körper mit diesen Substanzen oft nur schwer umgehen kann. Dabei ist der Grad zwischen medizinischer Wirkung und unerwünschter Nebenwirkung oder gar Vergiftungserscheinungen sehr schmal. Weltweit sind in den vergangenen zehn Jahren Millionen Menschen an den Folgen von Medikamentennebenwirkungen gestorben – jedoch kein einziger an einer Vitaminüberdosierung!

Die New Yorker Akademie der Wissenschaften veröffentlichte einen umfassenden Bericht von Dr. Bendich, die allen Meldungen über angebliche Nebenwirkungen von Vitaminen nachging, und nachwies, dass keiner dieser Berichte stichhaltig war.

**Wenn es keine Nebenwirkungen gibt, warum hört man dann immer noch Warnungen vor Vitaminüberdosierungen?**
Der Grund, warum diese unsinnigen Gerüchte am Leben erhalten werden, ist ein rein kommerzieller. Insbesondere von Seiten der Pharma-Industrie gibt es ein Interesse, Angst und Unsicherheit gegenüber dem Gebrauch von Vitaminen, Mineralien und anderen Natursubstanzen zu schüren. Dies geschieht, um den Menschen gegenüber zu verschleiern, dass es in Form von Vitaminen und den anderen Zell-Vitalstoffen wirksame, nebenwirkungsfreie und preisgünstige Alternativen zu vielen Medikamenten gibt. Auch die Menschen in Europa müssen jetzt mit Erschrecken feststellen, dass es diese Wirtschaftsinteressen waren, insbesondere jene einiger Pharma-Multis, die letztlich für den vorzeitigen Tod von Millionen Menschen verantwortlich sind und die auch bisher den möglichen Sieg über den Herztod verhindert haben. Hier wird einer der größten Skandale in der Medizingeschichte offenbar, und die Verantwortlichen könnten schon bald zur Rechenschaft gezogen werden. Besonders verwerflich ist dabei auch das Auftreten von Medizinern, die sich um des persönlichen Vorteils willen zu Handlangern dieser Wirtschaftsinteressen machen. Wenn dieser Skandal erst einmal in das Bewusstsein breiter Bevölkerungskreise gedrungen ist, werden Pharma-Industrie und Mediziner im Dienste dieser Interessen gravierende Vertrauensverluste erleiden.

**Was ist von Herz-Kreislauf-Präventionsprogrammen zu halten, die allein auf fettarme Diät und Meditation setzen?**
Nicht viel. Diese Programme nähren Hoffnungen, die sie nicht erfüllen können. Der Grund dafür ist einfach: Weder fettarme

Diät noch Yoga können einen chronischen Mangel an Vitaminen und anderen Zellfaktoren in den Zellen des Herzens und der Blutgefäßwände ausgleichen. Richtige Ernährung, regelmäßige Bewegung und Zeit zur Entspannung sind sind unerlässliche Bestandteile eines gesunden Lebens. Darüber hinaus ist die Idee, den Herztod zu besiegen, indem wir alle zu Hungerkünstlern, Hochleistungssportlern und Yogameistern werden, absurd und oft auch eine gefährliche Illusion. Eine drastische Diät verschlimmert die ohnehin schlechte Vitaminversorgung weiter. Dies gilt insbesondere für fettlösliche Vitamine sowie die Aminosäuren Lysin und Prolin, die vorwiegend in Fleischprodukten vorkommen. Lassen Sie sich auf keinen Fall von selbsternannten Diätaposteln irritieren. Die Quelle der Gesundheit für Herz und Kreislauf liegt in der Optimierung der Stoffwechselfunktion durch Zell-Vitalstoffe.

# Notizen

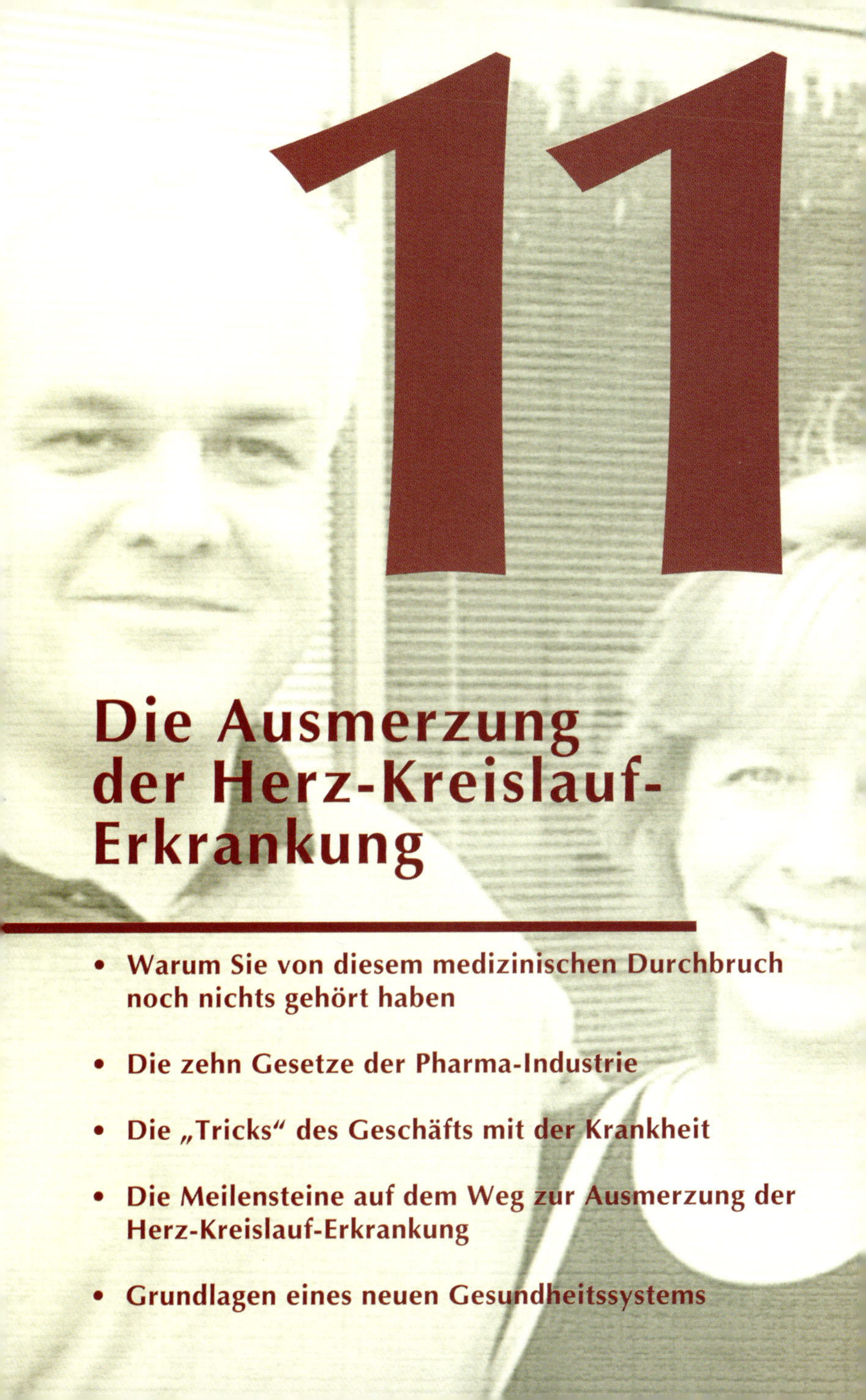

# 11

# Die Ausmerzung der Herz-Kreislauf-Erkrankung

- Warum Sie von diesem medizinischen Durchbruch noch nichts gehört haben
- Die zehn Gesetze der Pharma-Industrie
- Die „Tricks“ des Geschäfts mit der Krankheit
- Die Meilensteine auf dem Weg zur Ausmerzung der Herz-Kreislauf-Erkrankung
- Grundlagen eines neuen Gesundheitssystems

# Warum Sie von diesem medizinischen Durchbruch noch nichts gehört haben

Wenn Sie dieses Buch lesen und zum ersten Mal über die Gesundheitserfolge der Zellular Medizin erfahren, fragen Sie sich sicher: „Warum habe ich über diese lebenswichtigen Gesundheitsinformationen noch nichts gehört? Warum werden diese Informationen nicht schon längst von den Ärzten und Krankenhäusern weltweit genutzt? Warum wird die Schlüsselinformation, dass Tiere keinen Herzinfarkt bekommen, weil sie ihr eigenes Vitamin C produzieren, nicht im Radio, Fernsehen und auf den Titelseiten der Zeitungen bekannt gemacht und warum lernen unsere Kinder diese lebenswichtige Information nicht im Kindergarten?"

Die Antwort ist einfach. Mitten unter uns gibt es eine Industrie, deren Geschäftsgrundlage der Fortbestand und die Ausweitung von Krankheiten ist. Die Pharma-Industrie hat ein elementares Geschäftsinteresse daran, Gesundheitsinformationen über die natürliche Ausmerzung von Volkskrankheiten zu blockieren, zu unterdrücken und zu verleumden. Ihr Geschäftsinteresse ist der Fortbestand und die Ausweitung von Krankheiten. Es wundert daher nicht, dass 80 % aller Pharma-Präparate keinerlei Heilnachweis haben, sondern lediglich Symptome verdecken. Die Heilung und Ausmerzung von Krankheiten muss zwangsläufig zum Zusammenbrechen eines Billionen-Markts an Pharma-Präparaten führen!

Lesen Sie die folgenden Seiten aufmerksam und machen Sie sich über jeden einzelnen Punkt Gedanken. Nur wenn Sie diese Punkte verstanden haben, werden Sie den Charakter des „organisierten Betrugssystems Pharma-Industrie" verstehen. Sie werden verstehen, dass es zum Prinzip „Pharma-Marketing" gehört, mit leeren Versprechungen wie „wir suchen die Heilung für Krankheiten" und „wir erhöhen Ihre Lebenserwartung" seit fast einem Jahrhundert die Tatsache versteckt wird, dass es die Geschäftsgrundlage der Pharma-Industrie ist, aus dem Fortbestand von Krankheiten möglichst viel Gewinn zu schlagen.

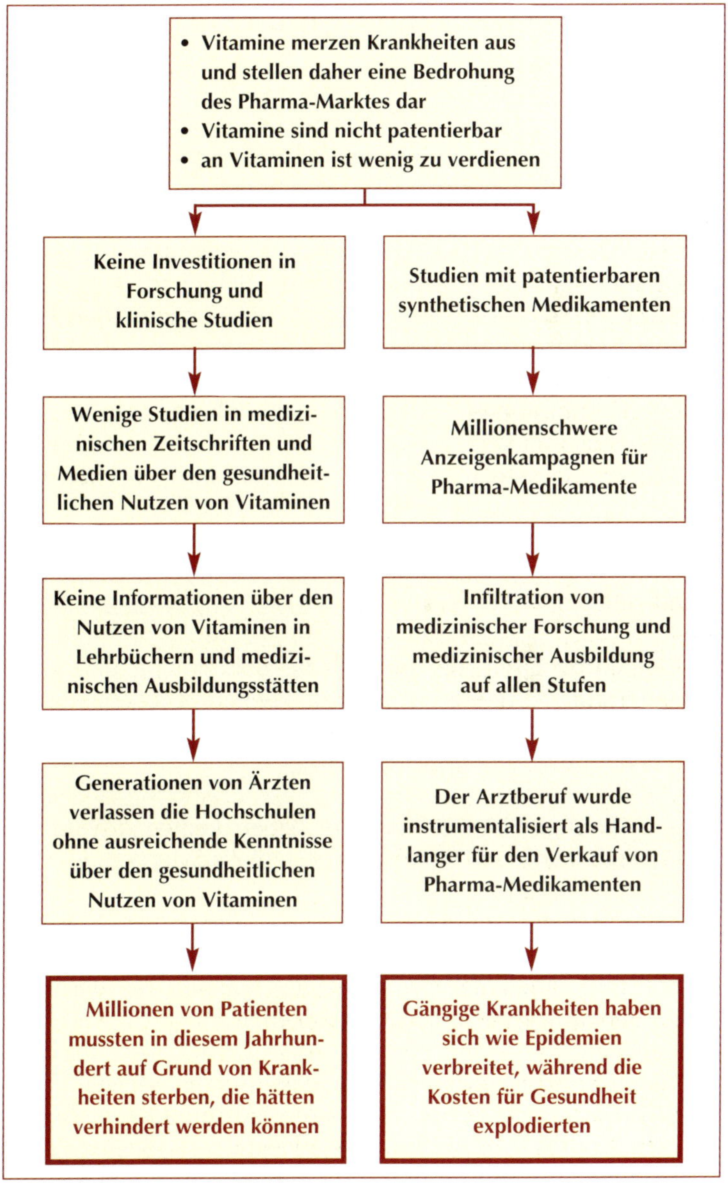


*Die Pharma-Industrie ist auf diesen beiden tödlichen Säulen aufgebaut.*

## Die zehn Gesetze der Pharma-Industrie

Bis heute ist es der Pharma-Industrie gelungen, sich selbst als "Wohltäter der Menschheit" darzustellen, auf den angeblich keine moderne Gesellschaft verzichten kann. Die einfache Analyse der Geschäftsgrundlage der Pharma-Industrie zeigt jedoch ein realistischeres Bild. Dieses ist in den folgenden Gesetzmäßigkeiten zusammengefasst und zeigt, dass jedes Gemeinwesen umso eher gesunden kann, auch finanziell, je eher das skrupellose Milliardengeschäft mit der Krankheit durch die Pharma-Industrie beendet wird:

**1.** Die Pharma-Industrie ist keine natürlich gewachsene Gesundheits-Industrie, sondern ein künstlich geschaffenes Investment-Geschäft. Es beruht auf dem betrügerischen Versprechen, Gesundheit zu liefern.

**2.** Der Marktplatz der Pharma-Industrie ist unser Körper - aber nur solange er krank ist.

**3.** Die Vorbeugung, die ursächliche Behandlung und - vor allem - die Ausmerzung von Krankheiten zerstören Absatzmärkte für Pharma-Präparate und sind daher geschäftsschädigend für diesen Industriezweig.

**4.** Die meisten Pharma-Präparate haben keinen erwiesenen Wirknachweis und verdecken bestenfalls Symptome.

**5.** Die Basis der enormen Profite der Pharma-Industrie sind die Patentgebühren, die vor allem für neu entwickelte, synthetische Moleküle bezahlt werden müssen, die der menschliche Körper überhaupt nicht kennt.

**6.** Fast alle Pharma-Präparate sind künstliche Moleküle, die vom Körper erst "entgiftet" werden müssen. Geschieht dies nicht vollständig, hat es schwerwiegende, in vielen Fällen tödliche Nebenwirkungen zur Folge. Diese werden bewusst in Kauf genommen, weil darüber weitere milliardenschwere Märkte für Pharma-Präparate geschaffen werden.

**7.** Um dieses gigantische Betrugsschema des "Pharma-Geschäfts mit der Krankheit" zu verstecken, gibt die Pharmabranche mehr Geld für Werbung, Lobbyismus und andere Maßnahmen der Beeinflussung und Täuschung aus, als für die eigentliche medizinische Forschung.

**8.** Vitamine, Zell-Vitalstoffe und andere wissenschaftlich begründete Naturheilverfahren bedrohen die Existenzgrundlage des "Pharma-Geschäfts mit der Krankheit" aus zwei Gründen: Zum einen führt die Beseitigung der zellulären Ursachen von Krankheiten durch Zell-Vitalstoffe zur erfolgreichen Vorbeugung und ursächlichen Behandlung von Krankheiten und damit langfristig zu deren Ausmerzung. Zum anderen sind diese Naturheilverfahren in der Regel nicht patentierbar und haben deswegen eine viel geringere Gewinnspanne als Pharma-Produkte.

**9.** Wirksame, nebenwirkungsfreie und erschwingliche Naturheilverfahren sind gesetzmäßig unvereinbar mit dem "Milliarden-Geschäft mit der Krankheit". Natur- und Pharma-Medizin sind grundsätzlich miteinander unvereinbar, weshalb die Pharma-Industrie Naturheilverfahren als geschäftsschädigend bekämpft.

**10.** Die Voraussetzung für das Überleben und den langfristigen Erfolg der Pharma-Industrie ist die erfolgreiche Ausschaltung von wirksamen Naturheilverfahren.

*Die Pharmafirmen geben doppelt soviel Geld für die "Vermarktung" von Pharma-Präparaten aus wie für die Forschung.*
*Mit diesem Betrugsschema hält die Pharma-Industrie Leben und Gesundheit von Millionen Menschen und die Volkswirtschaften ganzer Länder als Geisel des "Investment-Geschäfts mit der Krankheit". Betrügerische Anzeigenkampagnen, wie sie hier zu sehen ist, geben Millionen Menschen falsche Hoffnung.*

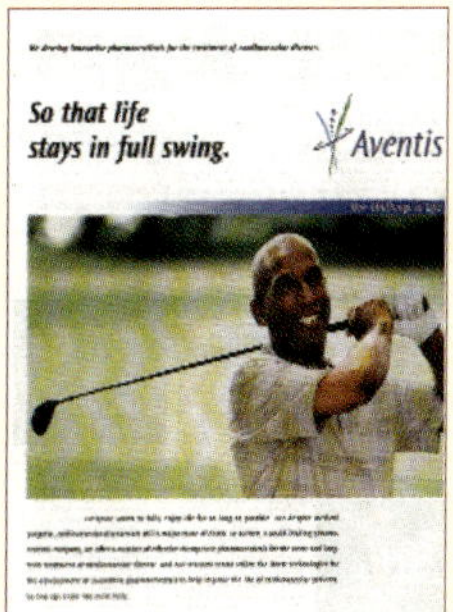

# Die Tricks des Pharma-Kartells, um ihr skrupelloses „Geschäft mit der Krankheit" zu verstecken

Über ein Jahrhundert lang organisierten die Finanzkreise hinter der Pharma-Industrie - allen voran die Rockefeller-Gruppe - die Investmentbranche Pharma-Industrie auf strategische Weise. Von Anfang an verfolgten sie dabei ein Ziel: Die natürlichen nicht-patentierbaren Therapieverfahren zu ersetzen durch synthetische, patentierbare Pharma-Präparate und damit ein weltweites Monopol zur angeblichen Behandlung von Krankheiten aufzubauen.

Die skrupellosen Tricks, die die Pharma-Industrie beim strategischen Aufbau dieses globalen Betrugsgeschäftes anwandte, können wie folgt zusammengefasst werden:

1. **Wir, die Menschen der Erde werden absichtlich in Unwissenheit gehalten.** Fast ein Jahrhundert nachdem Albert Szent-Gyoergy das Vitamin-C-Molekül entdeckt hat, wissen immer noch die wenigsten Menschen, dass der menschliche Körper diese lebenswichtige Substanz nicht selbst produzieren kann. Jetzt stellt sich sogar heraus, dass Vitamin C das wichtigste Molekül überhaupt ist für die Stabilisierung der Blutgefäße und damit zur Vorbeugung von Herz-Kreislauf-Erkrankungen.

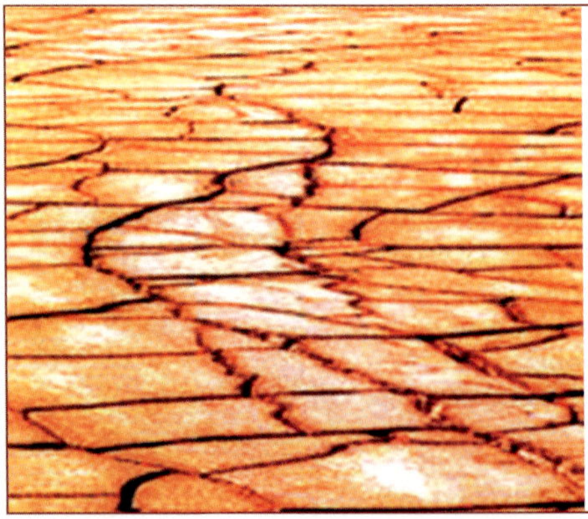

*Ohne die Kenntnis, dass der menschliche Körper kein Vitamin C produzieren kann, wird dieser ausgetrocknet und zur „Wüste". Die Pharma-Industrie hätte längst die Wasserversorgung bereitstellen können, hat dies jedoch nicht getan, weil sie Milliarden damit verdient, „Tröpfchen" zu verkaufen.*

Glauben Sie wirklich, dass Ihre Unwissenheit an diesem entscheidenden Punkt Ihrer Gesundheit ein Zufall ist? Verstehen Sie, dass Ihre Eltern, Großeltern, Ihre Vorfahren über Generationen absichtlich „dumm“ gehalten wurden, was ihre eigene Gesundheit betrifft? Erkennen Sie, dass es eine skrupellose Finanzgruppe gab – die Pharma-Investmentgruppe –, die Gesundheitsinformationen in skrupelloser Weise vorenthielt, so lange, bis sich die Herz-Kreislauf-Erkrankung im Laufe des 20. Jahrhunderts in eine weltweite Epidemie ausweitete?
Und dies geschah einzig und allein aus finanzieller Gier, um einen Milliarden-Markt an Betablockern, Kalzium-Antagonisten und anderen lediglich symptom-orientierten Pharma-Präparaten aufzubauen? Wenn Sie dies für unmöglich halten, dann müssen Sie einfach noch einmal neu nachdenken.

2. **Die Verbreitung von Lügen über die Gesundheitsbedeutung von Vitaminen und anderen Naturheilverfahren.** Wann immer die Wahrheit über die Gesundheitsbedeutung von Naturheilverfahren sich ausbreitete und das Pharma-Investment-Geschäft mit der Krankheit bedrohte, startete das Pharma-Kartell eine weltweite Lügenkampagne mit dem Ziel, natürliche, nicht-patentierbare Heilverfahren zu verleumden. Im Lauf der Jahre gab es keine Krankheit, die die Pharma-Industrie in diesen Lügenkampagnen nicht den Vitaminen andichtete, anfangen von Krebs bis hin zu Nervenschäden. Wenn auch nur eines dieser "Pharma-Märchen" wahr wäre, wären wir Menschen eine ziemliche einsame Spezies auf dem Planeten Erde: Die meisten anderen Lebewesen wären nämlich längst ausgestorben, weil sie so hohe Mengen an Vitamin C in ihrem Körper selbst produzieren. Wie wir wissen, hat dies ausgesprochen positive Auswirkungen auf deren Gesundheit, wie der Titel dieses Buches nachhaltig unterstreicht.

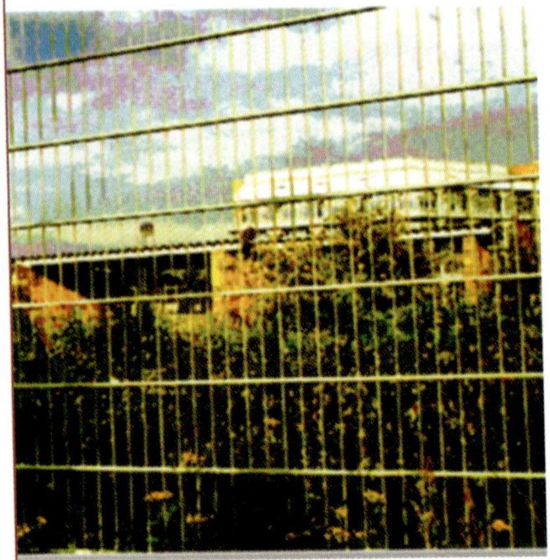

*Das Pharmakartell versteckt seine Protektionsgesetzpläne unter dem Deckmantel des „Verbraucherschutzes". Über mehrere Jahre hat jetzt die Pharmaindustrie Treffen hinter verschlossenen Türen organisiert, die im Berliner „Bundesamt für gesundheitlichen Verbraucherschutz (BgVV)" stattfanden. Das Bild links zeigt, dass sich dabei das Pharmakartell bezeichnenderweise mit einem hohen Zaun vor den Verbrauchern schützen muss, die es vorgibt, selbst zu schützen!*

3. **Das gesetzliche Verbot von Gesundheitsaussagen zu Vitamintherapien und Naturheilverfahren.** Wann immer sich die Informationen über die Gesundheitsbedeutung von Naturheilverfahren noch weiter ausbreiteteten, zog das Pharma-Kartell die nächste Maßnahme aus seiner „Trickkiste". Über Lobbyisten und mit Milliarden an Parteispenden und anderen „Bestechungsgeldern" kaufte sich das Pharma-Kartell in die Parlamente und Regierungen fast aller Industrieländer der Erde ein. Dies geschah mit dem Ziel, das Monopol des Pharma-Kartells auf Therapieverfahren weltweit zu festigen und die Konkurrenz durch natürliche, nicht-patentierbare Heilverfahren auszuschalten. So sind die Maßnahmen der Europäischen Kommission (EU-Direktiven) und der Missbrauch der UN-„Codex Alimentarius Kommission" durch das Pharma-Kartell zu erklären: In beiden Fällen geht es darum, Vitamintherapien und andere wissenschaftlich begründete Naturheilverfahren per Gesetz verbieten zu lassen. Das Pharma-Kartell ist damit einer der ersten Industriezweige, die versuchen, ihre skrupellosen Interessen über weltweite Protektions-Gesetze umzusetzen.

## Beginn eines neuen Gesundheit-Zeitalters

Vor 500 Jahren nahm die katholische Kirche Milliarden durch den Verkauf von Ablässen ein, imaginären „Schlüsseln zum Himmel". Dann brach das Betrugssystem zusammen und damit verbunden ein Großteil der Macht der Kirche. Heute bedient sich die Pharma-Industrie des gleichen Betrugssystems. Sie versucht nämlich, den „Schlüssel zur Gesundheit" an Millionen von Menschen zu verkaufen und nimmt dafür Milliarden Dollars für die Täuschung ein, dass die Pharma-Industrie auch nur im geringsten an Ihrer Gesundheit interessiert sei.

In Anbetracht dieses Zustandes liegt die Dringlichkeit für ein neues Gesundheitssystem auf der Hand. Die Befreiung vom Joch der Pharma-Industrie wird sofort und direkt Millionen von Menschen, der Geschäftswelt und dem öffentlichen Sektor aller Nationen zugute kommen. Dieses neue Gesundheitssystem beruht auf mehr Wissen, Mitsprache und Einbeziehung von Millionen von Menschen. Die Basis-Gesundheitsvorsorge ist verständlich, nachhaltig und erschwinglich für jeden von uns. Das Zeitalter der Menschheitsgeschichte, in welchem Fragen der Gesundheit an eine Industrie delegiert wurden, die sich schamlos bereichert hat, ist nun für alle Zeiten vorüber.

Das neue Gesundheitssystem setzt den Schwerpunkt auf primäre Gesundheitsvorsorge, Verhütung und Ausmerzung von Krankheiten. Gesundheitsberater und -zentren werden an die Stelle vieler heutiger High-Tech-Zentren treten. Jeder Bioladen ist der Beginn eines kommunalen Gesundheitszentrums.

Das neue Gesundheitssystem baut auf Laien-Mitarbeiter, die sich diesem Ziel, gemeinsam mit einer zunehmenden Zahl von Ärzten und Fachleuten im Gesundheitsbereich verpflichtet sehen. Die Mehrzahl der hier tätigen Fachleute hat erkannt, dass sie selbst von den Pharma-Unternehmen hinters Licht geführt wurde und Opfer einer Gesundheitspolitik mit Schwerpunkt auf Medikamentenverabreichung wurde.

# Täuschung und Irreführung sind Vorbedingungen für das von der Pharma-Industrie wahrgenommene „Geschäft mit der Krankheit"

Wie kommt es, dass immer noch Millionen von Menschen bereit sind, Milliarden von Dollar für Medikamente auszugeben, die nicht heilen und häufig sogar Schaden anrichten?

Im Verlaufe des letzten Jahrhunderts ist es dem Pharma-Kartell und dessen Erfüllungsgehilfen in Gestalt von Lobbyisten gelungen, alle Sektoren unserer Gesellschaft zu durchdringen. Sie konnten strategisch ein ausgeklügeltes, verzweigtes Netzwerk von Manipulation, Täuschung, Irreführung und Kontrolle ausbauen. Die wichtigsten Elemente dieses Netzwerks sind auf der gegenüberliegenden Seite grafisch dargestellt:

- **Manipulation** von Forschungsergebnissen, so dass synthetische Medikamente statt natürlicher Therapien als "Medizin" wahrgenommen werden."

- **Unterstützung** des von der pharmazeutischen Industrie verfolgten "Geschäftes mit der Krankheit" durch Ärzte und sonstige im Gesundheitsbereich arbeitenden Kräfte in Form einer Empfehlung von unwirksamen Medikamenten. Viele dieser Helfershelfer sind selbst "Opfer", denn ihnen wurde eine angemessene Ausbildung in Ernährungsmedizin während ihrer medizinischen Ausbildung vorenthalten.

- **Täuschung** durch Millionen Dollar schwere Werbekampagnen in Fernsehen und anderen Massenmedien, welche die Öffentlichkeit über die Wirksamkeit und die Risiken von Medikamenten irreführen.

- **Vorschriften und gesetzliche Regelungen,** die von Regulierungsbehörden und Politik unter dem Druck einer ganzen Armee von Lobbyisten aus dem Pharma-Bereich auf den Weg gebracht werden.

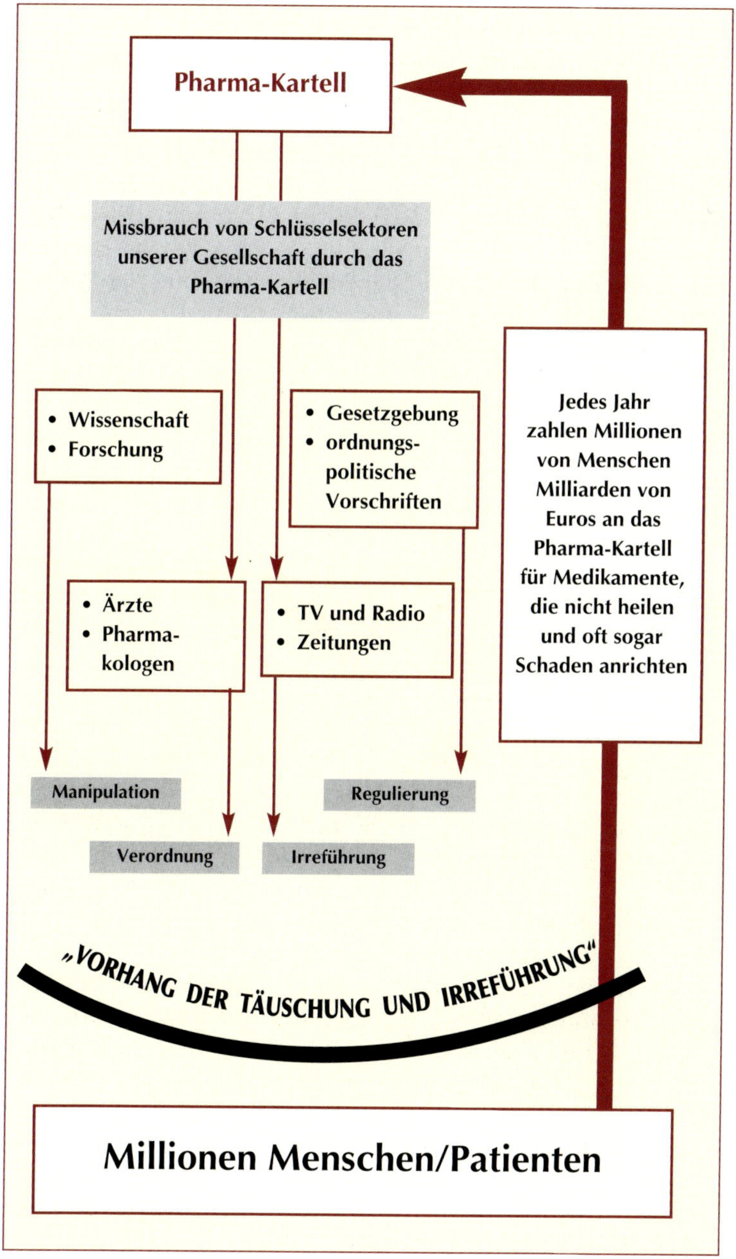
Pharma-Kartell
Missbrauch von Schlüsselsektoren unserer Gesellschaft durch das Pharma-Kartell
• Wissenschaft
• Forschung
• Gesetzgebung
• ordnungs-politische Vorschriften
• Ärzte
• Pharma-kologen
• TV und Radio
• Zeitungen
Manipulation
Regulierung
Verordnung
Irreführung
Jedes Jahr zahlen Millionen von Menschen Milliarden von Euros an das Pharma-Kartell für Medikamente, die nicht heilen und oft sogar Schaden anrichten
„VORHANG DER TÄUSCHUNG UND IRREFÜHRUNG"
Millionen Menschen/Patienten

Künftig wird es sich kein einziges Land mehr leisten können, die eigene Wirtschaft mit einer Pharma-Industrie zu belasten, die sich wie ein Krebsgeschwür auf Kosten der Menschen, des privaten und öffentlichen Sektors immer weiter ausbreitet. Alle diese Gruppen werden von den explodierenden Kosten im Gesundheitsbereich für Medikamente, die zu keiner Heilung führen, erstickt.

Das Buch, das Sie gerade in der Hand halten, wird dies für alle Zeiten ändern.

# Die Meilensteine auf dem Weg zur Ausmerzung der Herz-Kreislauf-Erkrankung

In diesem Kapitel möchte ich mit Ihnen eine Bilanz dieser Herz und Gefäße betreffenden Fortschritte ziehen und die Meilensteine, die wir bereits passiert haben, die Hindernisse, die wir überwunden haben und die atemberaubenden Aussichten einer weltweiten Verbesserung menschlicher Gesundheit an uns vorüberziehen lassen.

## Hintergrund

Im Jahre 1990 ging ich mit einer Entdeckung im Gepäck nach Amerika, die zu einer neuen wissenschaftlichen Grundlage der Herz-Kreislauf-Erkrankungen werden sollte. Die Botschaft war

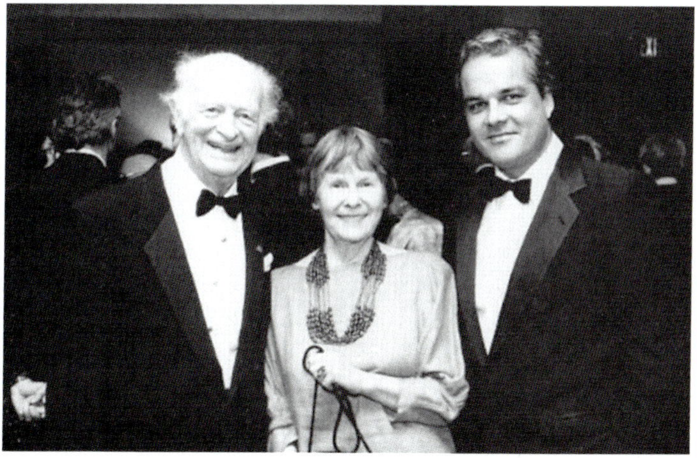

*Meine Zusammenarbeit und Freundschaft mit dem zweimaligen Nobelpreisträger Linus Pauling (links) war so eng, dass mich Pauling bat, sein Lebenswerk fortzuführen. In der Mitte zwischen uns steht Dorothy Munro, die damalige Sekretärin von Pauling.*

klar: Vitamine und Zell-Vitalstoffe sind der Schlüssel, um Herz-Kreislauf-Erkrankungen in den Griff zu bekommen. Dieser Durchbruch wurde jedoch nicht überall mit offenen Armen aufgenommen. Als ich mich entschied, meine Berufslaufbahn als Arzt aufzugeben, um mich ganz der Forschung zu widmen, warnten mich viele meiner Kollegen, dass die Arbeit meine Karriere ruinieren würde.

Anfang 1990 nahm ich die Aufforderung zur Zusammenarbeit mit Dr. Linus Pauling an, musste jedoch erfahren, dass er im Alter von 89 zu müde geworden war, um zu kämpfen, und ein Durchbruch für Vitamine in der Medizin war nirgendwo in Sicht.

Die Ernährungsmedizin war ein „Stiefkind" in Amerika, jedoch war die Lage in Europa noch schlimmer. Vitamin-C-Tabletten über 500 mg waren – per Gesetz und völlig willkürlich – als Medikamente definiert wurden. Das onwohl Ihr Haushund jeden Tag das 20-fache an Vitamin C selbst produziert. Vor diesem Hintergrund können wir eigentlich über die erreichten Fortschritte ebenso wie die Hindernisse, die wir aus dem Wege räumen konnten, erst richtig froh sein.

In den nächsten Abschnitten dieses Buches werde ich Ihnen diesen Weg aus eigener Erfahrung schildern.

## Meilenstein Nr. 1

### Die entscheidende Entdeckung

Der erste Schritt zur Kontrolle der Herz-Kreislauf-Erkrankung war die Entdeckung der Verbindung zwischen Lipoprotein (a) und Vitamin C. Der menschliche Körper produziert den Risikofaktor Lipoprotein (a), um den Verlust an körpereigener Vitamin-C-Produktion wettzumachen. Als Folge davon stirbt jeder zweite Mensch am Herzinfarkt, während Herzinfarkte und Schlaganfälle in der Tierwelt so gut wie nie vorkommen. Die Entdeckung dieses Zusammenhangs weckte mein Interesse an der Vitaminforschung.

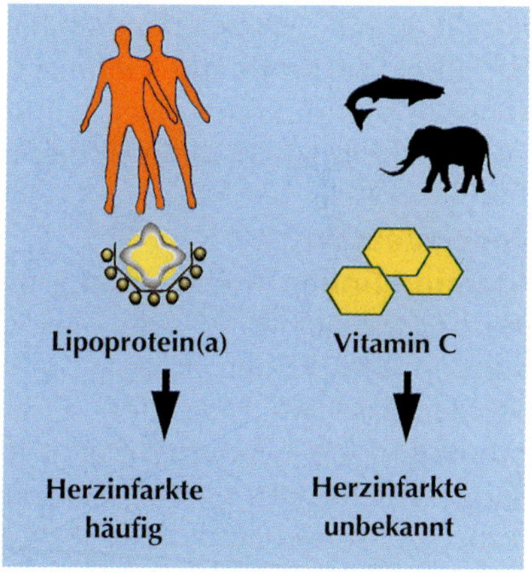


*Der Zusammenhang: Lipoprotein(a) und Vitamin C*

## Meilenstein Nr. 2

### Ein neues Verständnis der Herz-Kreislauf-Erkrankung

Die nächste Etappe war der Abschluss der wissenschaftlichen Grundlagenarbeiten. 1991 wurde das moderne Verständnis der Herz-Kreislauf-Erkrankungen in zwei Publikationen mit dem Titel "Die Lösung des Rätsels der Herz-Kreislauf-Erkrankung" und "Ein einheitliches Konzept der Herz-Kreislauf-Erkrankung, das zur Ausmerzung dieser Krankheit führen wird", zusammengefasst. Zum ersten Mal in der Geschichte der Medizin war damit klar, dass Herzinfarkte und Schlaganfälle verhinderbar und in zukünftigen Generationen weitgehend unbekannt sein werden. Ich lud den zweifachen Nobelpreisträger Linus Pauling als Koautor ein. Er war bereit, diese weitreichenden Schlussfolgerungen mit seinem Namen zu unterstützen.

In der wissenschaftlichen Fachwelt war sofort klar, dass diese Arbeiten das Fundament eines neuen Verständnisses der Herz-Kreislauf-Erkrankung gelegt hatten. Einer der ersten Glückwünsche kam vom Chefarzt der Kardiologie der weltberühmten Harvard Universität, Professor Valentin Fuster. Im Juli 1992 schrieb er mir: „Wahrscheinlich haben Sie Recht mit Ihrer Aussage über die Rolle von Vitamin C bei der Verhinderung von Herz-Kreislauf-Erkrankungen", und er kündigte an, dass seine eigene Abteilung ebenfalls in dieser Richtung forschen werde.

## Meilenstein Nr. 3

### Vitamine finden Anerkennung in den Massenmedien

Der nächste Schritt war der Meinungsumschwung zu Vitaminen zunächst in den amerikanischen Medien. Im April 1992 erschien das TIME Magazine mit dem Titel "The Real Power of Vitamins - Die wirkliche Macht der Vitamine". Anlass dieser Titelgeschichte war eine wissenschaftliche Konferenz der New Yorker Wissenschaftsakademie. Verschiedene Wissenschaftler trugen zu dieser Konferenz bei, und ich hatte das Privileg, unser neues Verständnis über die herausragende Bedeutung der Vitamine bei der Verhinderung von Herz-Kreislauf-Erkrankungen vorzustellen. Diese Ausgabe von TIME Magazine bedeutete einen Wendepunkt in der Medienberichterstattung zu Vitaminen. Sie beendete Jahrzehnte von Vorurteilen und Boykott der Medien gegenüber Vitaminen. Von nun an machte praktisch jede klinische Studie Schlagzeilen, die den Erfolg von Vitaminen dokumentierte. Diese positive Medienberichterstattung führte zu einem Meinungsumschwung in der Öffentlichkeit mit weltweitem Echo.

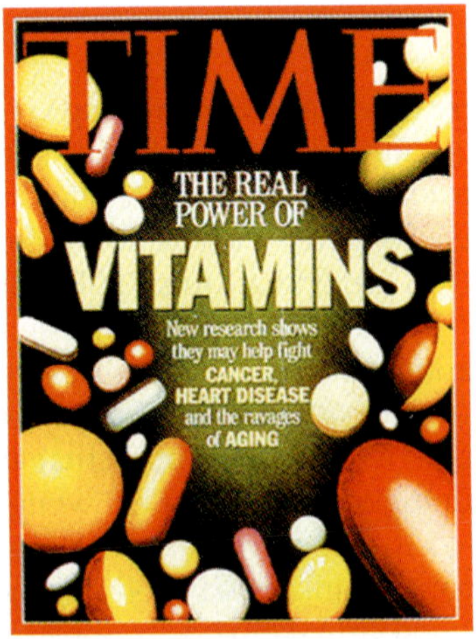


*TIME Magazine, April 1992*

## Meilenstein Nr. 4

### Neue Gesetzgebung garantiert freien Zugang zu Vitaminen

Aus heutiger Sicht gesehen war 1992 ein bemerkenswertes Jahr. Am 2. Juli 1992 hielten Linus Pauling und ich eine Pressekonferenz in San Francisco und richteten den Aufruf zur Ausmerzung der Herz-Kreislauf-Erkrankung an die Weltöffentlichkeit. Die einfache aber deutliche Botschaft war, dass sowohl die wissenschaftliche Grundlage als auch die Mittel zur Ausmerzung der Herz-Kreislauf-Erkrankung - der Todesursache Nummer eins in den Industrieländern - ab jetzt verfügbar waren.

Es dauerte nur wenige Wochen nach dieser öffentlichen Ankündigung, bis die amerikanische Zulassungsbehörde (Food and Drug Administration, FDA), die im Dienste der Pharma-Industrie steht, ihre bis dato schlimmste Attacke gegen Vitamine und Naturheilverfahren lostrat. Das Ziel dieses Pharma-Anschlages war es, Gesetze zu verabschieden, die Vitamine und Nahrungsergänzungsstoffe zu verschreibungspflichtigen Medikamenten gemacht hätten - und sie damit der Kontrolle des Pharma-Kartells unterworfen hätten.

Warum begann die FDA diese Attacke 1992 und warum war es der bis dahin schlimmste Angriff auf die Vitaminfreiheit? Dieses Buch gibt die Antwort: Wenn Vitamine die Lösung der Herz-Kreislauf-Epidemie sind, dann bricht der Hauptmarkt der Pharma-Industrie, der Hunderte Millionen Dollar schwere Markt an Herz-Kreislauf-Pharma-Präparaten unweigerlich zusammen. Aber die Menschen Amerikas sagten „Nein" zu diesen Plänen, Vitamine verschreibungspflichtig zu machen und verteidigten ihre Behandlungsfreiheit in einer politischen Auseinandersetzung, die Newsweek als "die größte Bewegung seit dem Vietnam-Krieg" beschrieb.

Im August 1994 verabschiedete der US-Kongress einstimmig (!) ein Gesetz, das den Menschen Amerikas weiterhin freien Zugang zu Vitaminen und anderen Nahrungsergänzungsstoffen garantierte. Dieser Sieg im Kampf um die Vitaminfreiheit

## Die schlimmste Niederlage in der Geschichte der FDA

Fakt ist, dass finanzielle Bande zu Pharma-Unternehmen bei fast allen „Experten“ in der Food and Drug Administration (FDA - US-Aufsichtsbehörde für das Gesundheitswesen) bestehen und dass sie für die Pharma-Industrie instrumentalisiert werden. Es lag auf der Hand, dass Millionen von Amerikanern, denen Vitamine über Jahrzehnte gesundheitlichen Nutzen gebracht hatten, nicht verstehen würden, warum der freie Zugriff auf Vitamine eingeschränkt werden sollte und warum Zell-Vitalstoffe verschreibungspflichtig werden sollten. Um ihr eigentliches Ziel zu tarnen – nämlich protektionistische Gesetze für den Medikamentenmarkt – wurde vom FDA ein Scheinargument verwendet, um die unethischen Pläne schmackhafter und somit für die Amerikaner akzeptabel zu machen.

- **„Verbraucherschutz“:** Im Rahmen einer großangelegten Public-Relations-Kampagne versuchte das FDA im Namen des Pharma-Kartells Millionen Amerikaner glauben zu machen, dass Vitamine und sonstige natürliche Therapien verschreibungspflichtig werden müssten, um sie vor „Überdosierungen“ zu schützen. Die Täuschungsabsicht dieser Kampagne flog auf, als die folgende US-Statistik aus den Jahren 1983-1990 veröffentlicht wurde, worin nachzulesen war, dass kein einziger Amerikaner auf Grund der Einnahme von Vitaminen oder sonstigen Zell-Vitalstoffen gestorben war. Dagegen waren im gleichen Zeitraum mehrere Hunderttausende von Amerikanern durch die Einnahme von rezeptpflichtigen Medikamenten, die von der gleichen Institution - nämlich der FDA - zugelassen worden waren, gestorben.

- **„Internationalisierung“:** Das Täuschungsargument, mit dem die FDA versuchte, den Einsatz von Vitaminen im Namen der Pharma-Industrie einzuschränken, war die angebliche Notwendigkeit einer Anpassung an „Internationale Handelsstandards“. Diese unglaublichen „Standards“ wurden von Deutschland und anderen europäischen Ländern gesetzt, in denen 1.000 mg Vitamin C in Tabletten bereits als verschreibungspflichtige Menge gilt und Aminosäuren auf der „schwarzen Liste" stehen.

Auf diese Weise versuchte das FDA, im Namen der Pharma-Industrie zwei der wichtigsten grundlegenden Menschenrechte abzuschaffen - nämlich das Recht des Einzelnen auf Wahlmöglichkeiten zwecks Gesunderhaltung und die Freiheit des Zugriffs auf Informationen zur Gesunderhaltung.

Das amerikanische Volk war jedoch weder am „Verbraucherschutz" noch an der „Internationalisierung", die beide in das „dunkle Zeitalter der Medizin" zurückführten, interessiert. In der „größten Volksbewegung seit dem Vietnamkrieg" (Newsweek) sicherte sich das amerikanische Volk über seine politischen Vertreter gegen das FDA und gegen die finanziellen Interessen der Pharma-Industrie seine Freiheit auf dem Gebiet des Gesundheitswesens.

Im August 1994 wurde der „Dietary Supplement Health and Education Act" (DSHEA) (Gesetz über Nahrungsergänzungsmittel und -ausbildung) einstimmig im Senat und Repräsentantenhaus des US-Kongresses verabschiedet.

Ähnliche Gesetze, die den freien Zugang der Patienten zu Vitaminen und auch anderen Naturheilverfahren garantieren, müssen jetzt auch die Menschen in Europa politisch durchsetzen.

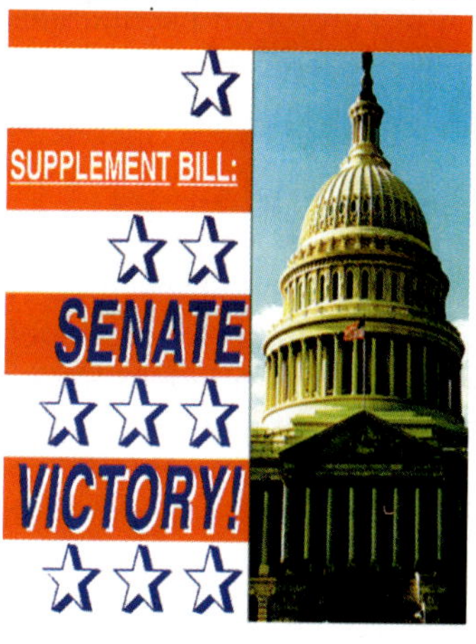


*The Dietary Supplement Health and Education Act (DSHEA)of 1994 guarantees free access to vitamins.*

hat eine wahrlich historische Dimension und schuf die Voraussetzung dafür, dass in den folgenden Jahren ähnliche Auseinandersetzungen in anderen Ländern und schließlich weltweit möglich wurden, die zugunsten der Menschen ausgehen.

Viele trugen zu dem historischen Erfolg damals bei, aber der wichtigste Faktor war, dass Millionen Menschen in Amerika unmissverständlich klar machten - vor allem gegenüber ihren Abgeordneten - dass sie auf das Recht auf Vitamintherapien und freien Zugang zu Naturheilverfahren nicht verzichten werden! Der in diesem Buch dokumentierte Durchbruch der Vitamin-Herzinfarkt-Forschung hatte diese Auseinandersetzung mit der Pharma-Industrie nicht nur heraufbeschworen, sondern half diese Auseinandersetzung auch zu gewinnen. Dies ist eine wichtige Erkenntnis, die jetzt für die Auseinandersetzung gegen die Pharma-Industrie im Weltmaßstab von unschätzbarem Wert ist. Jeder Leser dieses Buches muss erkennen, dass er/sie mit den Erkenntnissen dieses Buches ein wichtiges Instrument in der Hand hält, um diese Auseinandersetzung auch in Europa und schließlich weltweit für die Gesundheitsinteressen der Menschen und gegen die Gewinninteressen der Pharmakonzerne zu entscheiden.

### Meilenstein Nr. 5
### Der wissenschaftliche Durchbruch der Zellular Medizin

Die Bedeutung dieses medizinischen Durchbruches kommt auch daher, dass er Konsequenzen für Gesundheit und Leben von buchstäblich jedem Menschen auf der Erde hat, jetzt und in allen zukünftigen Generationen. Deshalb ist es wichtig, dass diese wissenschaftlichen Erkenntnisse in einer Sprache dargestellt werden, die jeder Mensch versteht.

Genau dies habe ich mit dem vorliegenden Buch und allen anderen Büchern, die ich schrieb, getan. Dies ist Voraussetzung dafür, dass dieser medizinische Durchbruch unmittelbar durch die Menschen selbst genutzt werden kann.

Warum ist dieser Schritt so wichtig? Vor hundert Jahren noch, als Bakterien als Ursache der Infektionskrankheiten entdeckt

**Zellular Medizin** vs. **Schulmedizin**

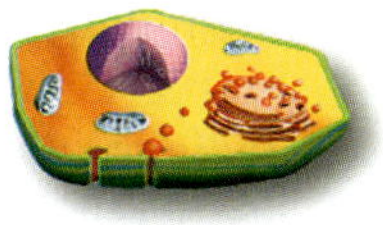

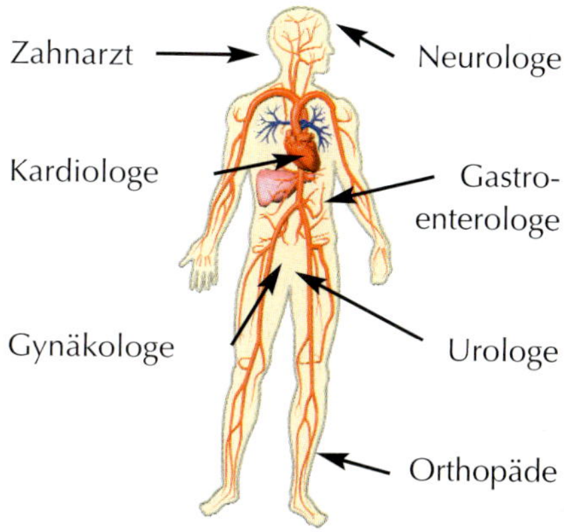


**Die Zellular Medizin braucht keine „Spezialisten“. Jeder kann sie verstehen:**

**Gesundheit und Krankheit entstehen nicht in den Organen, sondern auf Ebene der Zellen.**

wurden, dauerte es mehrere Jahrzehnte, bevor die ersten Impfstoffe und später Antibiotika entwickelt wurden.

Jetzt, mit dem Durchbruch bei der Herz-Kreislauf-Erkrankung, ist eine solche „Wartezeit“ nicht mehr erforderlich. Vitamine und andere Nahrungsergänzungsstoffe - die Lösung der Herz-Kreislauf-Epidemie, sind für jedermann sofort verfügbar. Die Zeit, die erforderlich ist, bis die Herz-Kreislauf-Erkrankung weitgehend ausgemerzt sein wird, hängt jetzt nur noch von einem einzigen Faktor ab: Wie lange braucht es, bis die Informationen, die in diesem Buch zusammengefasst sind, weltweit verbreitet sind.

Mein Buch hat weltweit bereits Millionen Menschen in die Lage versetzt, mehr Verantwortung für ihre Gesundheit zu übernehmen. Teilen Sie die Erkenntnisse dieses Buches mit Ihrer Familie, Ihren Freunden, aber diskutieren Sie auch mit Ihren Ärzten und schicken Sie ein Exemplar dieses Buches an die politisch Verantwortlichen in Ihrer Gemeinde und Ihrem Land.

Im Laufe des vergangenen Jahrzehnts haben diese Informationen bereits weitreichende Auswirkungen gezeigt: Führende medizinische Universitäten haben inzwischen Ausbildungsgänge im Bereich Ernährungsmedizin aufgenommen und zwei von drei Ärzten schließen Naturheilverfahren in ihre tägliche Praxis mit ein. Fest steht, wenn die Blockade der Pharma-Industrie gegen diesen wissenschaftlichen Durchbruch der Vitaminforschung Verbreitung findet, wird kaum noch jemand freiwillig auf die überlegene - weil ursächliche - Zellular Medizin verzichten und sich mit lediglich symptomorientierten Pharma-Präparaten abgeben.

### Meilenstein Nr. 6

**Zellular Medizin, die Grundlage eines neuen Gesundheitssystems**

Die Entdeckung von Vitaminmangel als Hauptursache der Herz-Kreislauf-Erkrankung war nur der Anfang. Im Laufe unserer weiteren Forschungen wurde klar, dass die meisten heute bekannten Volkskrankheiten einen gemeinsamen Nenner hatten: Eine Minderversorgung der Zellen des Körpers durch Vitamine und andere Mikronährstoffe. Die Zeit war reif, um dieses neue medizinische Verständnis in einen breiten wissenschaftlichen Rahmen zu stellen. Dies war die Geburtsstunde der Zellular Medizin, einem neuen Verständnis von Gesundheit und Krankheit, von dem schon jetzt feststeht, dass es die Grundlage einer neuen Gesundheitsversorgung sein wird.

Drei Prinzipien der Zellular Medizin unterscheiden dieses neue Gesundheitsverständnis von allen anderen herkömmlichen medizinischen Weltbildern:

1. **Zelldenken ersetzt Organdenken.** Gesundheit und Krankheit unseres Körpers werden nicht auf der Ebene unserer Körperorgane entschieden, sondern auf der Ebene von Millionen Zellen, die diese Organe aufbauen. Ein jahrelanger Mangel an Vitaminen und anderen lebenswichtigen Biokatalysatoren des Zell-Stoffwechsels sind die häufigste Ursache zellulärerMangelfunktion und von Krankheiten.

2. **Ursachendenken ersetzt Symptomdenken.** Die meisten Pharma-Präparate sind lediglich symptomorientiert. Zwangsläufig hat deshalb die Pharma-fokussierte herkömmliche Medizin nur begrenzte Möglichkeiten einer wirksamen Vorbeugung, einer ursächlichen Behandlung, und damit wird die Ausmerzung von Krankheiten verhindert. In direktem Gegensatz dazu fördert die Zellular Medizin die Wiederherstellung eines gestörten Zellstoffwechsels und ermöglicht dadurch die wirksame Vorbeugung, ursächliche Behandlung und damit langfristig die weitgehende Ausmerzung von Volkskrankheiten.

3. **Selbstverantwortung ersetzt Abhängigkeit.** Die wissenschaftlich begründete Logik der Zellular Medizin ermöglicht es Millionen Menschen nicht nur die Ursachen von Krankheiten zu verstehen, sondern gibt ihnen auch die Mittel in die Hand, diese Krankheiten durch optimale Zufuhr von Vitaminen und anderen Zell-Vitalstoffen wirksam vorzubeugen. Die herkömmliche Medizin beruft sich immer noch weitgehend auf die lateinische Sprache und macht es so unmöglich, dass Patienten die Ursachen von Krankheiten verstehen, selbst wenn sie dies wollten. Die weite Verbreitung des so genannten „Mediziner-Lateins" ist kein Zufall, sondern wird von einer Pharma-abhängigen Medizin
geradezu gefördert, in der die Unwissenheit und die Abhängigkeit von Patienten die Voraussetzung für ein Milliarden-Geschäft ist.

   Im Gegensatz dazu erklärt die Zellular Medizin dem Patienten die Basisfunktionen des Körpers, die Hauptursachen von Krankheiten und wirksame natürliche Wege der Vorbeugung und Basisbehandlung von Volkskrankheiten.

Aus diesen – für jeden Leser nachvollziehbaren – Gründen ist die Zellular Medizin die Voraussetzung für Millionen Menschen, um sich aus der Sackgasse einer überholten, Pharmaorientierten Medizin befreien zu können.

Die Zellular Medizin geht jedoch noch einen Schritt weiter. Sie ermöglicht nicht nur die Befreiung von Millionen Menschen von Volkskrankheiten, sondern sie bildet auch die Grundlage eines effektiven und finanzierbaren Gesundheitswesens in den Industrieländern ebenso wie in den Entwicklungsländern der Erde. Die Zellular Medizin ist damit zum Synonym geworden für die weltweite Umwandlung der Gesundheitsversorgung weg von einer Profit-orientierten Medizin und hin zu einer Patienten-orientierten Gesundheitsversorgung.

Nachdem feststand, dass Vitaminmangel die Hauptursache der Herz-Kreislauf-Erkrankung war, wurde der Sieg über den Krebs zum nächsten wichtigen Meilenstein der Zellular Medizin. Auch hier war ein detailliertes Verständnis der zellulären Funktionen die Voraussetzung dafür, dass die Diagnose "Krebs" nicht mehr länger ein Todesurteil für Patienten ist. Auch dieser medizinische Durchbruch der Zellular Medizin wird von der Pharma-Industrie aufs Schärfste bekämpft, denn nach dem Weltmarkt für Herz-Kreislauf-Pharma-Präparate ist der Pharma-Markt für Krebsmedikamente (Chemotherapie) der zweitlukrativste Pharma-Markt überhaupt. Zu diesem Weltmarkt gehören auch die Medikamente, die gegen die schwerwiegenden Nebenwirkungen der zellschädigenden Chemotherapie überhaupt erst erforderlich werden, z. B. schmerzstillende Medikamente, Entzündungshemmer, Antibiotika, Blutersatzstoffe etc., die Krebspatienten einnehmen, um die Chemotherapie überhaupt ertragen zu können.

Die Details der Entdeckung der Zellular Medizin bei der Bekämpfung der Krebskrankheit übersteigen den Rahmen dieses Buches. Diese Entdeckungen sind in meinem Buch über die biologische Krebsabwehr bzw. unserer Forschungs-Webseite unter www.natuerlich-gegen-krebs.de zu finden. Diesen beiden Forschungsrichtungen, der Herz-Kreislauf-Erkrankungen und dem Krebs, ist auch der Schwerpunkt der Forschung in unserem Forschungsinstitut für Zellular Medizin in Kalifornien.

Basierend auf dem medizinischen Durchbruch, der in diesem Buch beschrieben ist, haben wir Naturheilverfahren entwickelt, die von Hunderttausenden Menschen weltweit bereits genutzt werden. Weitere Informationen hierzu finden Sie auf unserer Internet-Seite unter www.dr-rath.com, eine der meist besuchten Quellen zu natürlicher Gesundheitsinformation im Internet.

Ein medizinischer Durchbruch dieser Größenordnung ruft natürlich massivste Reaktionen der Pharma-Industrie hervor, der es darum geht, einen Billionen-Markt zu verteidigen. Die Reaktionen dieses Industriekreises waren durchaus nicht einheitlich und es kristallisierten sich schnell zwei sich nur scheinbar widersprechende Hauptrichtungen heraus, wie mit diesem medizinischen Durchbruch umzugehen sei: a) „bekämpfen“ und b) „ausnutzen“.

- **Bekämpfen:** Die Hauptreaktion der Pharma-Industrie auf diesen medizinischen Durchbruch war ein Vernichtungskampf, z.B. über den Versuch, weltweit so genannte Pharma-Protektions-Gesetze durchzusetzen. Es war jedoch von Anfang an klar, dass es mehrere Jahre dauern würde, bis dieses Ziel möglicherweise erreicht werden würde.

- **Ausnutzen:** Deshalb entschieden sich einige Pharmafirmen – sozusagen in der Zwischenzeit – diesen wissenschaftlichen Durchbruch ökonomisch auszunutzen. Genau dies ist der Hintergrund des so genannten "Vitamin-Kartells", des weltweiten Zusammenschlusses großer Pharmaunternehmen mit dem Ziel, durch kriminelle Preisabsprachen weltweit Hunderte Milliarden Euro von ahnungslosen Verbrauchern abzuschröpfen.

## Meilenstein Nr. 7

### Das Vitamin-Kartell fliegt auf

In der zweiten Hälfte der 90er-Jahre wurden immer mehr Weltfirmen der Beteiligung an diesen kriminellen Preisabsprachen im Vitaminmarkt überführt. Rädelsführer dieser „kriminellen Vereinigungen" war die Firma Hoffmann-La Roche in Basel. Beteiligt waren auch Weltfirmen wie BASF, Rhône-Poulenc (Frankreich), Archer Daniels Midland ADM (USA), Takeda (Japan) und andere Weltkonzerne. Sie alle hatten sich schuldig bekannt, im Rahmen des so genannten Vitamin-Kartells durch kriminelle Preisabsprachen über Jahre hinweg die Preise für Vitaminprodukte künstlich verteuert zu haben. Hunderte Millionen Menschen weltweit wurden fast ein Jahrzehnt lang systematisch betrogen und beraubt. Das US-Justizministerium erklärte 1997, dass dieses „Vitamin-Kartell" das größte Kartell in der Geschichte der Wirtschaftskriminalität der USA sei. Inzwischen haben Hoffmann-La Roche, BASF und die anderen Kartell-Mitglieder Milliarden an Strafgeldern in den USA, Europa und anderen Erdteilen für ihre kriminellen Taten bezahlt. Nur ein beteiligter Konzern ging bislang ungeschoren davon: Die Firma Novartis, der Zusammenschluss von ehemals Sandoz und Ciba-Geigy, hatte sich den Behörden rechtzeitig als „Kronzeuge" zur Verfügung gestellt und die anderen „Vitamin-Kartell-Brüder" schlichtweg „verpfiffen" – im Gegenzug für eine Generalamnestie. Die Welt der Pharmakonzerne unterscheidet sich von der Unterwelt und den Methoden Al Capones sicher nicht durch die kriminellen Methoden – sondern allenfalls durch das Ausmaß der Verbrechen.

Während die Dreistigkeit und das Ausmaß dieser kriminellen Praktiken der Pharmakonzerne die Schlagzeilen der Weltpresse prägten, blieb eine Frage unbeantwortet: Wer oder was hat dieses weltweite "Vitamin-Kartell" eigentlich veranlasst oder verursacht? Kriminelle Aktivitäten, bei denen es um Milliardenraub geht, fallen nicht einfach so vom Himmel, sondern haben konkrete Anlässe. Wie bei den Kriminellen der Unterwelt, so musste auch bei den Planungen der Pharma-Kriminellen der finanzielle Nutzen dieses Milliardenraubes das mögliche Risiko um ein Vielfaches überwiegen.

Der Hintergrund dieses illegalen Vitamin-Kartells ist der wissenschaftliche Durchbruch, der in diesem Buch dokumentiert ist. Bereits zu Beginn des Jahres 1990 hatte ich die Firma Hoffmann-La Roche über meine ersten Entdeckungen in der Vitamin-Herzinfarkt-Forschung informiert. Am 2. Juni 1990 schickte ich die Zusammenfassung der Entdeckung, dass Herzinfarkt und Schlaganfall ähnlich wie die Seefahrerkrankheit Skorbut das Ergebnis von Langzeit-Vitamin-C-Mangel ist, an den Leiter der weltweiten Forschungsabteilung der Firma Hoffmann-La Roche, Prof. Jürgen Drews. Dies geschah nicht ohne Grund: Hoffmann-La Roche war damals der weltgrößte Hersteller des Vitamin-C-Rohstoffs Askorbinsäure.

Die Geschäftsführung von Hoffmann-La Roche erkannte sofort, dass meine Entdeckungen den weltweiten Bedarf an Vitamin C sprunghaft ansteigen lassen würde und weltweit einen Multi-Milliarden-Dollar-Markt für Vitamin C und andere Vitamine schaffen würde.

Um möglichst umfassende Informationen zu bekommen, unterschrieb die Geschäftsführung von Hoffmann-La Roche sogar ein „Geheimhalteabkommen" mit mir und lud mich ein, meine Entdeckungen im Hauptquartier ihrer Firma in Basel vorzustellen. Dass Hoffmann-La Roche gar kein Interesse daran hatte, diese Forschung zu nutzen und weltweit mitzuhelfen, die Herz-Kreislauf-Erkrankung auszumerzen, erkannte ich erst viel später. Als Antwort auf meinen Vortrag schrieb die Roche-Konzernzentrale mir, dass sie den wissenschaftlichen Durchbruch zwar anerkennen würden, aber keine Möglichkeit der Zusammenarbeit sehen, da sie selbst Cholesterinsenker und andere Pharma-Präparate in der „Produkt-Pipeline" hätten.

Den Herrschaften in der Roche-Chefetage war sofort klar, dass die Entdeckung der Skorbut-Herzinfarkt-Verbindung das Todesurteil für den Weltmarkt an Cholesterinsenkern bedeuten wird. Die Unterstützung dieses medizinischen Durchbruchs kam für sie daher - wider besseres Wissen - nicht in Frage. Gleichzeitig erkannten die skrupellosen Manager jedoch, dass der Absatz an Vitamin C und anderen Vitaminen durch diese Entdeckung um ein Vielfaches ansteigen würde. Diesen „Geldsegen" wollten die „Pharma-Gangster" in den Chelletagen natürlich mitnehmen.

Während sich diese Pharma-Konzerne also weigerten, den medizinischen Durchbruch zur Ausmerzung der Herz-Kreislauf-Erkrankung zu unterstützen – der Millionen Menschenleben hätte retten können –, entschlossen sie sich stattdessen für kriminelle Preisabsprachen mit anderen Konzernen. Ziel dabei war es, von dem zu erwartenden Zuwachs der weltweiten Vitaminnachfrage heimlich zu profitieren, ohne jedoch den medizinischen Durchbruch der Skorbut-Herzinfarkt-Verbindung weltweit zu verbreiten. Was für ein skrupelloses, verbrecherisches Vorgehen!

Genau aus diesem Motiv heraus lud Hoffmann-La Roche BASF, Rhône-Poulenc, Takeda und die anderen Hersteller ein, sich an den kriminellen Preisabsprachen im Weltmaßstab zu beteiligen. Die betrügerischen Gewinne dieser Firmen lagen im Bereich von Hunderten Milliarden Dollar im Verlauf der vergangenen zehn Jahre. Im Vergleich dazu sind die Strafgelder, die diese Konzerne bezahlen mussten, wenig mehr als „Peanuts". Es bleibt zu hoffen, dass bei den noch laufenden Klageverfahren gegen diese Firmen weltweit sich immer mehr Verbraucher anschließen, um diese verbrecherischen Machenschaften zur Rechenschaft zu bringen. Diese Pharma-Konzerne haben Millionen Menschen auf doppelte Weise geschädigt: Zuerst haben sie - wider besseres Wissen - sich geweigert, die lebensrettenden Informationen über den Nutzen von Vitaminen bei der Vorbeugung der Herz-Kreislauf-Erkrankung verbreiten zu helfen und haben damit den vorzeitigen Tod von Millionen Herzinfarkt- und Schlaganfall-Opfern mit verursacht. Zweitens haben sie Hunderte Millionen Menschen durch kriminelle Preisabsprachen um Milliardenbeträge beraubt.

Mein Briefwechsel mit der Firma Hoffmann-La Roche, der in diesem Kapitel dokumentiert ist, zeigt, wie verlogen die Vor-

**Am 2. Juni 1990 infornierte ich den Roche-Konzern, den weltgrößten Hersteller von Vitamin C, über meinen Durchbruch.**

June 4, 1990

CONFIDENTIAL

Professor Jürgen Drews
Hoffmann-La Roche & Co. AG
Grenzacherstrasse 122
Basel
CH-4058 Baselstadt
Switzerland

Dear Professor Drews:

Following our conversation on the vitamin C-related atherosclerosis research we send you today the concept of this work. ... ... ... ... The implications of this concept for human health are obvious. Our research promises to provide important missing links on the cellular and molecular level to prove the role of vitamin C on prevention and therapy for cardiovascular disease and other diseases. Beside animal studies conducted, we have obtained preliminary data from patients in support of this concept. If further evidence can be provided, we foresee a several-fold increase in the preventive and therapeutic use of vitamin C.

As a next step we suggest that further evidence should be provided on various research levels. We could offer links to other research labs and clinical centers interested in this field.

We are convinced of the mutual benefit of our discovery and its scientific and commercial impacts. We are looking forward to your reply.

Sincerely,

Dr. Matthias Rath

MR:mb

Roche

F. HOFFMANN-LA ROCHE AG

Law Department

Your Ref.: MR:
Our Ref.: StA/Co-mb
Direct Dialling: 061 688 58 66

Basel, June 18, 1990

Agreement of Confidentiality

Dear Dr. Rath,

We are refering to the draft Agreement of Confidentiality of May 25, 1990, already signed by you.

May we kindly ask you to send us a second original of the Agreement of Confidentialty already duly signed by you. After full execution of both originals, we shall return to you one original and keep the other one for our files.

Yours sincerely,

F.HOFFMANN-LA ROCHE Ltd

Prof. J. Drews    Dr. C. Conti

CH-4002 Basel, Schweiz
Telephon 061 - 688 11 11
Telex 962 292/965 542 hir ch
Telefax 061 - 691 93 91/691 96 00

F. HOFFMANN-LA ROCHE LTD
CH-4002 Basel, Switzerland
Telephone 061 - 688 11 11
Telex 962 292/965 542 hir ch
Telefax 061 - 691 93 91/691 96 00

F. HOFFMANN-LA ROCHE SA
CH-4002 Bâle, Suisse
Téléphone 061 - 688 11 11
Télex 962 292/965 542 hir ch
Téléfax 061 - 691 93 91/691 96 00

**Als Mitglied des Vitamin-Kartells wurden die Roche-Manager inzwischen krimineller Machenschaften überführt und der Konzern zahlte allein in den USA über eine Milliarde Dollar Strafe.**

**Roche muss für Kartell büßen**

Illegale Absprachen im Vitamingeschäft verringern den Gewinn

Badische Zeitung 29. 9. 1999

**Die Kartellbrüder müssen blechen**

Süddeutsche Zeitung 29. 9. 1999

standsmitglieder dieser Pharma-Konzerne sind. Lange Zeit bestritten sie, dass die Manager über diese kriminellen Preisabsprachen Bescheid wussten. Das Gegenteil ist der Fall: Die Geschäftsführer dieser Firmen wussten nicht nur über diese kriminellen Machenschaften – sie haben sie selbst organisiert. Die Verantwortlichen dieser Machenschaften in den Chefetagen dieser Pharmakonzerne müssen – vor allen anderen - zur Rechenschaft gezogen werden.

Während dieser Prozess einige Zeit dauern dürfte, ist der größte Nutzen dieses aufgeflogenen Betruges bereits heute deutlich erkennbar. All diese Firmen haben sich vor Gericht - also ganz offiziell – krimineller Machenschaften schuldig erklärt. Dies bedeutet, dass heute jeder Mensch diese Firmen, deren Manager und Verantwortlichen ungestraft als das bezeichnen kann als das, was sie sind: Kriminelle, die sich von normalen Straßenräubern nur durch den Umfang ihrer Verbrechen unterscheiden.

Mein Leben, die Geschichte dieses Buches, ist ein Augenzeugenbericht der Entstehung des „Vitamin-Kartells", eines der größten Wirtschafts-Raubzüge in der Geschichte.

### Meilenstein Nr. 8

### Die Verteidigung der Vitaminfreiheit gegen die Interessen des Pharma-Kartells

Die Hauptstrategie des global operierenden Pharma-Kartells war jedoch die frontale Blockade des wissenschaftlichen Durchbruchs, der in diesem Buch dokumentiert ist. Das primäre Ziel dabei ist es bis heute, ein weltweites Verbot der Verbreitung des Inhalts dieses Buches und vergleichbarer Naturheilverfahren zu erzwingen.

Nachdem 1994 durch den Dietary Supplement Health and Education Act in den USA diese Auseinandersetzung für das Pharma-Kartell verloren ging, versuchten sie seit dieser Zeit ihre Ziele im Weltmaßstab umzusetzen. Bis heute versucht das Pharma-Kartell nationale und internationale politische Körperschaften, wie z. B. das Europäische Parlament und die „UN-

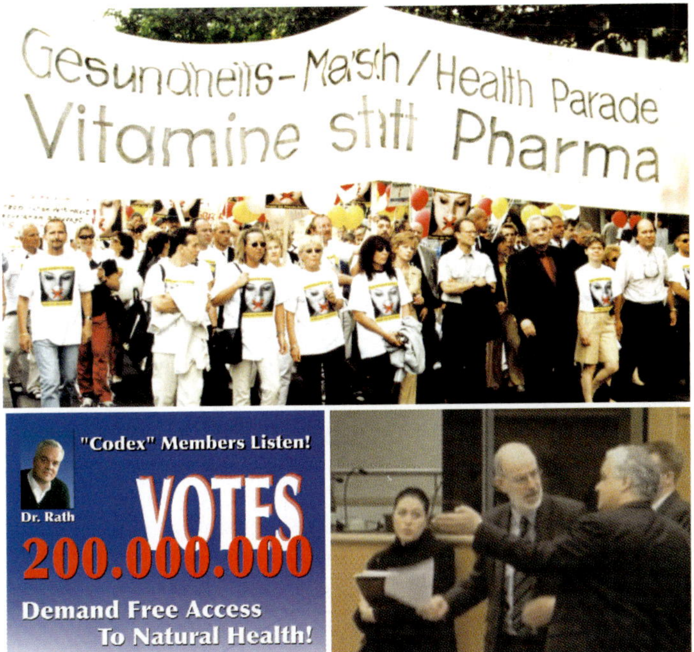


*Eindrücke von unserem „Kampf für Vitamin-Freiheit" (von oben nach unten): Codex 2000: Kundgebung in Berlin; Codex 2001: 200 Mill. E-Mails für Vitamin-Freiheit; Europaparlament 2002: Dr. Rath übergibt dem Vizepräsidenten des Europaparlaments die Petition für Vitamin-Freiheit; Codex 2002: Kongress über natürliche Gesundheit in Berlin*

Codex Alimentarius Kommission" zu missbrauchen. Vor allem die weltweiten Codex-Pläne des Pharma-Kartells sind ein verzweifelter Versuch dieses Industriezweiges, sein ökonomisches Überleben um jeden Preis sicherzustellen. Wenn auch diese weltweite Auseinandersetzung für das Pharma-Kartell verloren geht - ähnlich wie die Auseinandersetzung 1994 in den USA - werden Vitamine weltweit für immer akzeptiert sein als wirksame Mittel für die Vorbeugung und Basisbehandlung von Herz-Kreislauf-Erkrankungen und anderen Volkskrankheiten.

Aus diesem Grund wird diese Auseinandersetzung auch mit aller Schärfe geführt. Fast zehn Jahre lang hat mittlerweile das Pharma-Kartell sein Hauptschlachtfeld in Deutschland aufgebaut, das, bis vor kurzem, das Hauptexportland für Pharma-Produkte war. Hinter den verschlossenen Türen des „Bundesamts für gesundheitlichen Verbraucherschutz" (BGVS) trafen sich die Vertreter des Pharma-Kartells mit ihnen hörigen Politikern aus aller Welt in regelmäßigem Abstand, um das weltweite Verbot für Naturheilverfahren durchzusetzen.

1996, 1998, 2000, 2001 und 2002 standen diese skrupellosen Pläne auf der Tagesordnung dieser Codex-Meetings. Sie kamen nicht durch. Der Hauptgrund hierfür war der Widerstand von Patienten und Freunden unserer Gesundheits-Allianz, die ihr Recht auf Vitamintherapien und Naturheilverfahren immer wieder einforderten. Dieser Protest hatte verschiedene Formen: Gesundheitskonferenzen, Offene Briefe in Zeitungen, Politikerinformationen, Demonstrationen vor dem „Codex"-Tagungsort und viele andere Aktionen. Besonders wirksam waren Protestaktionen, die sich des neuen Kommunikationsmittels Internet bedienten. Allein im Jahr 2002 übertraf die Zahl der E-Mails, die an die Codex-Mitglieder und Politiker weltweit von Patienten und betroffenen Bürgern verschickt wurde, 650 Millionen Mails.

Parallel zu den Codex-Bemühungen versuchten die Pharma-Firmen auch über das Europäische Parlament und vor allem über die skandalgebeutelte Europäische Kommission ihre

Interessen durchzusetzen. Am 13. März 2002, dem Tag, als das EU-Parlament über die Einschränkungen des freien Zugangs zu Vitamintherapien und Naturheilverfahren abstimmte, trafen so viele Protest-E-Mails ein, dass zum ersten Mal in der Geschichte des EU-Parlaments das gesamte E-Mail-System zusammenbrach.

Was haben wir mit diesen Protesten erreicht? Eine ganze Menge! Zunächst ist es uns gelungen, die unethischen Pläne des Pharma-Kartells für einen weltweiten Bann von Naturheilverfahren fast ein Jahrzehnt lang abzuwenden. Es gelang uns, Codex-Delegierte aus Südafrika und anderen Entwicklungsländern davon zu überzeugen, dass sie den Gesundheitsinteressen der Menschen ihrer Länder durch die Unterstützung der Codex-Pläne nicht nützen, sondern ihnen schaden.

Vor allem aber haben wir Millionen Menschen mit diesen Aktivitäten über die skrupellosen Pläne der Pharma-Industrie informiert. Diese Menschen, darunter Wissenschaftler, Ärzte, ja, selbst Politiker, wurden dadurch in die Lage versetzt, hinter dem betrügerischen Nebelwerfer-Begriff „Verbraucherschutz" und „Handels-Standardisierungen" zu blicken und diese als das zu erkennen, was sie sind: Ein Vorwand für Protektions-Gesetze des Pharma-Milliarden-Geschäfts mit der Krankheit.

Viele Male im Verlauf der vergangenen Jahre habe ich Reden gehalten und im Namen der gesamten Menschheit gesprochen. In sprach in Vertretung der Menschen Amerikas, Asiens, Afrikas und Europas. Ich sprach für die gegenwärtige Generation und für alle zukünftigen Generationen. Ich wusste, diese Millionen, ja, Milliarden Menschen hatten eines gemeinsam: Die skrupellosen Pläne des Pharma-Kartells betrafen ihre Gesundheit und ihr Leben unmittelbar. Schlimmer noch – kaum jemand wusste davon.

Wenn die Geschichtsbücher über die Befreiung der Menschheit vom Joch des Pharma-Kartells eines Tages geschrieben werden, dann werden sie vor allem über diese Jahre handeln, in denen diese Befreiung immer wieder gefährdet war.

Ich frage Sie nicht, wo Sie während all dieser Jahre waren. Sehr wahrscheinlich wussten Sie nichts über diese weltweite Auseinandersetzung, die ja bis heute größtenteils im Verborgenen stattfindet. Sehr wahrscheinlich ist dieses Buch das erste Mal, dass sie über diese skrupellosen Pläne der Pharma-Industrie überhaupt erfahren. Aber jetzt, wo Sie diese Zusammenhänge erkennen, frage Sie: „Was werden Sie jetzt tun?"

Eine Sache ist klar: Wenn Sie jetzt Ihre Gesundheitsinteressen nicht selbst in die Hand nehmen, wenn Sie sich jetzt nicht dafür einsetzen, dass sich die Wahrheit durchsetzt, dann geben Sie dem Pharma-Kartell weiterhin die Chance alles umzukehren, was wir bisher erreicht haben. Nach dem Lesen dieses Buches steht auch fest, dass Sie nie wieder sagen können: Ich habe es nicht gewusst.

## Meilenstein Nr. 9

### Der Aufbau eines neuen Gesundheitswesens durch unsere Gesundheits-Allianz

Es gibt keinen Zweifel. Der Wechsel vom zweiten in das dritte Jahrtausend fällt zusammen mit einer der großen Umwälzungen in der Gesundheitsversorgung weltweit. Millionen Menschen wachen derzeit auf und erkennen, dass sie zum Opfer eines betrügerischen Gesundheitskonzeptes wurden, das wenig mehr darstellt als eine Illusion. Die Tatsache, dass es so lang dauerte, bis dieser Betrug aufflog, ist keine Überraschung. Diejenigen Wirtschaftskräfte, die finanziell von diesem Betrugsschema profitierten - die Pharma-Industrie und ihre Hintermänner - tun alles, um dieses Betrugsschema zuzudecken.

Die Informationen dieses Buches sind ein Schlüssel, um die Wahrheit ans Licht zu bringen. Jetzt, wo die wissenschaftlichen Fakten nicht mehr länger unterdrückt werden können, wo Patienten ebenso wie Ärzte und andere Gesundheitsberufe diesen medizinischen Durchbruch nutzen, vollzieht sich eine Umwälzung im Weltmaßstab. Zehntausende Menschen aus aller Welt arbeiten bereits jetzt in „Dr. Raths Gesundheits-Allianz" zusammen mit dem Ziel, ein neues Gesundheitswesen aufzubauen, in Europa, Amerika ebenso wie in zahlreichen Entwicklungsländern.

**Warum die „Dr. Raths Gesundheits-Allianz" notwendig ist.**
In einer Welt, in der das „Gesundheitswesen" nach wie vor das Monopol derer ist, die am Fortbestand von Krankheiten Milliarden scheffeln, sollten Sie nicht erwarten, dass „Gesundheit" Ihnen freiwillig angeboten wird. Im Gegenteil, Sie müssen verstehen, dass Sie Ihre Gesundheit gegen diese finanziellen Interessengruppen verteidigen und sich das Menschenrecht auf Gesundheit ständig neu erkämpfen müssen – insbesonders Recht auf natürliche Gesundheit.

Wenn Sie meinen, diese Aussage sei übertrieben, dann schauen Sie sich bitte einmal die Geschichte der größten Gesundheits-Organisation der Erde an, der Weltgesundheitsorganisation (WHO). Diese Weltorganisation wurde 1948 mit dem Ziel gegründet, die Gesundheit der Menschen im Weltmaßstab zu verbessern. Bis in die frühen 60er-Jahre, also etwa anderthalb Jahrzehnte lang, war die Hauptaufgabe der WHO auf die Verbreitung von Informationen über die Gesundheitsbedeutung von Ernährung, insbesondere auch von Vitaminen und anderen Mikronährstoffen, gelegt.

Doch das Pharma-Kartell brauchte gerade mal ein Jahrzehnt, um diese Weltorganisation so zu infiltrieren, dass es sie in ihr Gegenteil verkehrte. Es überrascht dann auch nicht, dass die WHO seit 1960 – also in den letzten vier Jahrzehnten – zu einem Instrument des Pharma-Kartells umfunktioniert wurde und für sein Ziel missbraucht wurde, den Weltmarkt an Pharma-Präparaten ständig auszuweiten. Die Verbreitung von Gesundheitsinformationen zu nicht-patentierbaren Nährstoffen durch die WHO wurde blockiert und durch einen gnadenlosen Kampf gegen die Weiterverbreitung von Naturheilverfahren im Interesse des Pharma-Kartells ersetzt. Natürlich steht die WHO nicht alleine. Der Gesundheitssektor und die politischen Entscheidungsträger in fast allen Ländern der Erde sind dem Lobbyismus des lukrativsten Investmentgeschäfts der Erde ausgesetzt und unterworfen – der Pharma-Industrie. Diese Tatsache ist einfach zu erklären. Die Pharma-Profite waren so gigantisch, dass sie ganze Regierungen kaufen konnten.

Diese Fakten zeigen die Notwendigkeit eines baldigen Wechsels. Sie zeigen auch, dass es geradezu unsinnig wäre, darauf zu warten, dass diese etablierten Institutionen sich von selbst ändern. Sie können dies niemals tun ohne sich selbst von Grund auf zu erneuern.

Selbst die größten Gesundheitsorganisationen der Erde wie die WHO sind infiltriert und deshalb nicht in der Lage, eine neue, weltweite Gesundheitsversorgung aufzubauen. Deswegen habe ich mich entschieden, eine Allianz von Menschen ins Leben zu rufen, die sich verpflichten, den Aufbau einer neuen Gesundheitsversorgung vorzunehmen, und zwar dort, wo Sie wohnen und arbeiten in den Dörfern und Städten Ihres Landes. Dies ist die Aufgabe von Dr. Raths Gesundheits-Allianz.

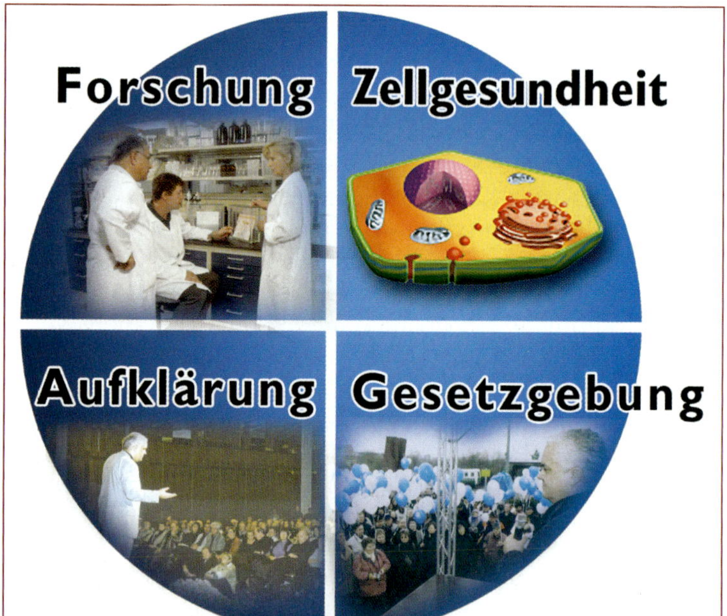

# Die Ziele der „Dr. Raths Gesundheits-Allianz“

**Es gibt vier Grundelemente der Arbeit unserer Allianz:**

1. **Natürliche Gesundheit:** Bessere Gesundheit für Sie selbst, Ihre Familie und Ihre Freunde, indem Sie die medizinischen Erkenntnisse dieses Buches und den Durchbruch der Zellular Medizin für sich nutzen.

2. **Naturheil-Forschung:** Die Förderung der Forschung im Bereich der Zellular Medizin und wissenschaftlich begründeter Naturheilverfahren. Unser unabhängiges Forschungsinstitut für Zellular Medizin forscht fast ausschließlich in Bereichen, die die Pharma-Industrie fast ein Jahrhundert lang vernachlässigt hat - das Gebiet der Zellular Medizin und andere wissenschaftlich begründete Naturheilverfahren, die die Grundlage einer wirksamen, nebenwirkungsfreien und auch erschwinglichen Medizin sind.

3. **Gesundheits-Aufklärung:** Die Aufklärung über die Gesundheitsbedeutung von Vitaminen, Zellular Medizin und anderen Naturheilverfahren als Voraussetzung für den Aufbau eines neuen Gesundheitswesens. Da Fernsehen und der große Teil der Massenmedien nur zögerlich ihre wirtschaftlichen Beziehungen zur Pharma-Industrie und zum "Geschäft mit der Krankheit" aufgeben, gibt es nur einen Weg, die bestehende Misere im Gesundheitswesen zu beenden: Sie selbst müssen mithelfen, damit sich diese lebenswichtigen Gesundheitsinformationen über Vitaminforschung und Zellular Medizin rasch verbreiten. Ich mache Ihnen Mut dazu, in einem Zimmer Ihres Hauses, Wohnzimmer oder Arbeitszimmer, einen Bereich einzurichten, den Sie als Ihr persönliches "Beratungszentrum für Zellular Medizin" einrichten. Ein kleines Fortbildungszentrum, in dem Sie diese und andere lebenswichtige Gesundheitsinformationen im Bereich der Vitamin- und Zellforschung sammeln - als Antwort auf Gesundheitsfragen für

sich selbst, Ihre Familie und im wachsenden Maße auch für Freunde, Nachbarn und Kollegen.

4. **Die Verteidigung der Vitamin-Therapie-Freiheit:** Dies ist ein entscheidender Schritt, um das Wissen dieses Buches langfristig nutzen zu können. Nicht umsonst habe ich einen erheblichen Teil dieses Buches der Beschreibung der Interessenslagen gewidmet, insbesondere den gewaltigen ökonomischen Interessen der Pharma-Industrie an der Fortsetzung des skrupellosen "Geschäfts mit der Krankheit". Wenn Sie wollen, dass dieses Geschäft beendet wird, dann müssen Sie selbst aktiv werden und dazu beitragen, dass Gesundheit ein Menschenrecht wird, d.h. uneingeschränkter Zugang zu Vitamintherapien und Naturheilverfahren und ein klares "Nein" zu den Versuchen der Pharma-Industrie im nationalen und internationalen Rahmen diese natürlichen, nicht-patentierbaren Heilverfahren per Gesetz verbieten zu lassen.

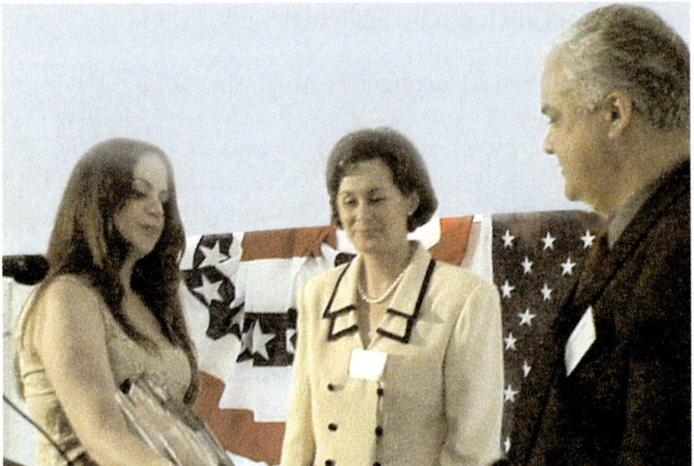

*Im Mai 2001 erhielt ich den „Bulwark of Liberty Award" der „American Association of Preventive Medicine", als Anerkennung für besondere Bemühungen um Fortschritte in den Ernährungswissenschaften, gesundheitliche Aufklärung und die Beendigung einer Zensur gesundheitlicher Informationen.*

## Hauptziel von Dr. Raths Gesundheits-Allianz: Aufbau des Neuen Gesundheitswesens

Die meisten Menschen, die in unserer Gesundheits-Allianz mitarbeiten, sind Patienten, die die Sackgassen der herkömmlichen Pharma-orientierten Medizin über Jahrzehnte selbst erfahren haben. Mit Hilfe der Vitaminforschung und der Zellular Medizin ist es ihnen gelungen, ihre Gesundheit wieder herzustellen und verlorene Lebensqualität zurückzugewinnen. Viele tausend dieser Menschen in Europa, Amerika und allen anderen Kontinenten der Erde sind ein lebender Beweis dafür, dass die Zellular Medizin Realität ist und dass ein neues Gesundheitszeitalter bereits begonnen hat.

Aber ich lade nicht nur Patienten ein, zu Architekten eines Neuen Gesundheitswesens zu werden. Ich denke vor allem auch an junge Menschen, die es nunmehr in der Hand haben, wie die Welt, in der sie leben, aussehen wird. Mein Appell an die jungen Menschen: Ihr habt es jetzt in der Hand, ob eines der höchsten Güter überhaupt – Gesundheit – Euch, den Menschen selbst gehört, oder ob dieses wertvolle Gut weiterhin von einem Industriezweig unterjocht wird, das damit sein skrupelloses Milliardengeschäft mit der Krankheit betreibt.

Ich fordere alle Menschen auf, wer immer Sie sind, wo immer Sie leben, wenn Sie Verantwortung übernehmen möchten für sich selbst und dazu beitragen wollen, dass anderen Menschen geholfen wird, dann lade ich Sie ein, in unserer Gesundheits-Allianz mitzuarbeiten. Was für eine großartige Perspektive, gerade auch für junge Menschen, sich im Bereich der natürlichen Gesundheitsberatung und -versorgung einen beruflichen Werdegang aufzubauen.

# Wie Sie mehr über Zellular Medizin lernen können

Echte Gesundheit beginnt immer mit Wissen. Wenn Sie nicht wissen, wie Ihr Körper funktioniert und was die Zellen Ihres Körpers benötigen, damit sie richtig funktionieren, wird es Ihnen schlicht unmöglich sein, gesund zu bleiben. Ohne dieses Wissen werden sie ein „Analphabet" im wichtigsten Bereich Ihres Lebens bleiben - Ihrer Gesundheit. Schlimmer noch, diese Unwissenheit, dieses „Analphabetentum" in Bezug auf Ihren Körper, wird Sie abhängig halten von denjenigen, die auf Ihrem Rücken weiterhin ihr unethisches „Geschäft mit der Krankheit" betreiben.

Es gibt einen einfachen Weg, dies zu ändern – sich Wissen aneignen. Je mehr Sie über die Grundlagen der Zellular Medizin wissen, umso wirkungsvoller können Sie Krankheiten vorbeugen und haben eine echte Chance, bereits bestehende Krankheiten zumindest teilweise zu beseitigen. Dieses Buch kann dabei nur der Anfang sein. Das Wissen der Zellular Medizin ist inzwischen soweit fortgeschritten, dass es fast alle Volkskrankheiten erfasst.

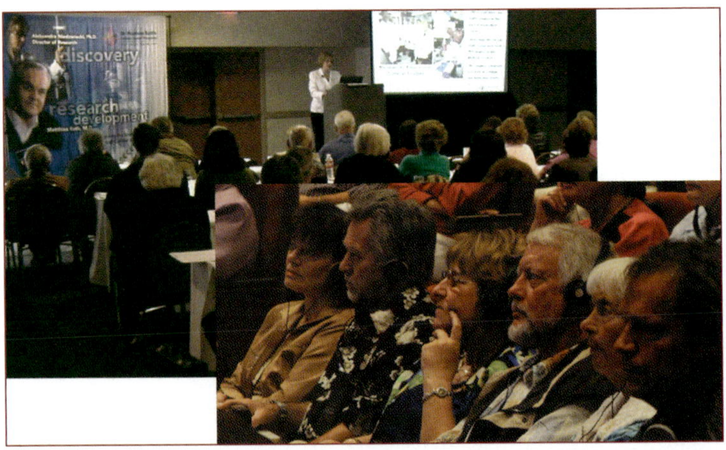

Ich lade Sie ein, eines unserer Fortbildungs-Seminare zu besuchen. Diese Gesundheits-Seminare sind bewusst auf Laien zugeschnitten. Dort lernen Sie über die Gesundheits-Bedeutung von Zell-Vitalstoffen und wie Sie dieses Wissen anwenden können, um sich selbst und anderen zu helfen. Sie lernen auch, warum die Schulmedizin bei den Volkskrankheiten von heute so oft versagt. Sie werden erkennen, dass es kein Zufall ist, dass sich fast alle Volkskrankheiten von heute im Weltmaßstab weiter ausbreiten.

Das, was Sie bei diesen Seminaren lernen, wird Sie in die Lage versetzen, mehr Verantwortung für Ihre Gesundheit zu übernehmen. Je mehr Wissen Sie sich aneignen, je mehr Erfolg Sie bei sich selbst und bei Freunden durch die Anwendung erleben, umso eher werden Sie dieses Hobby auch zum Beruf machen können. Je mehr wir sind, umso rascher werden die Volkskrankheiten von heute der Vergangenheit angehören. Durch die Seminarteilnahme erhalten Sie auch ein Zertifikat, das allen zeigt, dass Sie ein Mensch sind, der bereit ist, Verantwortung für sich selbst und für Mitmenschen zu übernehmen. Welch ein größeres Kompliment können Sie erhalten?

Weitere Informationen über die Durchführung dieser Seminare erhalten Sie über unsere Internet-Seiten.

**Kommentare von Teilnehmern unserer Seminare:**

„Ich habe in diesem Seminar gelernt, wie Krankheiten entstehen und wie sie auf natürliche Weise verhindert werden können."

„Wir müssen das Wissen, das wir in diesem Seminar erhalten haben, unbedingt weitersagen."

„Das Pharma-Geschäft mit der Krankheit darf nicht unwidersprochen weitergehen."

## Was Sie sofort tun können, um ein neues Gesundheitswesen mit aufzubauen:

- Wenn Sie dieses Buch gelesen haben, geben Sie es weiter an Freunde, Bekannte, Nachbarn und Kollegen.

- Schenken Sie ein Exemplar dieses Buches Ihrem Arzt und sprechen Sie über dieses Buch. Eine wachsende Zahl von Ärzten ist selbst auf der Suche nach wirksamen Naturheilverfahren, die ihnen eine echte Alternative zu den vielen Sackgassen der Pharma-orientierten Medizin bietet.

- Nehmen Sie Kontakt auf mit Ihrer Stadtteilzeitung, Ihrer örtlichen Zeitung oder Ihrem Radiosender und regen Sie eine Buchbesprechung an.

- Unterschreiben Sie den Aufruf zur Vitaminfreiheit und machen Sie anderen Menschen Mut, dies ebenso zu tun. Nur wenn es gelingt, diese unethischen Gesetzesvorhaben der Pharma-Industrie zu verhindern, können sich die Erkenntnisse dieses Buches weltweit durchsetzen.

- Nehmen Sie Kontakt auf mit den politisch Verantwortlichen in Ihrer Gemeinde, Ihrer Stadt und Ihrem Land. Jeder Politiker - egal aus welcher Ebene - ist verantwortlich für die Gesundheit der Menschen, die ihn oder sie gewählt haben. Fordern Sie diese Politiker auf, unverzüglich die Erkenntnisse der Vitaminforschung und der Zellular Medizin in praktische Gesundheitspolitik umzusetzen, ob dies Aufklärungskurse in Kindergärten, Schulen oder Krankenhäusern sind.

- Laden Sie Freunde und Bekannte regelmäßig zu sich nach Hause ein und machen Sie so Ihr Wohnzimmer zu einem „Gesundheits-Informations-Zentrum“. Tun Sie es.

Das vor uns liegende neue Gesundheits-Zeitalter basiert auf der Verbreitung des Wissens um natürliche Gesundheit. Millionen Menschen erkennen, dass sie durch dieses Wissen in die Lage versetzt werden, Verantwortung für ihre Gesundheit in bisher nie da gewesenem Maße selbst zu übernehmen. Eine große Zahl von Patienten und anderen interessierten Menschen wird in den nächsten Jahren aus diesem Interesse und dem angeeigneten Wissen heraus eine berufliche Laufbahn zum Berater für Zellular Medizin oder einen anderen naturheilkundlich orientierten Gesundheitsberuf einschlagen.

In jeder Gemeinde, in jeder Stadt werden Beratungszentren für Zellular Medizin entstehen. Ich mache Ihnen Mut, übernehmen auch Sie Verantwortung dafür, dass wir an unsere Kinder und Enkel eine bessere Welt übergeben, als wir sie übernommen haben. Werden auch Sie zu einem „Architekten eines neuen Gesundheitswesens".

## Grundsätze eines neuen Gesundheitswesens

1 **Gesundheit ist für alle verstehbar.** Die Ursache für Gesundheit und Krankheit ist jedermann einsichtig: Millionen Körperzellen benötigen für eine optimale Funktion Bioenergie, in Form von Vitaminen, Mineralien und Spurenelementen.

2 **Gesundheit ist für alle machbar.** Die Zellular Medizin und die Zufuhr von Vitaminen und anderen Mikronährstoffen ermöglicht es jedem Mann und jeder Frau, Volkskrankheiten wirksam vorzubeugen und sie in vielen Fällen ursächlich zu behandeln.

3 **Gesundheit ohne Nebenwirkungen ist für alle verfügbar.** Die Natur selbst liefert uns Vitamine und andere äußerst wirksame vorbeugende und heilende Therapien, um Krankheiten zu bekämpfen. Der Einsatz von Naturheilverfahren ist nebenwirkungsfrei, wohingegen die Nebenwirkungen von Pharma-Präparaten zur vierthäufigste Todesursache überhaupt wurde.

4 **Gesundheit ist für alle erschwinglich.** Wirksame Gesundheitsmaßnahmen können mit Hilfe der Zellular Medizin und Naturheilverfahren in jedem Land der Erde zu einem Bruchteil der heutigen Kosten angeboten werden. Die Anwendung der Zellular Medizin als öffentliche Gesundheitsmaßnahme setzt Milliarden an privaten und öffentlichen Geldern frei.

5 **Gesundheit ist ein Menschenrecht.** Der Zugang zu optimaler Gesundheit ist ein fundamentales Menschenrecht. Keine Pharmafirma und keine Regierung der Welt haben das Recht, lebenswichtige Informationen über die Gesundheitsbedeutung von Naturheilverfahren zu verbieten.

6 **Wirksame Gesundheitsversorgung hat als Schwerpunkt die Vorbeugung.** Die medizinische Forschung und die Gesundheitsversorgung der Zukunft wird die Vorbeugung und die Ausmerzung von Krankheiten als Schwerpunkt haben und nicht länger die Entwicklung von Therapien, die lediglich die Symptome verschleiern.

7 **Das neue Gesundheitswesen hat die Basisversorgung der Bevölkerung zum Schwerpunkt.** Ein funktionsfähiges Netz von Gesundheitsberatungsstellen in jedem Ort, jedem Stadtteil und jeder Straße ist die Voraussetzung für eine wirksame und erschwingliche Gesundheitsversorgung in jedem Land der Erde. Gesundheitsberater und Beratungszentren vor Ort werden eine uneffektive und teure HighTech-Medizin weitestgehend ersetzen.

8 **Die medizinische Forschung muss unter öffentlicher Kontrolle stattfinden.** Öffentliche Gelder für medizinische Forschung sollten schwerpunktmäßig für die Entwicklung von Behandlungsmethoden zur Vorbeugung und Ausmerzung von Krankheiten verwendet werden und nicht dazu, den Pharma-Markt weltweit auszuweiten.

# 12

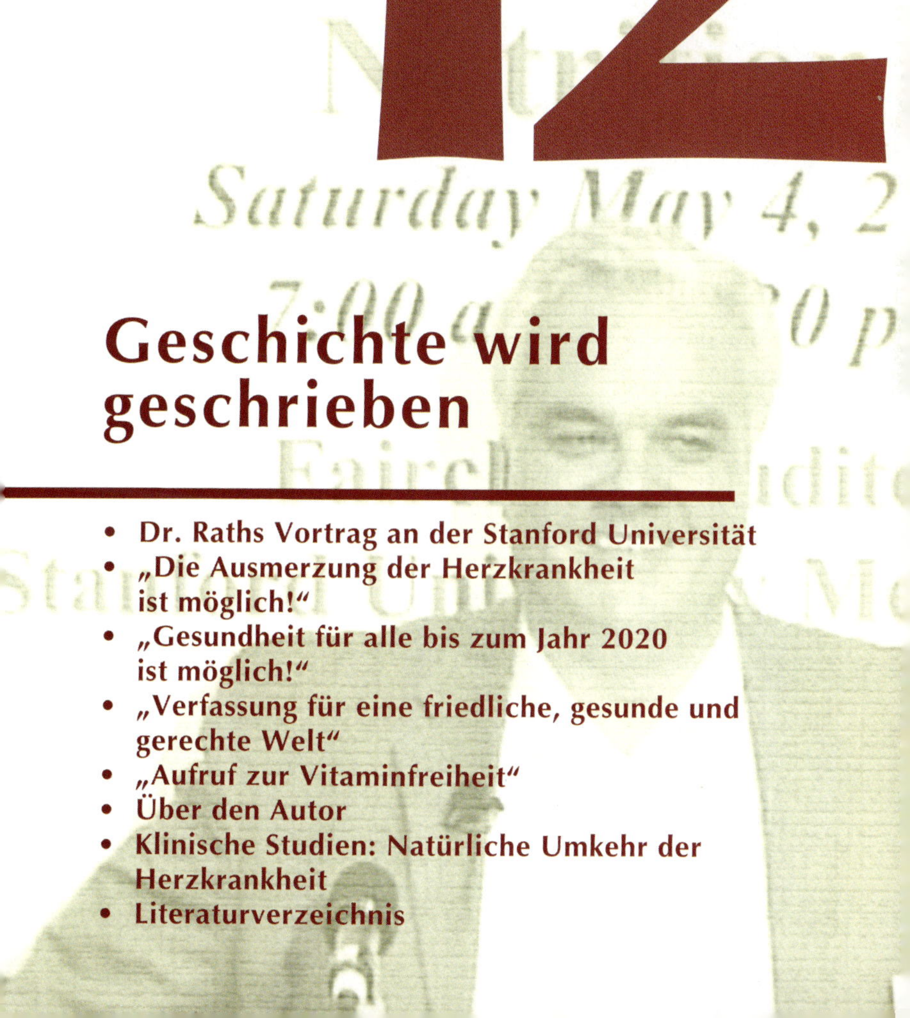

## Geschichte wird geschrieben

- Dr. Raths Vortrag an der Stanford Universität
- „Die Ausmerzung der Herzkrankheit ist möglich!“
- „Gesundheit für alle bis zum Jahr 2020 ist möglich!“
- „Verfassung für eine friedliche, gesunde und gerechte Welt“
- „Aufruf zur Vitaminfreiheit“
- Über den Autor
- Klinische Studien: Natürliche Umkehr der Herzkrankheit
- Literaturverzeichnis

# Dr. Raths richtungsweisender Vortrag an der Stanford Universität

Am 04. Mai 2002 hatte mich die Medizinische Fakultät der Stanford Universität in Palo Alto, Kalifornien zu einem Vortrag über den in diesem Buch dokumentierten medizinischen Durchbruch eingeladen.

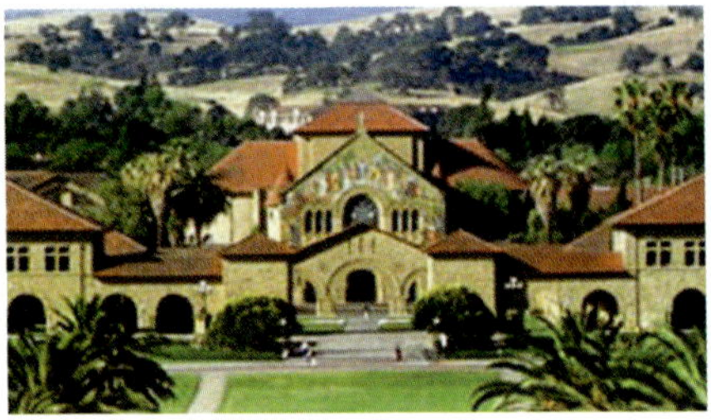

Über ein *Jahrhundert* lang war diese medizinische Institution eine der Stützen des „Pharma-Geschäfts mit der Krankheit" gewesen und hat diesen Interessen willig gedient.

Über ein *Jahrzehnt* lang hat das Pharma-Kartell meine Entdeckung der Verbindung zwischen der Seefahrerkrankheit Skorbut und der Herz-Kreislauf-Erkrankung auf das Heftigste bekämpft, weil es die Grundlagen ihres „Geschäfts mit der Krankheit" direkt bedrohte.

In diesem Kreuzzug hat die Pharma-Industrie vor allem auch die medizinischen Koryphäen an führenden Universitäten für ihre Zwecke missbraucht.

Jetzt kann die wachsende Akzeptanz der Skorbut-Herzinfarkt-Verbindung nicht mehr länger ignoriert werden. Mein Vortrag an der Stanford Universität war in dieser Hinsicht ein richtungweisendes Ereignis, weil es den Würgegriff des Pharma-Kartells auf die etablierten medizinischen Institutionen erstmals brach. Die

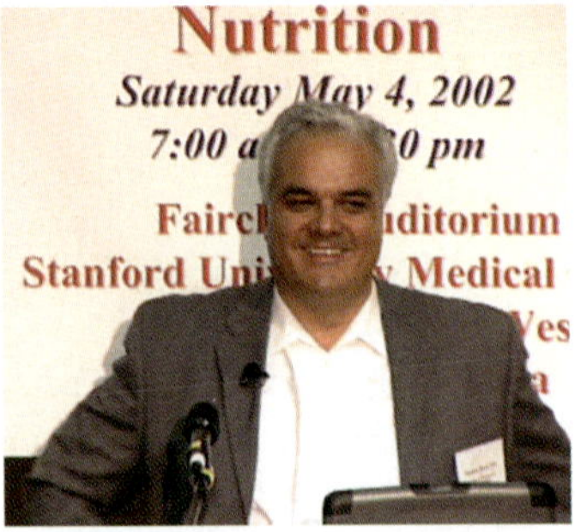


*Bei meinem Vortrag an der Stanford Univerität*

Dozenten, die diese Veranstaltung organisierten, verdienen zumindest Anerkennung dafür, dass sie den Mut hatten, diesen Schritt zu gehen und mich zu diesem Vortrag einzuladen. Die zwanzig Minuten, die mein Vortrag dauerte, müssen sich wie ein Erdbeben angefühlt haben, welche das Kartenhaus der pharmaorientierten Kardiologie zum Wackeln brachte.

Die Zellular Medizin hat damit die Türen weit aufgemacht für neue Generationen von Kardiologen und anderen Heilberufen und ermöglicht es ihnen, Millionen Menschen das Leben zu retten, denen die herkömmliche Kardiologie bisher nicht helfen konnte.

## Die Skorbut-Herzinfarkt-Verbindung: Die Lösung des Rätsels der Herz-Kreislauf-Erkrankung

Vortrag von Dr. Rath an der Stanford Universität,
04. Mai 2002

„Ich möchte zunächst der Stanford Universität meinen Dank aussprechen, dass Sie die Notwendigkeit erkennt, entscheidende Antworten auf die Herausforderung der Herz-Kreislauf-Erkrankung durch Vitamintherapien und Naturheilverfahren zu suchen.

Ich werde in meinem Vortrag den Nachweis führen, dass die Arterienverkalkung oder Atherosklerose – die Ursache von Herzinfarkt und Schlaganfall – keine echten Krankheiten sind, sondern das direkte Ergebnis von langjährigem Mangel an Vitaminen in den Zellen unseres Körpers. Diese Krankheiten sind deshalb auf natürliche Weise verhinderbar, ohne Pharma-Präparate, Ballon-Katheter und Bypass-Operation.

Die Herz-Kreislauf-Erkrankung ist eine frühe Form der Seefahrerkrankheit Skorbut. In meinem Vortrag kann ich nur auf die wichtigsten Beweise eingehen, die Einzelheiten bitte ich Sie auf unserer Internetseite unter www.dr-rath-research.org nachzusehen.

**Derzeitige Modelle über die Entstehung der Arterienverkalkung können nicht erklären, warum sich Infarkte zu 90 % im Herzen ereignen**

| Forscher: | Hypothesen: |
|---|---|
| Goldstein & Brown | Hypercholesterolemie |
| Steinberg | oxidierte LDL |
| Ross | „Verletzung" |
| Libby | Entzündung |

Alle gängigen Modelle über die Krankheitsentstehung der Atherosklerose haben ein gemeinsames Problem: Sie entbehren jeder Logik. Wenn zum Beispiel hoher Cholesterinspiegel, oxidierte Lipoproteine oder Bakterien die Blutgefäßwand schädigen würden, dann würden die atherosklerotischen Ablagerungen – gleichmäßig – entlang der gesamten Blutgefäß-Pipeline entstehen. Demzufolge wäre eine allgemeine Arterienverkalkung im gesamten Blutgefäßsystem die Folge und wir würden im gesamten Körper Infarkte erleiden, nicht nur im Herzen. Dies ist ganz offensichtlich nicht der Fall.

Man braucht keine Arztausbildung an der Stanford Universität oder einer anderen medizinischen Hochschule – jeder Laie kann das "Elfmeterpunkt-Rätsel" lösen: Die Arterien, Venen und kleinen Blutkapillaren unseres Körpers sind über 100.000 Kilometer (!) lang und die Oberfläche dieses Blutgefäßsystems entspricht der Oberfläche eines Fußballplatzes.

Erstaunlicherweise versagt diese „Pipeline" in unserem Körper in über 90 % der Fälle an einem einzigen spezifischen Punkt: den Herzkranzarterien. Dieser Teil des Blutgefäßsystems – die Herzkranzarterien – entsprechen in ihrer Länge nur einem Milliardstel der gesamten Blutgefäß-Pipeline unseres Körpers, ihre Oberfläche entspricht der Fläche des Elfmeterpunkts auf einem Fußballfeld. Wenn hohe Cholesterinwerte – oder andere Risikofaktoren, die im Blutkreislauf zirkulieren – die Hauptursache für die Schädigung dieser Blutgefäß-Pipeline wären, dann würde dies zu Ablagerungen und Infarkten entlang der *gesamten* Pipeline führen und nicht nur an einer vergleichsweise winzigen Stelle der Koronararterien. Deshalb kann hoher Cholesterinspiegel niemals die Hauptursache der koronaren Herzerkrankung sein.

**Das Elfmeterpunkt-Rätsel**

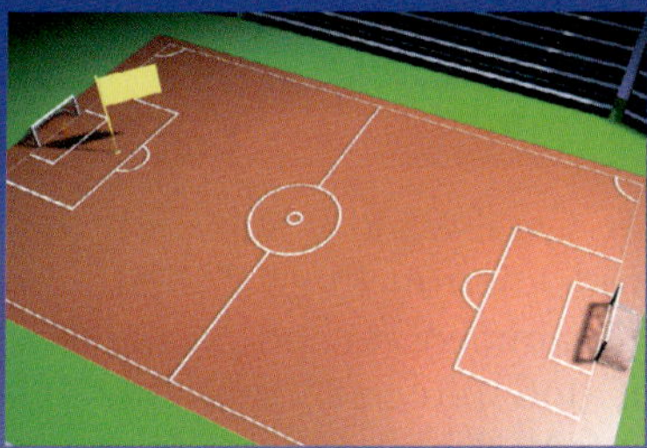

**Die Gesamtoberfläche des Blutgefässsystems eines Menschen – Arterien, Venen, Kapillaren – hat die Grösse eines Fussballfeldes.**

**Erstaunlicherweise ereignet sich in über 90 % der Fälle ein Infarkt immer an derselben Stelle - den Herzkranzarterien - die nur die Oberfläche des Elfmeterpunktes haben.**

Die Lösung des Rätsels der Herz-Kreislauf-Erkrankung muss deshalb in der Antwort auf der Frage liegen: Warum sind es gerade die Herzkranzarterien, in denen es immer wieder zu einem Verschluss der Pipeline kommt, dem bekannten Herzinfarkt?

Um dieses Rätsel zu lösen, müssen wir unser Augenmerk weglenken von den Bestandteilen des Blutstroms und auf den einzig entscheidenden Faktor lenken: die Stabilität der Blutgefäßwand.

Das folgende Bild zeigt die Verbindung zwischen der Herz-Kreislauf-Erkrankung und der Seefahrerkrankheit Skorbut. Im Gegensatz zu den meisten Tieren kann unser menschlicher Körper kein Vitamin C selbst produzieren. Ein Mangel an Vitamin C hat zwei entscheidende Auswirkungen auf den Aufbau der Blutgefäßwand:

**Die Skorbut-Herzinfarkt-Verbindung**

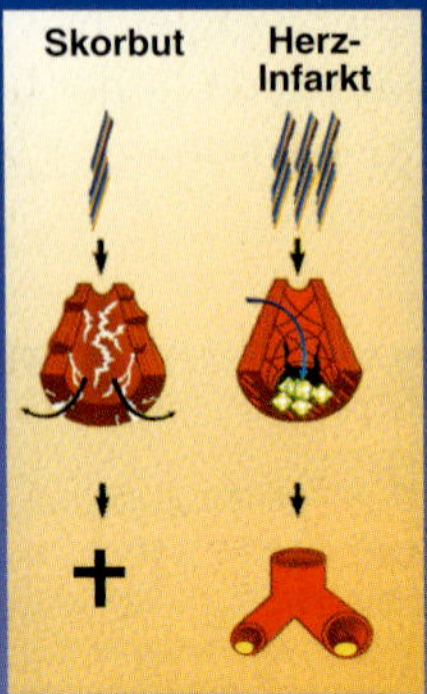


**Die Herz-Kreislauf-Erkrankung ist eine Frühform der Seefahrerkrankheit Skorbut. Das zugrunde liegende Problem ist in beiden Fällen ein Vitamin-C-Mangel in den Zellen der Blutgefässwände.**

**Beim Skorbut führt ein vollständiger Mangel an Vitamin C zur Auflösung der Arterienwand, zu Rissen und schliesslich zum Verbluten.**

**Bei der Herz-Kreislauf-Erkankung führt eine relative Vitaminverarmung über Jahrzehnte zu einer langsamen Schädigung der Gefässwand, wodurch Zeit für „Reparatur" des Gewebes bleibt – Plaques entstehen.**

Erstens wird die Stabilität der Gefäßwand geschwächt durch eine verminderte Kollagenproduktion in ihren Zellen und es kommt zweitens zu einem Zusammenbrechen der zellulären Barriere zwischen Blutstrom und Blutgefäßwand durch ein Schrumpfen der Zell-Trennschicht, der Endothelzellen.

Die Seefahrer früherer Jahrhunderte starben innerhalb weniger Monate durch massiven Blutverlust, der direkte Folge davon war, dass ihr Körper kein Vitamin C produzierte und die Schiffsnahrung gleichzeitig extrem vitaminverarmt war.

Erhielten die an Skorbut erkrankten Seeleute jedoch von Eingeborenen Tee, der aus Pflanzenextrakten gewonnen wurde, oder andere vitaminreiche Nahrung, dann kam es zu einem Stillstand der Blutung und die Blutgefäßwand heilte auf natürliche Weise. Die verabreichten Vitamine reichten offenbar aus, um die Zellen der Blutgefäßwände wieder zu ausreichender Kollagenproduktion anzuregen.

Heute bekommen die meisten Menschen etwas Vitamin C in ihrer täglichen Nahrung, weshalb die tödliche Form des Skorbuts die Ausnahme ist. Aber diese Vitaminversorgung ist nicht ausreichend und fast alle Menschen leiden an einer chronischen Unterversorgung durch Vitamine. Über Jahrzehnte entstehen immer neue mikroskopisch kleine Risse entlang der Blutgefäßwand. Durch die ständige Pumpfunktion des Herzens unterliegen die Herzkranzarterien einem besonderen mechanischen Stress, weshalb die zugrunde liegende Schwäche der Arterienwand und die Mikrorisse genau an dieser Stelle zum Problem werden. Dies ist die Erklärung, warum es genau an dieser Stelle zu den gefürchteten atherosklerotischen Plaques kommt, die schließlich zum Herzinfarkt führen.

Ebenso wie die Vitaminzufuhr bei den Seefahrern früherer Jahrhunderte in der Lage war, die Blutgefäßwand auf natürliche Weise zu heilen, so ist eine optimale Vitaminzufuhr auch in der Lage, die Herz-Kreislauf-Erkrankung aufzuhalten und die entstandenen Schäden zumindest teilweise auf natürliche Weise wieder zu reparieren.

Im Gegensatz zu den gängigen Modellen über die Entstehung der Herz-Kreislauf-Erkrankung kann die Skorbut-Herzinfarkt-Verbindung alle bislang offen gebliebenen Rätsel der Kardiologie beantworten:

**1. Warum bekommen wir Infarkte im Herzen und nicht in der Nase oder in den Ohren?**

Das, was ausschließlich der Grund ist für das Auftreten von Infarkten im Bereich des Herzens, ist durch das Zusammentreffen von zwei Faktoren zu erklären:

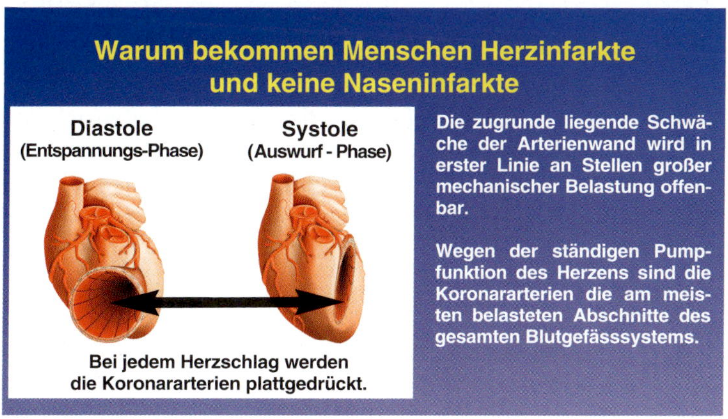

Erstens, die bereits beschriebene Schwäche der Arterienwand durch Vitaminmangel in Verbindung mit, zweitens, dem mechanischen Stress, dem die Herzkranzgefäße durch die Pumpfunktion des Herzens ausgesetzt sind. Genau an dieser Stelle wird die zugrunde liegende Strukturschwäche der Arterienwand zum Problem.

## 2. Warum bekommen wir Arterienverkalkung – aber keine Venenverkalkung?

Krankheitsmodelle, die die Infarkte auf Cholesterin, Bakterien, Chlamydien und andere Risikofaktoren im Blut zurückführen,

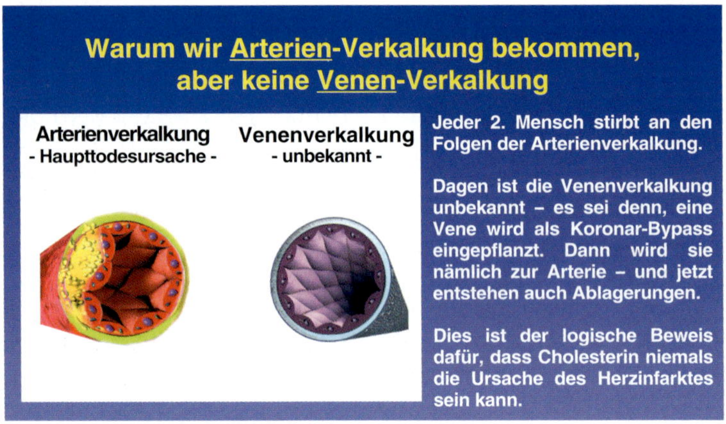


würden folgerichtig auch zu einer Verdickung und schließlich zu einem Verschluss der Venen unseres Körpers – also zur Venosklerose – führen müssen. Dies ist ganz offensichtlich nicht der Fall! Die Skorbut-Herzinfarkt-Verbindung gibt auch auf dieses frappierende Rätsel die einzig wissenschaftlich korrekte Antwort.

## 3. Warum bekommen Tiere keinen Herzinfarkt – aber wir Menschen?

Wie ist es zu erklären, dass Bären und andere Winterschläfer, die regelmäßig Cholesterinspiegel von 600 mg pro Deziliter und höher aufweisen, nicht schon längst an einer Herzinfarkt-

**Warum Tiere keinen Herzinfarkt kennen**

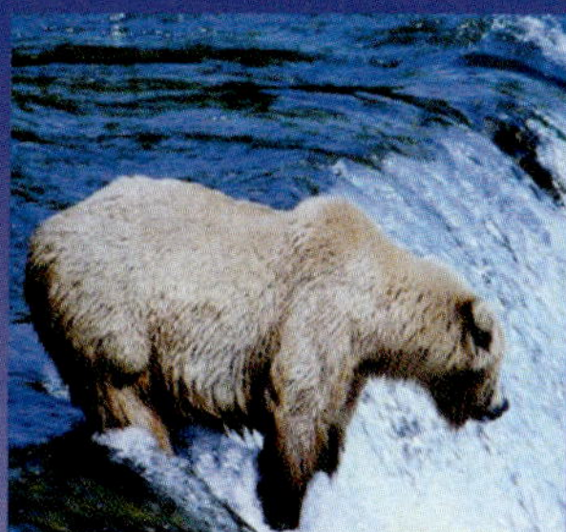

**Mit den seltensten Ausnahmen entwickeln Tiere keine Atherosklerose.**

**Wichtige Beispiele sind Bären, die selbst mit durchschnittlichen Cholesterinspiegeln von über 600 mg/l keinen Infarkt bekommen. Tiere schützten sich vor dem Infarkt durch eine hohe Produktion an körpereigenem Vitamin C.**

Epidemie ausgestorben sind? Die Antwort ist: Tiere produzieren ihr eigenes Vitamin C in hohen Mengen, zwischen einem Gramm und 20 Gramm – etwa sechs Teelöffel Vitamin C – pro Tag, umgerechnet auf das menschliche Körpergewicht. Diese Menge an Vitamin C ist offensichtlich ausreichend, um den Blutgefäßwänden eine optimale Stabilität zu verleihen – ohne dass die Tierwelt auf Statine und andere Cholesterinsenker angewiesen ist.

## 4. Warum stehen alle heute bekannten Risikofaktoren der Herz-Kreislauf-Erkrankung in engem Zusammenhang mit Vitaminmangel?

Alle heute bekannten Risikofaktoren stehen in einem unmittelbaren Stoffwechsel-Zusammenhang mit dem Mangel an Vitamin C und anderen Mikronährstoffen, z. B. der

- Störung des Kohlehydratstoffwechsels – z. B. Diabetes
- Störung des Fettstoffwechsels – z. B. hoher Cholesterinspiegel
- Störung des Aminosäure-Stoffwechsels – z. B. Homocystinurie

Der gemeinsame Nenner all dieser Stoffwechselstörungen ist es, im Falle eines Vitaminmangels für eine *ersatzweise* Stabilisierung der Arterienwand zu sorgen, z. B. durch Ablagerung von Stoffwechselprodukten in der Zellwand. Das ist auch der Grund, warum Vitamin-C-Mangel zu einer Erhöhung von Gerinnungsfaktoren wie Fibrinogen und Thromboxan führt, während derselbe Vitaminmangel zu einer Verminderung von Schutzfaktoren wie dem endothelzellenabhängigen Entspannungsfaktor (Stickoxyd NO) und dem Botenstoff Prostacyclin führt. Die Atherosklerose ist eine Art „Gipsverband" der Natur für die geschwächte Arterienwand.

**Eindeutige experimentelle Beweise**

**Ebenso wie wir Menschen, können Meerschweinchen *kein* eigenes Vitamin C herstellen.**

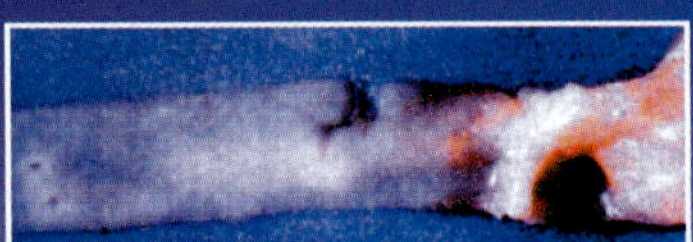

**Ein einziger Faktor – zu wenig Vitamin C in der Nahrung – verursacht hier Arterienverkalkung, die sich nicht von der Atherosklerose beim Menschen unterscheidet.**

**Eine tägliche Menge von 5 Gramm – ein Teelöffel – Vitamin C schützte dagegen die Arterienwände, sodass hier keine Arterienverkalkung entstehen konnte.**

Sehen wir uns jetzt die Beweise für die Skorbut-Herzinfarkt-Verbindung an. Meerschweinchen können – ebenso wenig wie wir Menschen – eigenes Vitamin C produzieren. In unserer Forschungsarbeit, die in den Proceedings der Nationalen Wissenschaftsakademie der USA (National Academy of Sciences) veröffentlicht wurde, zeigten wir, dass Meerschweinchen, wenn sie lediglich eine Vitamin-C-Menge zu sich nehmen, wie sie derzeit den offiziellen Ernährungsrichtlinien bei uns Menschen entspricht, Atherosklerose entwickeln. Die Schäden der Arterienwand in diesem Schlüsselexperiment sind der Arterienverkalkung beim Menschen identisch.

Im Gegensatz dazu entwickelten Tiere, die vergleichsweise etwa einen Teelöffel Vitamin C pro Tag in der Nahrung erhielten, keine Atherosklerose und ihre Arterienwände blieben gesund.

Diese Experimente wurden später von Dr. Maeda und seinem Kollegen bestätigt, die ein genetisch verändertes Tiermodell nutzten. Mäusen, die normalerweise Vitamin C produzieren, wurde diese Fähigkeit auf gentechnische Weise genommen. Unfähig zur eigenen Vitamin-C-Produktion entwickelten diese Tiere eine Schädigung der Arterienwand, wie sie sonst nur im

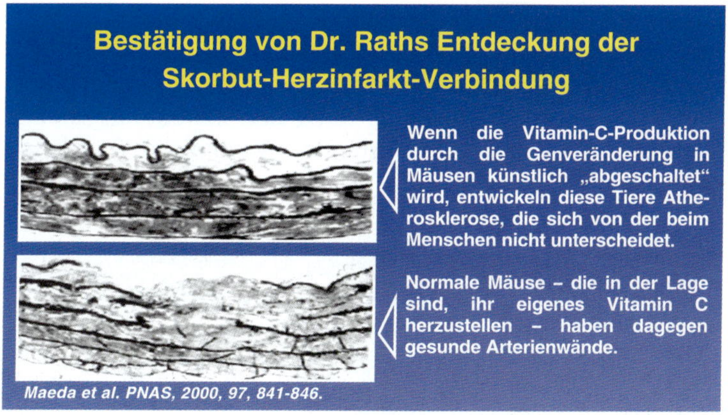


Frühstadium der Arterienverkalkung beim Menschen auftritt. Wir haben diese Forschungsergebnisse in einer klinischen Studie mit Patienten bestätigt, deren koronare Herzkrankheit durch ultraschnelle Computer-Tomographie bestätigt worden war. Durch ein spezifisch entwickeltes Vitaminprogramm konnte das Fortschreiten der Verkalkung verhindert werden und in einigen Fällen wurde sogar das vollständige Verschwinden dieser Ablagerungen erzielt, wie in den Röntgen-CT-Bildern deutlich zu sehen ist.

**Der klinische Beweis:**
**Zell-Vitalstoff-Therapie hilft Herzinfarkte verhindern**

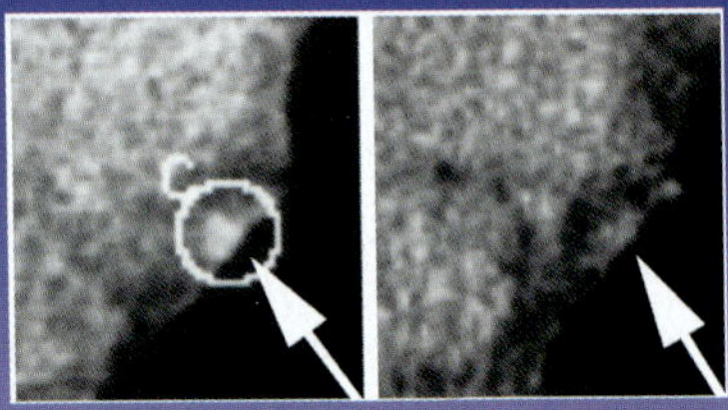

Vorher Nacher

**Bei Patienten mit koronarer Herzkrankheit wurde der mögliche Abbau von Ablagerungen erstmals im Röntgenbild des Computer-CTs dokumentiert.**

**Nach einem Jahr Therapie mit unserem Zell-Vitalstoff-Programm waren bei diesem Patienten die Ablagerungen in den Koronararterien auf natürliche Weise geheilt.**

Die Entdeckung der Skorbut-Herzinfarkt-Verbindung bedeutet eine Veränderung des gesamten Weltbildes der Kardiologie, indem das Augenmerk der Behandlung nicht mehr auf Symptome – wie z. B. Cholesterinblutspiegel – gelenkt wird, sondern auf den einzigen entscheidenden Faktor: die Stabilität der Blutgefäßwand. Mit der Entdeckung der Skorbut-Herzinfarkt-Verbindung hat das „Universum der Kardiologie" aufgehört eine „Scheibe" zu sein und ist zu einer „Kugel" geworden.

**Die Entdeckung der Skorbut-Herzinfarkt-Verbindung verwandelt das Weltbild der Kardiologie von einer „Scheibe" in eine „Kugel"**

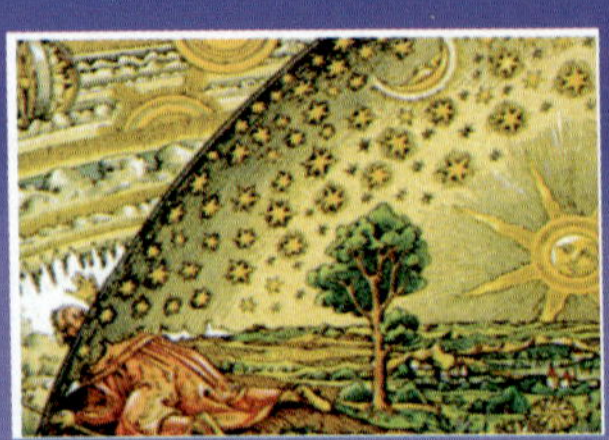

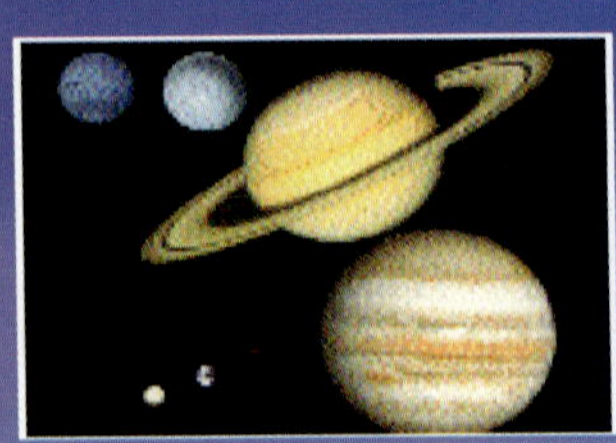

Jetzt, wo es uns gelungen ist, die tatsächliche Ursache der Herz-Kreislauf-Erkrankung zu identifizieren, ist die Ausmerzung dieser Krankheit nur noch eine Frage der Zeit. In zehn Jahren schon könnten die Überschriften der führenden Zeitungen heißen:

**Mögliche Zeitungsschlagzeilen in wenigen Jahrzehnten:**

- **„WHO erklärt Herz-Kreislauf-Erkrankungen als ausgemerzt!"**
- **„Der Wall Street Pharma-Markt der Cholesterin-Senker ist zusammengebrochen!"**
- **„Die Kardiologische Abteilung der Stanford Universität und anderer Krankenhäuser wurden geschlossen."**

Im Namen von Millionen herzkranker Patienten fordere ich die Stanford Universität und andere medizinische Einrichtungen auf, ihre Verantwortung zu erkennen und uns aktiv bei der Ausmerzung der Herz-Kreislauf-Erkrankung zu unterstützen."

## Erstaunliche Reaktionen auf meinen Vortrag

*Unmittelbar nach meinem Vortrag stand Prof. Dr. med. John Cook, Kardiologe der medizinischen Klinik der Stanford Universität und Organisator dieser Konferenz, auf und stellte folgende Frage:* „Dr. Rath, Sie haben etwas sehr Interessantes erwähnt. Ich glaube sogar, es ist dies die „Millionen-Dollar-Preisfrage": Warum bekommen wir Atherosklerose? Warum gibt es diese „Variation" der Atherosklerose? Ich denke, dies ist ein wichtiger Punkt. Ich habe den Eindruck, dass es sich bei den Venen und Arterien um unterschiedliche Organsysteme handelt. Die beiden sind einem unterschiedlichen Blutdruckverhältnis ausgesetzt und sie stammen auch von verschiedenen Gewebearten ab, die Venen, Kapillaren, usw. Ich denke, dies könnte die Unterschiede erklären. Haben Sie eine Meinung dazu, Dr. Rath?"

*Antwort Dr. Rath:* Nun, für mich ist die Sache ganz einfach. Nehmen Sie z. B. eine Bypassoperation. In der Regel wird dabei eine Vene aus einem Bein entnommen und dieses Blutgefäß wird anschließend als Bypass über die verengte Koronararterie (Bypass) eingepflanzt. Von diesem Augenblick an ist diese ursprüngliche Vene demselben hohen Blutdruck unterworfen, dem die Herzkranzarterien normalerweise ausgesetzt sind. Die ehemalige Vene funktioniert jetzt als eine Arterie und entwickelt dieselben atherosklerotischen Ablagerungen wie die ursprünglichen Herzkranzarterien – obwohl es sich dabei um eine Vene handelt.

*Frage durch einen weiteren Kardiologieprofessor im Auditorium:* Aber wir haben auch Studien, die zeigen, dass Vitamine Herz-Kreislauf-Erkrankungen nicht verhindern können.

*Antwort Dr. Rath:* Wer ist „wir"? Wenn Sie in die Universitätsbibliotheken der medizinischen Hochschulen gehen oder in das Internet, werden Sie über 10.000 Studien finden, die die Gesundheitsbedeutung von Vitaminen bei der Krankheitsvorbeugung eindeutig dokumentieren. Darüber hinaus zeigt die größte Studie, die jemals auf dem Planeten Erde durchgeführt wurde, dass in Milliarden Tieren die Herz-Kreislauf-Erkrankung quasi unbekannt ist, weil diese – im Unterschied zu uns Menschen – ihr körpereigenes Vitamin C herstellen können.

Die eigentliche Frage ist, wie lange wollen Sie die Tatsachen noch ignorieren und in Kauf nehmen, dass Millionen Menschen an einer Krankheit sterben werden, die längst ausgemerzt sein könnte?

Ich frage Sie nochmals, wer ist „wir"?

**Aus der Geschichte lernen:**

Mein lieber Kepler, was sagen Sie ueber die fuehrenden Philosophen hier, denen ich schon tausendmal angeboten habe, sich meine Studien anzusehen und die mit der Traegheit einer satten Schlange, vollgefressen, sich noch nicht einmal die Muehe machten, die Sterne zu betrachten oder den Mond, ja noch nicht mal die Muehe machten, mein Teleskop zu betrachten? Tatsaechlich, ebenso wie Schlangen ihre Augen verschlieszen, so koennen Menschen ihre Augen vor der Wahrheit verschlieszen."

Brief Galileo Galilei an Johannes Kepler, 1630

# Der Sieg über den Herztod ist jetzt in Sicht!

## Das Rath-Pauling-Manifest zur Ausmerzung der Herzkrankheit

Am 02. Juli 1992 wurde zum ersten Mal die Möglichkeit der Weltöffentlichkeit vorgestellt, dass die Herz-Kreislauf-Erkrankung ausgemerzt werden kann. In seinem letzten öffentlichen Aufruf unterstützte der zweifache Nobelpreisträger Professor Linus Pauling meinen wissenschaftlichen Durchbruch in der Herz-Kreislauf-Forschung. Nur wenige Wochen später startete das Pharma-Kartell seine Kampagne mit dem Ziel, Vitamine zu verschreibungspflichtigen Medikamenten zu machen. In dem darauffolgenden „Kampf um die Vitaminfreiheit" errangen die Menschen Amerikas einen Sieg für die gesamte Menschheit.

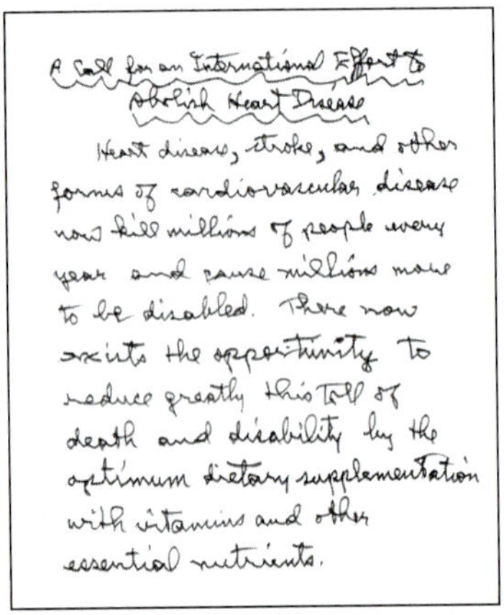

A Call for an International Effort to Abolish Heart Disease

Heart disease, stroke, and other forms of cardiovascular disease now kill millions of people every year and cause millions more to be disabled. There now exists the opportunity to reduce greatly this toll of death and disability by the optimum dietary supplementation with vitamins and other essential nutrients.

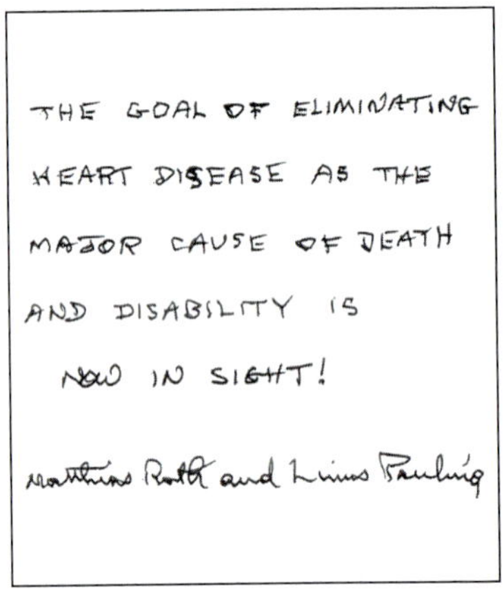

THE GOAL OF ELIMINATING HEART DISEASE AS THE MAJOR CAUSE OF DEATH AND DISABILITY IS NOW IN SIGHT!

Matthias Rath and Linus Pauling

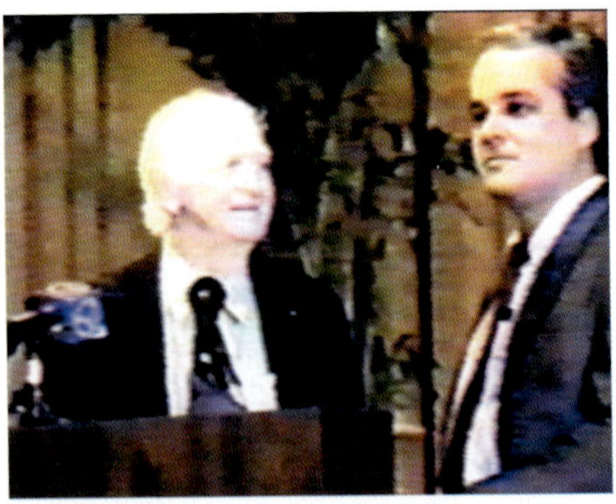

***Oben:*** *Zwei handgeschriebene Seiten des letzten öffentlichen Aufrufs des zweifachen Nobelpreisträgers vor seinem Tod 1994.*

***Links:*** *Gemeinsam mit Dr. Pauling stelle ich den Aufruf zur Ausmerzung der Herzkrankheit auf einer Pressekonferenz im Marc Hopkins Hotel in San Francisco am 2. Juli 1992 vor.*

# Die Pharma-Industrie selbst ist das größte Hindernis für die Gesundheit der Menschheit

## Erste präzise Analyse des „Geschäfts mit der Krankheit demaskiert Pharma-Industrie

Am 21. Juni 1997 hielt ich einen historischen Vortrag in der Stadthalle von Chemnitz bei dem erstmals das 'Pharma-Geschäft mit der Krankheit' demaskiert wurde. Nachfolgend Auszüge aus diesem Vortrag, der auf den Internetseiten unserer Stiftung vollständig dokumentiert ist.

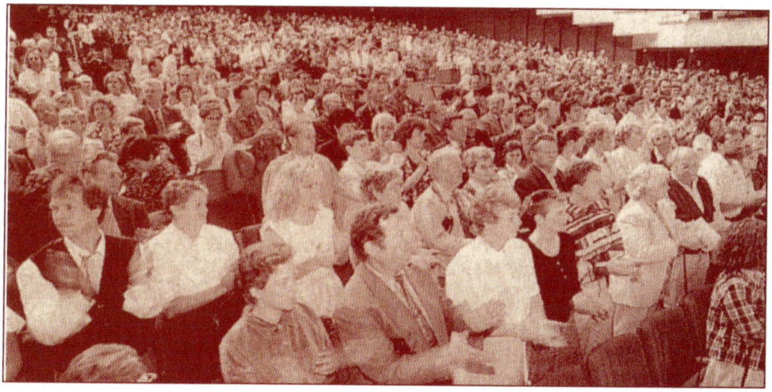

Wir erklären die Pharma-Industrie, deren Geschäftsbasis die Sicherung des Fortbestandes von Krankheiten ist, als unethisch und unvereinbar mit den fundamentalen Grundsätzen des Menschenrechtes. Wir fordern umgehende gesetzliche Maßnahmen, die dieser Industrie die Geschäftstätigkeit untersagt.

Die künstliche Aufrechterhaltung von Krankheiten zur Förderung des Medikamentenabsatzes und die Verhinderung der Ausmerzung von Krankheiten haben den Tod von Millionen Menschen zur Folge. Wegen des Ausmaßes dieser Verbrechen müssen sie im Rahmen bestehender Gesetze mit der Höchststrafe geahndet werden. Weitergehende Gesetze müssen von den Staaten der Erde umgehend erlassen werden. Auf internationaler Ebene müssen diese Taten ab sofort als Menschenrechtsverbrechen verfolgt werden.

Wir, die Menschen der Welt, erklären, dass wir dieses neue Gesundheitswesen selbst aufbauen werden und dass wir selbst die Eckpfeiler dieses neuen Gesundheitswesens sind.

Die Grundlage dieses neuen Gesundheitswesens ist eine umfassende Information und Ausbildung der Bevölkerung zu Gesundheitsfragen. In jeder Stadt entstehen Informationszentren, in denen interessierte Laien oder interessierte Vertreter von Gesundheitsberufen dieses neue Gesundheitswesen mitgestalten.

Gesundheitsausbildung wird Pflichtfach in den Schulen. Die Weiterbildung der Bevölkerung in Gesundheitsfragen wird auf allen Ebenen gefördert.

# Gesundheit für alle bis zum Jahr 2020!

**Aufruf an die Staatsoberhäupter der Welt beim Weltgipfel in Johannesburg, August 2002.**

Zehn Jahre nach dem „Rath-Pauling-Aufruf" und nach einer Serie von weiteren wissenschaftlichen Durchbrüchen der Zellular Medizin steht fest, dass diese neue Grundlage der Medizin die meisten Volkskrankheiten von heute auf ein Minimum reduzieren kann. Anlässlich des Weltgipfels in Johannesburg im August 2002 wandte ich mich deshalb an die Staatsoberhäupter und die Menschen der Welt, diesen wissenschaftlichen Fortschritt zum Nutzen der gesamten Menschheit umzusetzen.

## GESUNDHEIT FÜR ALLE

1. Gesundheit ist ein unveräußerliches Menschenrecht. Jeder Mensch hat Anspruch darauf, von diesem Recht ohne irgendwelche Einschränkungen Gebrauch zu machen. Öffentliche Institutionen und private Organisationen sind dafür verantwortlich, den Menschen der Erde lebensrettende Gesundheits-Informationen bereitzustellen. Die Einschränkung des Rechts auf lebenswichtige Informationen zur Gesundheit für alle stellt ein Verbrechen gegen das Menschenrecht dar.

2. Gesundheit ist aus verschiedenen Gründen noch immer nicht für jeden Menschen verfügbar. Hierzu gehören unter anderem soziale Ungerechtigkeit, militärische Konflikte und andere Gründe. Ein weiterer wichtiger Grund ist die Tatsache, dass es sich bei der profitabelsten Industrie der Welt, der Pharma-Industrie, um ein Investment-Geschäft handelt, dessen Grundlage das Fortbestehen von Krankheiten ist - trotz aller anders lautender Erklärungen. Vorbeugung, Behandlung und Ausmerzung von Krankheiten durch nicht-patentierbare Naturheilverfahren stellen eine Bedrohung für dieses "Milliarden-Geschäft mit der Krankheit" dar.

3. Die meisten Initiativen zur Verbesserung der Gesundheit im Weltmaßstab sind bisher gescheitert. Die Kampagne der Welt-Gesundheits-Organisation (WHO) "Gesundheit für alle bis zum Jahr 2000" konnte ihr Ziel nicht erreichen, da sie sich nicht eindeutig von dem "Geschäft mit der Krankheit" abgegrenzte, sich stattdessen auf bloße Verwaltungsreformen konzentrierte und den medizinischen Durchbruch im Bereich wissenschaftlich begründeter Naturheilverfahren nicht nutzte.

4. In den vergangenen Jahren wurden auf dem Gebiet der Naturheilforschung Fortschritte erzielt, die Volkskrankheiten von heute sowohl in den Industrieländern als auch in den Entwicklungsländern auf einen Bruchteil des heutigen Standes verringern. Die Hauptursache für die verbreitetsten Gesundheitsprobleme weltweit ist ein chronischer Mangel an Vitaminen und anderen Zell-Vitalstoffen, die für einen optimalen Zellstoffwechsel und auch für eine optimale Stabilität des Bindegewebes von entscheidender Bedeutung sind.

5. In den Industrieländern sind die häufigsten Todesursachen Herzinfarkt, Krebs, Schlaganfall, Diabetes und Bluthochdruck. Unter Anwendung der vorhandenen wissenschaftlichen Erkenntnisse aus der Forschung mit Zell-Vitalstoffen und der Zellular Medizin können diese Krankheit weitgehend beseitigt werden und Millionen Menschenleben gerettet werden.

6. In den Entwicklungsländern leiden laut Informationen der Vereinten Nationen zwei Milliarden Menschen an einem Mangel an Vitaminen und anderen Zell-Vitalstoffen. Dieser Mangel an Mikronährstoffen führt bei Millionen Menschen zu Erblindung und Hunderte Millionen Menschen werden anfällig für Infektionskrankheiten wie AIDS, weil die Abwehr der Zellen in ihrem Körper gestört ist. Würde man die bereits heute vorhandenen wissenschaftlichen Erkenntnisse über Zell-Vitalstoffe und Naturheilverfahren nutzen, könnten Milliarden Menschenleben in den Entwicklungsländern gerettet werden.

7. Die Ausmerzung der häufigsten Gesundheitsprobleme in der heutigen Zeit hängt von einem einzigen Faktor ab: Wie schnell können die Informationen in Bezug auf diesen Durchbruch der Naturheilforschung weltweit verbreitet werden.

Der Durchbruch der Zellular Medizin muss jetzt auch dazu genutzt werden, die großen Gesundheitsprobleme in den Entwicklungsländern erfolgreich anzugehen, einschließlich des Kampfes gegen AIDS und andere Infektionskrankheiten. Die Dr. Rath Gesundheitsstiftung fördert dabei die Verbreitung von wirksamen und erschwinglichen Naturheilverfahren mit dem Ziel, die Gesundheit der Menschen weltweit zu verbessern, unter dem Motto „Gesundheit für alle bis zum Jahr 2020!" Weitere Informationen finden Sie unter www.dr-rath-health-foundation.org.

# BIS ZUM JAHR 2020

Obwohl die wissenschaftlichen Kenntnisse zur wirksamen Bekämpfung dieser Krankheiten vorhanden sind und die lebenswichtigen Zell-Vitalstoffe zur Vermeidung dieser Krankheiten in jeder beliebigen Menge an jedem Ort dieser Welt kostengünstig produziert werden können, wird die Verbreitung dieser lebensrettenden Informationen an die Menschen behindert.

**8.** Die Pharma-Industrie versucht, ihren weltweiten Markt an patentierbaren synthetischen Pharma-Präparaten zu schützen, indem sie Naturheilverfahren verbieten will. Wirksame, kostengünstige und nicht-patentierbare Naturheilverfahren bedrohen die Existenz der Pharma-Industrie. Der Fortbestand des langfristig Billionen Euro schweren Pharma-Marktes hängt von synthetischen Medikamenten ab, die aufgrund der Patentierbarkeit dieser Medikamente einen extrem hohen Gewinn ermöglichen. Um den Fortbestand der Pharma-Industrie als profitabelste Industrie der Welt zu sichern, wollen die multinationalen Pharma-Konzerne die Verbreitung von Gesundheits-Informationen über Naturheilverfahren weltweit per Gesetz verbieten lassen. Zu diesem Zweck missbraucht die Pharma-Industrie sogar die "Codex-Alimentarius-Kommission" der Vereinten Nationen, die weltweite Ernährungs-Richtlinien festlegt, sowie weitere nationale und internationale Behörden.

**9.** Die Menschen der Welt stehen vor einer der größten Herausforderungen in der Geschichte. Das Recht auf Gesundheit und Leben von Milliarden Menschen steht den Gewinn-Interessen einer Handvoll Pharma-Aktionäre gegenüber. Die Ziele dieser beiden Interessengruppen sind unvereinbar und schließen sich gegenseitig aus. In der weltweiten Auseinandersetzung Gesundheit und Leben der Menschen gegen die Gewinn-Interessen aus patentierbaren Pharma-Präparaten durchzusetzen, muss sich jede Regierung, jede öffentliche und private Institution entscheiden, auf welcher Seite sie steht. Und sie muss diese Entscheidung auch vor der Geschichte verantworten!

**10.** Das Ziel „Gesundheit für alle bis zum Jahr 2020" ist in Sicht. Was wir sofort benötigen, sind weltweite Bemühungen, die Gesundheitsbedeutung von Vitaminen und anderen Naturheilverfahren in jedem Land zu verbreiten.

- Ich fordere die Vereinten Nationen und sonstige internationale Organisationen dazu auf, Naturheilverfahren durch alle verfügbaren Mittel zu fördern;
- Ich fordere die Politiker in jedem Land auf, Naturheilverfahren zur Grundlage einer neuen Gesundheitsversorgung zu machen;
- Ich fordere alle Ärzte auf, Naturheilverfahren anzuwenden, um die Gesundheit ihrer Patienten zu verbessern.

Ich fordere jeden Menschen auf, diese lebensrettenden Informationen weiter zu verbreiten, um sein eigenes Leben und das Leben von Millionen Mitmenschen zu schützen.

Johannesburg, August 2002
Dr. Matthias Rath

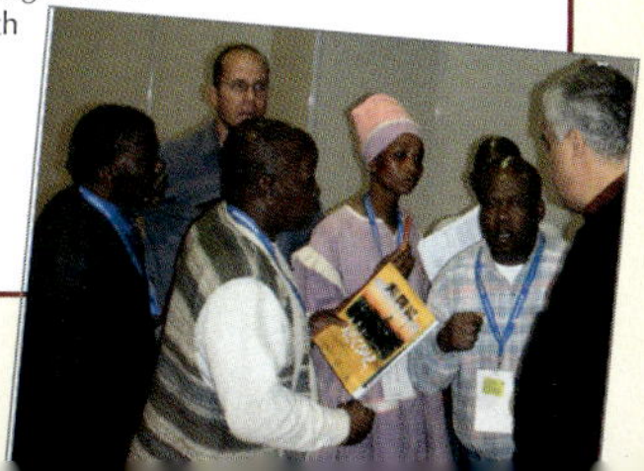

# Gesundheit und Frieden – nicht Krankheit und Krieg!

*Vor zehn Jahren sagte Dr. Linus Pauling, Gewinner des Nobel-Preises für Chemie und Frieden, zu Dr. Rath: „Deine Entdeckungen sind so wichtig für Millionen Menschen, dass sie ganze Industriezweige bedrohen. Eines Tages wird es vielleicht Kriege geben, nur um zu verhindern, dass sich dieser medizinische Durchbruch weltweit durchsetzt. Wenn dies geschieht, dann musst Du Deine Stimme erheben!" Jetzt ist es soweit!*

**Millionen Menschen wachen derzeit auf und erkennen die Tatsache, dass die Pharma-Industrie eine Investment-Branche ist, deren Geschäftsgrundlage der Fortbestand von Krankheiten ist. Das Überleben der Pharma-Investment-Industrie ist durch vier Hauptfaktoren bedroht:**

**1 Den unlösbaren Konflikt der *Geschäftsgrundlage* der Pharma-Industrie:** Die Geschäftsgrundlage der Pharma-Investment-Branche ist das „Geschäft mit der Krankheit". Die Grundlage dieses Geschäftes ist die Patentierbarkeit von neuen, synthetischen Medikamenten, die lediglich Symptome verdecken, aber die Krankheitsursachen selbst nicht beseitigen. Der Fortbestand von Krankheiten und deren weitere Ausbreitung ist Geschäftsgrundlage für das Wachstum dieses Industriezweiges. Dagegen zerstört die Vorbeugung und Ausmerzung von Krankheiten die Geschäftsgrundlage dieser Industrie.

**2 Unlösbare *rechtliche* Konflikte:** Eine Welle von Patienten-Klagen wegen der tödlichen Nebenwirkungen von Pharma-Präparaten bedroht die Existenz dieser Industrie. Ein Ende dieser Gerichtsverfahren ist nicht in Sicht, da die tödlichen Nebenwirkungen von Pharma-Präparaten inzwischen zur vierthäufigsten Todesursache in den Industrieländern geworden sind *(Journal of the American Medical Association, Amerikanisches Ärzteblatt, vom 15. April 1998)*. An den Nebenwirkungen von Pharma-Präparaten sterben allein in den USA jedes Jahr mehr Menschen, als im Zweiten Weltkrieg und im Vietnamkrieg zusammen.

**3 Unlösbare *ethische* Konflikte:** Die Pharma-Industrie steht in einem unlösbaren Konflikt zwischen der Verteidigung ihrer Patentgebühren auf der einen Seite und den Gesundheitsinteressen der Menschen auf der anderen Seite. In den Entwicklungsländern ist die Patentierbarkeit der Pharma-Präparate einer der wichtigsten Faktoren, die zur weiteren Ausbreitung von

AIDS und anderen Epidemien beitragen.

**4 Unlösbare *wissenschaftliche* Konflikte:** Fortschritte in der Vitaminforschung, Zellular Medizin und anderen Naturheilverfahren ermöglichen die Kontrolle der Volkskrankheiten von heute. Diese wirksamen, nebenwirkungsfreien und erschwinglichen Naturheilverfahren zielen in erster Linie auf die Vorbeugung und die Ausmerzung von Krankheiten ab – nicht nur auf die Linderung von Symptomen. Diese Tatsache – und die niedrige Gewinnspanne dieser nicht patentierbaren Naturheilverfahren – bedroht die ökonomische Grundlage des Pharma-Investment-Geschäfts.

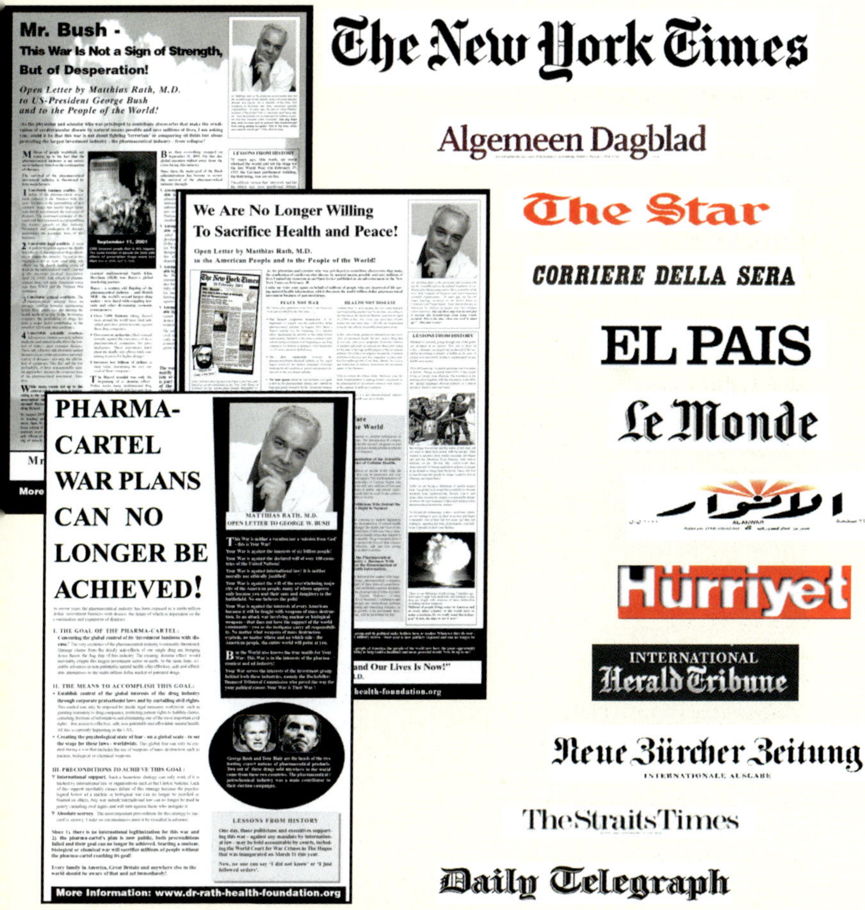

# Der „Bauplan" für eine gesunde Welt

Am Sonntag, dem 23. März 2003, am Tag an dem die Oscars in Los Angeles verliehen wurden, veröffentlichte ich einen „Call to action" – einen Aufruf zum Handeln – in der Los Angeles Times, der größten Tageszeitung in dieser Stadt. Die Menschen in Los Angeles und die Movie-Stars aus der ganzen Welt konnten diese Botschaft mit nach Hause nehmen.

Diese gezielte Informationskampagne richtete das Augenmerk auf die Tatsache, dass die Voraussetzung für die Ausmerzung von Volkskrankheiten die Beendigung des „Investment-Geschäfts mit der Krankheit" ist, das um die Rockefeller-Investmentgruppe herum organisiert wurde.

Fast ein Jahrhundert lang hat diese Finanzgruppe das profitabelste Investment-Geschäft strategisch aufgebaut, das jemals auf der Erde existierte – auf Kosten der Gesundheit und des Lebens von Millionen Menschen. Um ihre skrupellosen Ziele zu erreichen, haben sie alle Bereiche der Gesellschaft missbraucht, einschließlich der Medizin, der Medien, der Regierungen und selbst der größten politischen Organisationen der Erde, wie z. B. die Weltgesundheitsorganisation (WHO).

**LOS ANGELES TIMES, 23.03.2003: Der Krieg gegen den Irak ist noch im Gange und schon gibt es einen Gewinner: Die Menschen der Erde!**

**In den vergangenen Wochen habe ich die Menschen Amerikas, Europas und des Rests der Welt über den Hintergrund und über einen der Hauptnutznießer dieses Krieges informiert: Die Pharma-Industrie. Diese Aufklärungsarbeit wurde zunächst durch die "New York Times" veröffentlicht. Dies ist die wichtigste Zeitung der Stadt, die Sitz der Vereinten Nationen ist und in der sich in den vergangenen Wochen so viele politische Repräsentanten wie selten zuvor aufhielten.**

**Die internationalen Spannungen und die Vorbereitungen auf den Krieg schufen ein Klima, in dem sich die Informationen über die Pharma-Industrie als Nutznießer des 'Krieges gegen den Terrorismus' wie ein Buschfeuer verbreiteten. Die weltweite Verbreitung dieser Informationen war auch ein wichtiger Grund, warum kleine Länder im Weltsicherheitsrat - völlig unerwartet - dem Druck der Regierung der Vereinigten Staaten und Großbritanniens widerstanden und somit verhinderten, dass deren Krieg ein UN-Mandat oder eine völkerrechtliche Legitimation bekam.**

**Deshalb kann der Krieg, der derzeit von der Bush- und Blair-Administration geführt wird, seine politischen und ökonomischen Hauptziele schon nicht mehr erreichen, nämlich das Monopol des Multi-Billionen-Dollar 'Investment-Geschäfts mit der Krankheit' durch die Pharma-Industrie den Menschen der Erde weiter aufzuzwingen.**

**Als der Wissenschaftler, dessen Entdeckungen die Ausmerzung der häufigsten Volkskrankheiten von heute ermöglichen und der die ökonomischen Nutznießer hinter dem jetzigen Krieg entlarvt hat, sehe ich es als meine Verantwortung an, einen Aufruf an die Menschen der Erde und die politisch Verantwortlichen zu richten, sofort damit zu beginnen, eine "Welt ohne Krankheiten" aufzubauen!**

Los Angeles Times — March 23, 2003

Aufruf zum Handeln an die politisch Verantwortlichen der Erde und die Menschen der Welt.

# Gesundheit für alle bis zum Jahr 2020

**Die Menschheit hat jetzt die einmalige Chance sich von Volkskrankheiten zu befreien:**

**EINE ATEMBERAUBENDE PERSPEKTIVE**

**Herz-Kreislauf-Erkrankungen** sind, wie wir jetzt wissen, das Ergebnis einer Schwäche der Blutgefäßwand ähnlich der Seefahrerkrankheit Skorbut. Eine optimale Versorgung mit Vitamin C und anderen Mikronährstoffen, die die Produktion von Kollagen anregen und die Blutgefäßwände stärken - ist eine wirksame, sichere und erschwingliche Methode um Herzinfarkt und Schlaganfall vorzubeugen.

Herinfarkt und Schlaganfall - heute noch Haupttodesursachen in den Industrieländern - werden in zukünftigen Generationen fast unbekannt sein. Die weltweite Anwendung dieser wissenschaftlichen Erkenntnisse wird Millionen Leben retten und Milliarden Gesundheitsausgaben einsparen. Langfristig wird damit das billionenschwere Pharma-Geschäft mit Herz-Kreislauf-Erkrankungen beendet.

**Bluthochdruck, Herzschwäche, Herzrhythmusstörungen und diabetische Durchblutungsstörungen** werden in erster Linie durch chronische Unterversorgung von Mikronährstoffen verursacht, die für eine optimale Funktion von Millionen Zellen verantwortlich sind, die den Herzmuskel und die Blutgefäßwände aufbauen. Die weltweite Anwendung dieses wissenschaftlichen Durchbruchs wird Millionen Leben retten und Milliarden an Gesundheitsausgaben einsparen. Langfristig wird damit auch das billionenschwere Pharma-Geschäft mit diesen Krankheiten beendet.

**Krebs**, die zweithäufigste Todesursache in den Industrieländern, ist ab jetzt kein Todesurteil mehr. Unabhängig von Krebsart und Ursprung, breiten sich alle Krebszellen über den selben Mechanismus aus. Sie produzieren große Mengen an Kollagen verdauenden Enzymen, die in der Lage sind, diesen Zellen den Weg durch den menschlichen Körper zu ebenen und damit die Krebsausbreitung zu fördern.

Wirksame, nebenwirkungsfreie und erschwingliche Mikronährstoffe, wie z. B. die Aminosäure Lysin, Vitamin C und andere spezifische Natursubstanzen blockieren diese Enzyme und damit die Ausbreitung der Krebskrankheit - ohne jegliche Nebenwirkungen. Die weltweite Anwendung auch dieses wissenschaftlichen Durchbruchs wird Millionen Leben retten und Milliarden Gesundheitsausgaben einsparen. Langfristig wird damit das billionenschwere Pharma-Geschäft beendet, dessen Voraussetzung der Fortbestand der Krebskrankheit ist.

**Infektionskrankheiten, AIDS und andere Epidemien** sind eine der Haupttodesursachen in Entwicklungsländern. B-Vitamine und andere Mikronährstoffe optimieren die Produktion von weißen Blutzellen und die Immunabwehr im Kampf gegen Tuberkulose und andere Infektionskrankheiten. Darüber hinaus ist es eine wissenschaftliche Tatsache, dass Vitamin C in der Lage ist, die Vermehrung des HIV-Virus um über 99% zu reduzieren. Dieses einfache Vitamin ist damit wirksamer in der Bekämpfung der AIDS-Krankheit, als jede Kombination teurer Pharma-Produkte.

Die Umsetzung dieses wissenschaftlichen Durchbruchs wird Millionen Menschenleben retten, Milliarden in Gesundheitsausgaben einsparen und langfristig das billionenschwere Pharma-Geschäft mit AIDS und anderen Infektionskrankheiten beenden.

**Zusammenfassend gilt: Naturheilverfahren können den wichtigsten Volkskrankheiten von heute auf natürliche Weise vorbeugen, die Gesundheit der Menschen weltweit verbessern und das weltweite Pharma-Investment-Geschäft mit diesen Krankheiten beenden.**

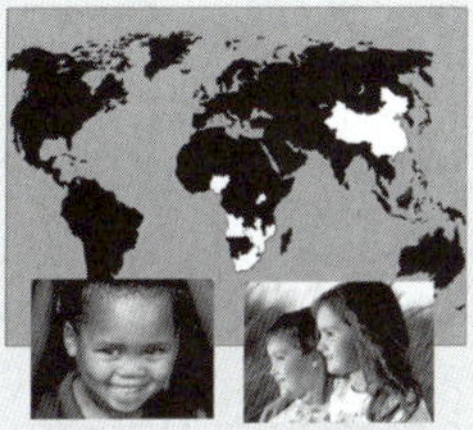

*Jedes Land, das seine Gesundheits-Versorgung auf wirksamen Naturheilverfahren aufbaut, macht einen wichtigen Schritt zur Verbesserung der Gesundheit seiner Menschen. Darüber hinaus wird dadurch das Pharma-'Investment-Geschäft mit der Krankheit' wirksam bekämpft.*

*Auf der Webseite unserer Stiftung koennen Sie die weltweite 'Befreiung zur Gesundheit' verfolgen.*

**WARUM DIES NICHT SCHON FRÜHER GESCHAH**

Zu Beginn des 21. Jahrhunderts wacht die Menschheit aus einem Albtraum auf. Vor 100 Jahren begann die Rockefeller-Gruppe, die damals schon das weltweite Ölgeschäft kontrollierte, damit, einen neuen weltweiten Investmentmarkt zu definieren: Den menschlichen Körper und die darin fortbestehenden Krankheiten. Die Profitabilität dieses Investments war abhängig von der Patentierbarkeit von Pharma-Präparaten, und von den Patent-Gebühren. Unter dem Tarn-Begriff "Wohltäter der Menschheit" wurde das größte Scheingeschäft in der Menschheits-Geschichte strategisch entwickelt.

Millionen Patienten wird "Heilung" für ihre Gesundheitsprobleme versprochen, jedoch der Großteil der Pharma-Präparate haben keinerlei Wirkungsnachweis und verdecken bestenfalls Symptome. Pharma-Präparate rufen auch schwerwiegende Nebenwirkungen hervor und verursachen damit neue Krankheiten, die diesern "Krankheitsmarkt" ständig erweitern.

Eine strategische Voraussetzung für die Entwicklung dieses Weltmarktes war die Auslöschung des "Wettbewerbs" durch wirksame Naturheilverfahren. So wurden die lebenswichtigen Kenntnisse über Vitamine und andere Mikronährstoffe, die für die optimale Zellfunktion lebenswichtig sind, systematisch aus den medizinischen Universitäten, den Lehrbüchern und aus den Köpfen von Generationen von Ärzten verbannt.

Im Laufe des letzten Jahrhunderts entwickelte sich das Pharma-Geschäft mit der Krankheit zur größten Investment-Industrie auf unserem Planeten. Die gewaltigen Profite wurden dazu benutzt, um Einfluss zu gewinnen in allen Bereichen der Gesellschaft, einschließlich Wissenschaft, Medizin, Medien und Politik. Sogar die größten politischen Organisationen der Erde konnten sich diesem Einfluss nicht widersetzen.

**WIR BRAUCHEN EINE NEUE WELTGESUNDHEITS-ORGANISATION**

Die Weltgesundheitsorganisation (WHO) wurde vor über 50 Jahren gegründet, um die Gesundheit der Erde im Weltmaßstab zu verbessern. Ein erster Schwerpunkt war es, die Gesundheit der Menschen durch Ernährung, einschließlich Mikronährstoffen, zu verbessern. Innerhalb von nur zwei Jahrzehnten verdrängte der Einfluss des Pharma-Kartells auf die WHO diesen Schwerpunkt. Heute versucht die WHO und andere UN-Organisationen (z. B. "Codex Alimentarius") weltweite Protektionsgesetze im Interesse des Pharma-Investmentgeschäfts mit patentierten Präparaten durchzusetzen - vor allem gegenüber überlegenen - jedoch nicht patentierbaren - Naturheilverfahren.

Als direktes Ergebnis des strategischen Aufbaus des weltweiten 'Geschäfts mit der Krankheit' durch die Pharma-Industrie sind hunderte Millionen Menschen an Krankheiten gestorben, die schon vor langer Zeit hätten ausgemerzt werden können, wenn da nicht das billionenschwere Pharma-'Investmentgeschäft mit der Krankheit' gewesen wäre. Deshalb leiden allein in den Entwicklungsländern bis heute auch noch mehr als zwei Milliarden (!) Menschen an einem Mangel an Mikronährstoffen. **Deshalb müssen wir alle jetzt daran arbeiten, eine *neue* Weltgesundheitsorganisation aufzubauen, die uns von diesen Volkskrankheiten befreien hilft.**

**WIR BRAUCHEN EINE NEUE GESUNDE UND FRIEDLICHE WELT**

Gesundheit ist ein fundamentales Menschenrecht. Wir, die Menschen der Erde, werden es nicht erlauben, dass uns dieses Recht vorenthalten wird. Wir werden nicht ruhen, bis das Recht auf Gesundheit - vor allem der uneingeschränkte Zugang zu wirksamen Naturheilverfahren - ein Menschenrecht geworden ist und in nationalen und internationalen Verfassungen festgeschrieben ist.

**Ich rufe die Menschen der Erde auf**: Gleichgültig, wo Ihr lebt und was Ihr tut: Ihr müsst jetzt mithelfen, diese neue Welt aufzubauen! Jedes Wohnzimmer, jede Arztpraxis, jedes Krankenhaus, jede Schule, Universität, Gemeindezentrum, jedes Schulbuch und jeder Film, der Naturheilverfahren fördert ist ein wichtiger Schritt, eine gesündere Welt zu schaffen. Indem wir diese neue Welt aufbauen, merzen wir nicht nur Krankheiten aus, sondern setzen auch Milliarden Dollar an Geldern frei, die derzeit dazu benutzt werden, Krankheiten weiter zu verbreiten.

**Ich rufe den politisch Verantwortlichen zu:** Bauen Sie unverzüglich eine Gesundheits-Versorgung auf, die die Vorbeugung von Krankheiten zum Ziel hat und auf wirksamen, nebenwirkungsfreien Naturheilverfahren basiert. Jetzt, da diese wissenschaftlichen Erkenntnisse weltweit vorhanden sind, müssen Sie diese Nutzen, um die Gesundheit der Menschen Ihrer Länder zu verbessern. Jedes Land, das seine Gesundheitsversorgung auf dieser Grundlage aufbaut, bringt uns dem Ziel näher: 'Gesundheit für alle im Jahr 2020!' Es gilt, l eine Zeit zu verlieren!

Mit fre n lichen Grüß n

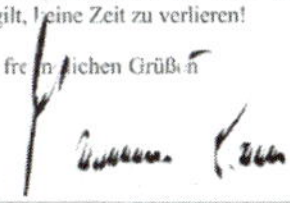

**Weitere Informationen finden Sie unter www.dr-rath-foundation.org**

# Eine gesunde, friedliche und gerechte Welt ist möglich!

Am 15. Juni 2003 trafen sich auf meine Einladung Vertreter von fünf Kontinenten in Den Haag, dem Sitz des internationalen UN-Gerichtshofs und verabschiedeten einstimmig die „Verfassung einer Welt des Friedens, der Gesundheit und der sozialen Gerechtigkeit". Diese Verfassung – nur wenige Wochen nach Ende des Irak-Krieges – ist der Anfang einer weltweiten Gesundheits- und Aufklärungskampagne, um das „Geschäft mit der Krankheit" zu beenden und die Menschheit für immer von der Last der Herz-Kreislauf-Erkrankung, und anderen Krankheiten zu befreien.

## VERFASSUNG FÜR EINE FRIEDLICH

Zu Beginn des dritten Jahrtausends steht die Menschheit am Scheideweg. Auf der einen Seite stehen die Interessen von sechs Milliarden Menschen, die derzeit auf der Erde leben, ebenso wie die aller zukünftigen Generationen, die sich ein gesundes und würdiges Leben in einer friedlichen Welt wünschen. Auf der anderen Seite steht eine Handvoll globaler Wirtschaftsinteressengruppen, die der gesamten Menschheit das Recht auf diese fundamentalen Menschenrechte aus einem einzigen Grund verweigern - grenzenloser finanzieller Gier.

In dieser Lage haben wir, die Menschen der Erde, die Wahl: Entweder wir lassen uns weiter von diesen Wirtschafts-Interessengruppen unterdrücken, die nicht davor zurückschrecken, uns weiterhin Krankheiten und Kriege aufzuzwingen, oder wir befreien uns von dieser Last und beginnen eine Welt aufzubauen, die sich an den Grundwerten von Frieden, Gesundheit und sozialer Gerechtigkeit orientiert.

Wir, die Menschen der Erde, erkennen, dass wir uns nie zuvor einiger waren in unserer Entschlossenheit, den Frieden zu wahren, das Investment-Geschäft mit der Krankheit zu beenden und diejenigen zur Rechenschaft zu ziehen, die fortgesetzt Frieden und Gesundheit wirtschaftlichen Interessen opfern.

Deshalb haben wir, Menschen aus Ost und West, Nord und Süd, aus wohlhabenden und armen Ländern uns entschlossen, eine friedliche, gesunde und sozial gerechte Welt zu schaffen - für uns und für alle zukünftigen Generationen.

Zu unseren unveräußerlichen Grundrechten erklären wir:

**Das Recht auf Frieden.** Wir, die Menschen der Erde, sind entschlossen, unser Recht auf Frieden mit allen uns zur Verfügung stehenden Mitteln zu verteidigen. Im Zeitalter von Massenvernichtungswaffen kann Krieg kein Mittel der Lösung internationaler Konflikte sein. Wir werden sicherstellen, dass diejenigen, die einen Krieg ohne ausdrückliches Mandat durch internationales Recht führen, für diese Verbrechen zur Verantwortung gezogen werden. Wir werden nicht nachlassen, bevor diese Verbrechen bestraft sind - unabhängig von wirtschaftlichen und politischen Konsequenzen. Wir tun dies, weil wir erkennen, dass dies der einzige Weg ist, die Zerstörung der Erde zu verhindern.

**Das Recht auf Leben.** Wir, die Menschen der Erde sind entschlossen, unser Recht auf Leben mit allen uns zur Verfügung stehenden Mitteln zu verteidigen. Wir werden nicht ruhen, bis alle Faktoren, die die Lebenserwartung der Menschen unseres Planeten verkürzen, beseitigt sind. Wir werden Hunger, Unterernährung und alle anderen Faktoren bekämpfen, die schon jetzt Millionen Einwohner unseres Planeten jedes Jahr sterben lassen, vor allem Kinder. Wir werden auch das 'Investmentgeschäft mit der Krankheit' beenden, in dessen Folge mehr Menschen an verhinderbaren Krankheiten verstarben als in allen Kriegen der Menschheitsgeschichte zusammen genommen.

**Das Recht auf Gesundheit.** Wir, die Menschen der Erde, sind entschlossen, unser Recht auf Gesundheit

**Menschen aus aller Welt unterstützen bereits diese Verfassung**

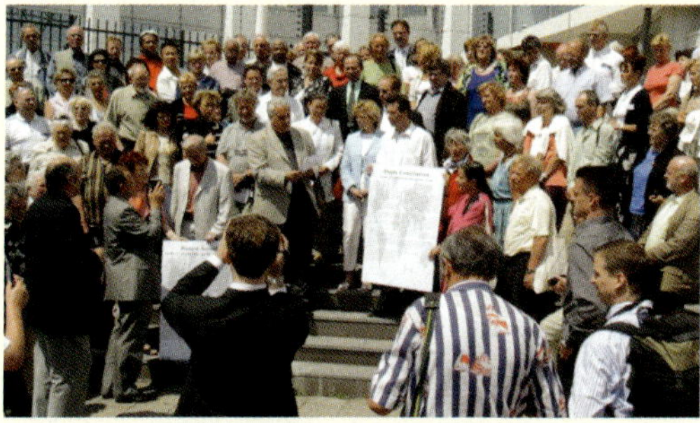
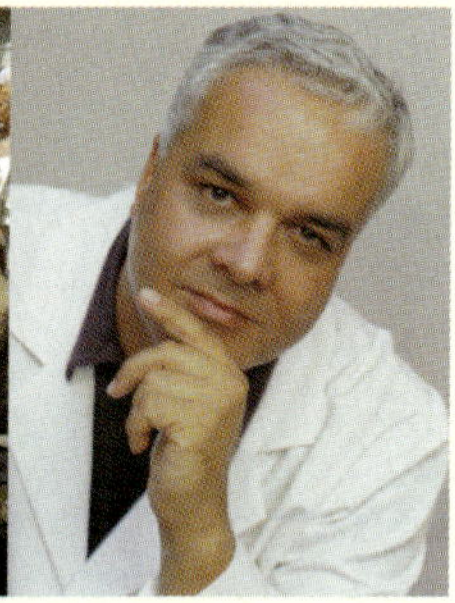

Am selben Tag reichte ich – im Namen der Menschen der Erde – eine Klage beim UN-Strafgerichtshof in Den Haag (International Criminal Court, ICC) ein. Ziel dieser Klage ist es, die Verantwortlichen für das millionenfache Leid, das von den Interessengruppen hinter Krankheit und Krieg verursacht wird, zur Rechenschaft zu ziehen. Jeder Mensch sollte diese Anklage unterstützen.

## GESUNDE UND GERECHTE WELT

mit allen uns zur Verfügung stehenden Mitteln zu verteidigen. Wir werden dafür Sorge tragen, dass das 'Pharma-Geschäft mit der Krankheit', die vorsätzliche Ausbreitung von Krankheiten zum Zwecke wirtschaftlichen Gewinns, weltweit gesetzlich verboten wird. Wir werden diejenigen zur Rechenschaft ziehen, die absichtlich die Ausbreitung von Krankheiten betreiben und ebenso wie diejenigen, die lebensrettende Gesundheitsinformationen zu natürlichen, nicht patentierbaren Heilverfahren zurückhalten. Bei der Verbesserung der Gesundheitsversorgung an unserem Wohnort und beim Aufbau nationaler Gesundheitsprogramme werden wir den Schwerpunkt auf wirksame, nebenwirkungsfreie Naturheilverfahren legen. Das Hauptziel jeder Gesundheitsversorgung muss die Vorbeugung und Ausmerzung von Krankheiten sein.

**Das Recht auf soziale Gerechtigkeit.** Wir, die Menschen der Erde sind entschlossen, alles daran zu setzen, um unser Recht auf soziale Gerechtigkeit mit allen uns zur Verfügung stehenden Mitteln zu verteidigen. Wir nehmen es nicht länger hin, dass zwei von drei Einwohnern unseres Planeten in Armut und Analphabetentum leben. Wir werden dafür sorgen, dass die Ressourcen der Welt umverteilt werden auf eine Weise, die Ausbildung und ein würdiges Leben für jeden Bewohner unseres Planeten sicherstellt. Um diese Umverteilung zu finanzieren, werden wir die finanziellen Mittel nutzen, die dadurch freigesetzt werden, dass das Trillionen-Euro umfassende 'Geschäft mit der Krankheit' beendet wird und weltweit Militärausgaben abgebaut werden.

Wir erkennen, dass als erster Schritt, um diese Ziele zu erreichen, jene wirtschaftlichen Interessengruppen, die verantwortlich sind für die Ausweitung von Krankheiten und Kriegen vor internationalen Gerichten dafür zur Verantwortung gezogen werden, dass sie das Leben von Millionen Menschen geopfert und andere Verbrechen gegen die Menschlichkeit begangen haben.

Die öffentliche Dokumentation dieser Verbrechen und die Verurteilung der Verantwortlichen dieser Wirtschafts-Interessengruppen wird das entscheidende Hindernis beseitigen, damit die Menschen der Erde das 'Mittelalter von Krankheit, Krieg und Ungerechtigkeit' beenden und damit beginnen können, eine ‚Neue Welt des Friedens, der Gesundheit und der sozialen Gerechtigkeit' aufzubauen.

Im Namen der Menschen der Erde -

Matthias Rath

Dr. med Matthias Rath

**Weitere Informationen: www.dr-rath-health-foundation.org**

# Weltweite Aufklärungsarbeit

Unsere Aufklärungsarbeit zeigt weltweite Resonanz. Die Liste der Regierungen, privaten und öffentlichen Institutionen, internationalen Firmen, Universitäten etc., die über unsere Website Kontakt mit uns aufnehmen, liest sich wie das „Who is Who" des beginnenden 21. Jahrhunderts. Nachfolgend ist nur eine auszugsweise Liste der Interessenten:

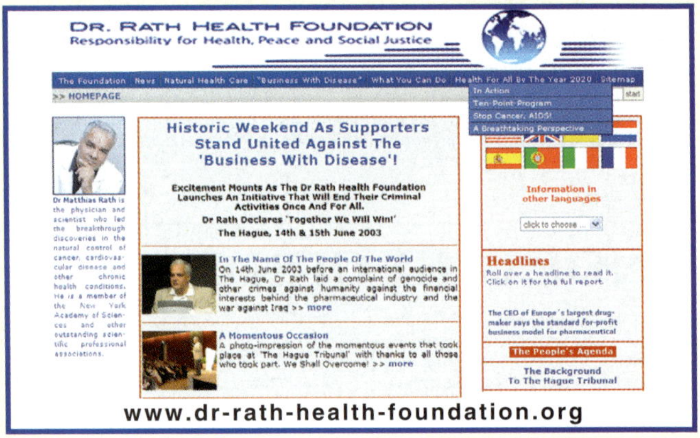


**Regierungs-Organisationen in:**

- Australien
- Belgien
- Brasilien
- Kanada
- Chile
- Ägypten
- Deutschland
- Indien
- Italien
- Jordanien
- Malaysia
- Niederlande
- Norwegen
- Polen
- Südafrika
- Spanien
- Schweden
- Türkei
- USA (Verteidigungsministerium)

**Andere Institutionen:**

- Akademien d. Wissenschaften v.: Bulgarien, Russland, Schweden
- Entwicklungs-Bank von Singapur
- Dow Jones & Co.
- Europäische Kommission
- Gesundheitsministerium v. Chile
- Kaiser Health Insurance (US)
- Karolinska Institute Medical University
- Los Angeles Public Library
- OPEC Fund
- Reuters Nachrichten-Agentur
- Royal Communications Jordanien
- South African Broadcasting Corp.
- US-Staaten: California, Florida, Georgia, Illinois, Minnesota, New Jersey und Texas
- UK National Health Service
- UNO, WHO and UNICEF
- U.S. Centers for Disease Control
- Zeitung: USA Today

# Weltweite Unterstützung

**Stellvertretend für Millionen Unterstützer weltweit seien hier einige Stimmen zitiert:**

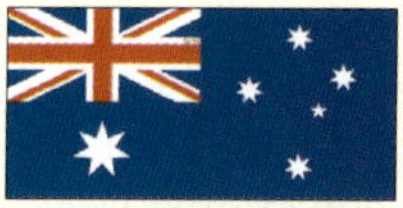

*„Ich habe Ihre Information in Australien gelesen – fantastische Arbeit! Herzlichen Glückwunsch für Ihre Integrität!" Australien*

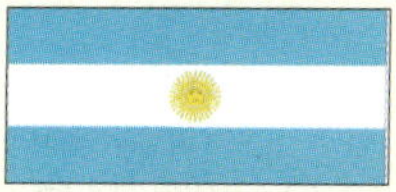

*„Ich beglückwünsche Sie zu Ihrem Mut!" Argentinien*

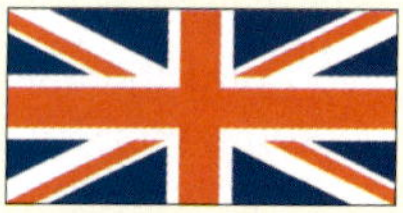

*„Ich unterstütze Dr. Rath in seinem Kampf, die Menschen der Welt aufzuklären über das wahre Gesicht der Pharma-Industrie." Großbritannien*

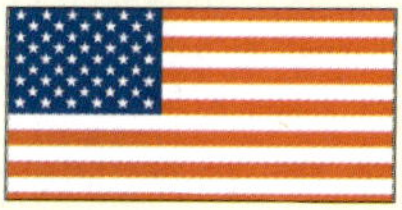

*„Ich begrüße die Arbeit von Dr. Rath, mit der er versucht, mich und die Menschen der ganzen Erde zu informieren. Was immer wir tun können, damit politische Entscheidungen in der richtigen Richtung getroffen werden, müssen wir tun." United States*

**Firmen:**

- Abbott Laboratories
- Bayer
- Boeing
- Chase Manhattan
- Deutsche Bank
- Eli Lilly
- Exxon
- Glaxo Smith Kline Beecham
- Halliburton
- Koch Industries
- Merck
- Microsoft
- Pfizer
- Raytheon Company
- Shell
- Siemens
- Swiss Bank Corporation
- Texaco
- Visa
- Xerox

**Universitäten:**

- Österreich: Wien, Innsbruck
- Argentinien: Buenos Aires
- Kanada: McGill
- Kuba: Cienfuegos
- Deutschland: Heidelberg, Berlin
- Frankreich: Grenoble
- Indien: Madras
- Italien: Bologna, Mailand, Rom
- Japan: Nagoya
- Korea: Seoul
- Mexiko: National Univ.
- Niederlande: Amsterdam, Rotterdam
- Polen: Warsaw, Krakow
- Singapur: National Univ.
- Spanien: Madrid, Seville, Salamanca
- Schweden: School of Economics
- Südafrika: Cape Town, Pretoria
- UK: Oxford, Kings, London, Wales
- USA: Stanford, Harvard, Berkeley Columbia, Rutgers, Mayo, Yale

# Aufruf zur Vitaminfreiheit

Jedes Jahr werden weltweit Pharma-Präparate gegen Herz-Kreislauf-Erkrankungen im Wert von mehreren hundert Milliarden Dollar umgesetzt. Der wissenschaftliche Durchbruch zur natürlichen Vorbeugung und Behandlung der Herz-Kreislauf-Erkrankungen wird zum Zusammenbruch dieses Weltmarktes führen und bedroht die Existenz der Pharma-Industrie.

In dem Kampf um ihr Überleben hat die Pharma-Industrie ein globales „Pharma-Kartell" gebildet, mit dem Ziel, die Ausmerzung der Herz-Kreislauf-Erkrankungen durch Naturheilverfahren zu blockieren. Ziel dabei ist es, ein weltweites Verbot der Verbreitung von präventiven und therapeutischen Gesundheitsinformationen über die Heilwirkung von Vitaminen, Mineralstoffen und anderen natürlichen, nicht patentierbaren Naturheilverfahren. Dies geschieht auch unter Missbrauch der Weltgesundheitsorganisation, des europäischen Parlamentes und anderer nationaler und internationaler Institutionen.

In dieser Situation müssen die Menschen der Welt selbst für den Schutz ihrer Gesundheit und ihres Lebens sorgen und diese gegen die ökonomischen Interessen des „pharmazeutischen Investment-Geschäfts mit der Krankheit" verteidigen.

Freier und uneingeschränkter Zugang zu Vitamintherapien und anderen Naturheilverfahren weltweit ist der erste Schritt auf dem Weg zur Ausmerzung der Herz-Kreislauf-Erkrankungen und anderer Volkskrankheiten.

**Wir fordern von unserer eigenen Regierung und von den Regierungen aller anderen Länder:**

- **Beseitigen Sie alle gesetzlichen Beschränkungen für einen freien Zugang der Menschen zu Vitaminen, Nahrungsergänzungsstoffen und anderen Naturheilverfahren.**
- **Verbreiten Sie die lebensrettenden Informationen über die Gesundheitsbedeutungen von Vitaminen und wissenschaftlich begründeten Naturheilverfahren.**
- **Setzen Sie sich für die jetzt mögliche Ausmerzung der Herz-Kreislauf-Erkrankungen und anderer Volkskrankheiten mit all Ihnen zur Verfügung stehenden Mitteln ein.**

**Mit meiner Unterschrift unterstütze ich den Aufruf zur Vitamintherapie-Freiheit:**

| Name | Adresse | Unterschrift |
|---|---|---|
| | | |
| | | |
| | | |
| | | |
| | | |
| | | |
| | | |
| | | |
| | | |
| | | |

Ich fordere Sie auf, unterstützen Sie dieses wichtige Anliegen mit Ihrer Unterschrift. Bitten Sie auch Ihre Familie, Freunde und Kollegen um Unterstützung und machen Sie diesen Aufruf zur Grundlage einer „Gesundheitsinitiative“ an Ihrem Wohnort.

Dieser weltweite Aufruf wird so lange weitergeführt, bis wir das historische Ziel der weitgehenden Ausmerzung der Volkskrankheiten von heute erreicht haben.

Bitte senden Sie die unterschriebenen Kopien an mich direkt zurück per Adresse: Dr. Raths Health Foundation. Mehr Informationen darüber können Sie im Internet unter www.dr-rath-health-foundation.org finden.

# Über den Autor

Dr. Rath ist der weltbekannte Arzt und Wissenschaftler, der den Durchbruch zur natürlichen Vorbeugung und Therapie der Arterienverkalkung leitete. Für diesen Durchbruch erhielt er die ersten Patente der Welt zur natürlichen Umkehr der Herz-Kreislauf-Erkrankungen. Dr. Rath gilt als Begründer der Zellular Medizin, dem neuen wissenschaftlichen Verständnis, dass die Volkskrankheiten von heute – einschließlich Herzinfarkt, Schlaganfall und Krebs – die zwangsläufige Folge von langzeitigem Mangel an Vitaminen und anderen Biokatalysatoren des Zellstoffwechsels in unserem Körper sind.

Neben seinen veröffentlichten populärwissenschaftlichen Büchern ist Dr. Rath auch Autor zahlreicher Veröffentlichungen in führenden wissenschaftlichen Zeitschriften der Welt, einschließlich der Amerikanischen Herzgesellschaft, der Nationalen Akademie der Wissenschaften der USA und anderer. Seine Bücher sind in mehr als zehn Sprachen übersetzt und mehrere Millionen Exemplare wurden weltweit bereits verkauft.

Dr. Rath ist Gründer und Leiter eines internationalen Forschungs- und Entwicklungsinstituts, das sich zum Ziel gesetzt hat, die Volkskrankheiten von heute mit Hilfe der Zellular Medizin und wirksamer Naturheilverfahren weitgehend auszumerzen.

Der von Dr. Rath geleitete wissenschaftliche Durchbruch der Zellular Medizin bedroht das billionenschwere Pharma-Geschäft mit der Krankheit, das fast ausschließlich auf symptomorientierten und mit schweren Nebenwirkungen behafteten synthetischen Pharma-Präparaten beruht.

Dr. Rath war der erste, der in seinem „Chemnitzer Programm" 1997 das gesetzliche Verbot des weltweiten Betrugsgeschäfts mit der Krankheit durch die Pharma-Industrie forderte. Sowohl für seine wissenschaftlichen Leistungen als auch für seine Zivilcourage in der Auseinandersetzung mit dem zunächst übermächtig erscheinenden Pharma-Kartell erhielt er weltweit Anerkennung.

Dr. Raths Webseite www.dr-rath.com und die Webseite seiner Stiftung www.dr-rath-health-foundation.org sind wichtige Quellen für weitere Informationen über den sich derzeit im Weltmaßstab vollziehenden Wandel im Gesundheitswesen.

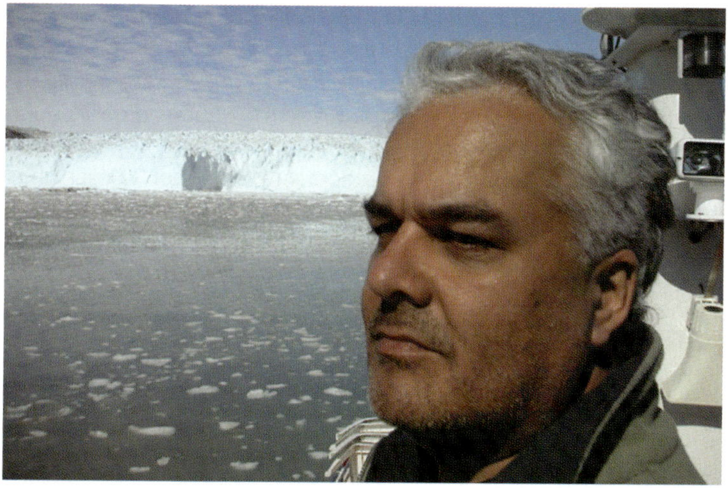

*Dr. Rath findet die Kraft für seine Engagement im Interesse der Menschheit - gerade auch für seine Auseinandersetzung mit den mächtigen Interessengruppen - an Orten unzerstörter Natur.*

# Dr. Raths Dank

„Mein Dank gilt all denjenigen, ohne die dieser medizinische Durchbruch, der zur Ausmerzung der Herz-Kreislauf-Erkrankung führen wird, erst sehr viel später möglich gewesen wäre. Insbesondere gilt mein Dank Frau Dr. Aleksandra Niedzwiecki, meiner langjährigen Kollegin, dem gesamten Team an Wissenschaftlern unseres Forschungsinstituts, meinen Mitarbeitern weltweit sowie vor allem den Hunderttausenden von Menschen, die durch ihre Mitarbeit in unserer Gesundheits-Allianz unsere weltweite Arbeit beim Aufbau eines neuen Gesundheitswesens durch ihre tägliche Überzeugungsarbeit unterstützen. Wenn die Geschichtsbücher über diesen historischen Prozess eines Tages geschrieben werden, werden Sie es sein, die für die Befreiung der Menschheit vom Joch des skrupellosen Geschäfts mit der Krankheit stehen werden.

Mein Dank gilt aber auch all denjenigen, die durch ihre Skeptik und ihre Opposition gegen diesen Durchbruch eine ständig neue Inspiration und Kraftquelle für mich waren."

JOURNAL OF APPLIED NUTRITION, VOLUME 48, NUMBER 3 ORIGINAL REPORT

# Vitamintherapie stoppt Koronarsklerose bereits im Frühstadium

## –Dokumentiert durch Ultraschnelle Computertomographie–

**Dr. med. Matthias Rath* und Dr. biochem. Aleksandra Niedzwiecki**

**Zusammenfassung:** Ziel dieser Studie war, die Wirkung eines definierten Programmes aus Nahrungsergänzungsstoffen auf die Veränderung (Zunahme oder Abnahme) der Koronarsklerose zu dokumentieren. Dieses Programm enthielt Vitamine, Aminosäuren, Mineralien und Spurenelemente, einschließlich einer Kombination von Nahrungsergänzungsstoffen, die zur Umkehr der Herz-Kreislauf-Erkrankung patentiert ist. (Dieses Nahrungsergänzungsprogramm wird in dieser Veröffentlichung kurz als ‚Vitamintherapie' bezeichnet.) Die Studie wurde als prospektive Therapiestudie angelegt mit einer Dauer von 12 Monaten. Sie umfaßte 55 Patienten im Alter von 44 bis 67 Jahren die zu Beginn der Studie bereits an koronarer Herzerkrankung mit unterschiedlichem Schweregrad litten. Die Veränderungen in der Wachstumsrate der Koronarsklerose vor und während der Vitamintherapie wurde direkt mit Hilfe der Ultraschnellen Computertomographie (Ultrafast-CT) gemessen.

*Ohne* die Vitamintherapie nahm die Koronarsklerose durchschnittlich um 44% pro Jahr zu. (Die unbehandelte koronare Herzerkrankung wurde als eine sehr aggressive Krankheit bestätigt). *W hrend* der Vitamintherapie verlangsamte sich dieses Wachstum im Laufe eines Jahres im Durchschnitt *aller* Patienten um 15%. Bei Patienten mit *beginnender* Koronarsklerose kam es innerhalb eines Jahres zum Stop des weiteren Wachstums. Bei einzelnen Patienten konnte sogar eine Umkehr und ein völliges Verschwinden von zuvor vorhandener Koronarsklerose dokumentiert werden. Dies ist die erste klinische Studie die zeigt, daß eine definierte Vitamintherapie die koronare Herzerkrankung innerhalb eines Jahres zum Stillstand bringt. Die hier getestete Vitamintherapie ist damit ein wirksamer und nebenwirkungsfreier Weg zur Vorbeugung und unterstützenden Therapie der Herz-Kreislauf-Erkrankung.

*Korrespondenzadresse: MR Publishing Inc., Postbus 859, NL-7600 AW Almelo, Internet: www.drrath.com

## EINLEITUNG

Nach Angaben der Weltgesundheitsorganisation (WHO) sterben jedes Jahr über 12 Millionen Menschen an den Folgen von Herzinfarkt, Schlaganfall und anderen Formen der Herz-Kreislauf-Erkrankung (1). Die direkten und indirekten Ausgaben für die Behandlung der Herz-Kreislauf-Erkrankung ist der bedeutendste Einzelkostenfaktor der Gesundheitsausgaben aller Industrieländer der Erde. Trotz einiger bescheidener Erfolge und dem Rückgang der Herzinfarkt- und Schlaganfall-Sterbeziffern in einigen Ländern, breitet sich die Herz-Kreislaufepidemie weltweit weiter aus.

Die derzeit diskutierten Konzepte der Ursachen der Herz-Kreislauf-Erkrankung konzentrieren sich auf erhöhte Blutspiegel von Risikofaktoren (z.B. Cholesterin), die angeblich die Blutgefäßwand schädigen und dadurch Atherosklerose und Herz-Kreislauf-Erkrankung verursachen sollen (2-4). Demzufolge wurden Cholesterinsenker und andere Medikamente, die Risikofaktoren im Blut senken, zur Vorbeugung der Herz-Kreislauf-Erkrankung propagiert (ohne daß ein direkter Zusammenhang zwischen hohem Cholesterinspiegel und Herzinfarktrisiko bewiesen ist).

Demgegenüber stellte einer der Autoren, Dr. Rath, ein neues Verständnis der Ursache der Herz-Kreislauf-Erkrankung (5, 6), das auf folgenden Prinzipien beruht: Die Hauptursache der Herz-Kreislauf-Erkrankung ist eine chronische Mangelversorgung an Vitaminen und anderen Nahrungsergänzungsstoffen. Diese Naturstoffe haben genau bekannte biochemische Funktionen im Körper als Coenzyme (Biokatalysatoren), zelluläre Energieträger und als Antioxidantien. Ein chronischer Mangel an diesen wichtigen Nahrungsstoffen in den Zellen der Arterienwand (Endothelzellen, glatte Muskelzellen) beeinträchtigt deren Funktion. So führt zum Beispiel Vitamin-C-Mangel in der Arterienwand, ähnlich wie bei der Seefahrerkrankheit Skorbut, zu einer Strukturschwäche und kleinen Rissen in der Arterienwand. Diese Veränderungen in der Arterienwand sind ganz typische Merkmale der beginnenden Atherosklerose (Arterienverkalkung) (9, 10, 11).

Strukturschwäche und Einrisse machen eine Reparatur der Arterienwand erforderlich. Atherosklerotische Ablagerungen entstehen, wenn chronischer Vitaminmangel zu einer fortgesetzten und überschießenden Reparatur führt. Diese Ablagerungen bestehen im wesentlichen aus Blutfaktoren (Blutfette, -Eiweiße, etc.), die aus der Blutbahn in die Arterienwand eindringen, sowie aus Zellwucherungen der Arterienwand im Bereich der Reparaturstellen. Diese Reparaturvorgänge finden besonders an den Stellen des Blutgefäßsystems statt, wo außergewöhnlicher mechanischer Streß herrscht. (Dies ist vor allem in den Herzkranzarterien der Fall, die mit jedem Herzschlag gequetscht werden). Dieses neue Ursachenverständnis kann jetzt auch erklären, warum atherosklerotische Ablagerungen vorwiegend in den Koronararterien entstehen, und warum Infarkte des Herzens (nicht aber anderer Organe) die mit Abstand häufigste Form der Herz-Kreislauf-Erkrankung ist.

Tierversuche hatten dieses neue Verständnis der Herz-Kreislauf-Erkrankung bereits bestätigt und führten zur Patentierung von Vitamin C in Kombination mit anderen wichtigen Nahrungsergänzungsstoffen für die Vorbeugung und Behandlung der Herz-Kreislauf-Erkrankung (12). Aufbauend auf diesem patentierten Therapieansatz haben wir ein Nahrungsergänzungsprogramm entwickelt, das wir in der hier beschriebenen Studie klinisch testeten.

## PATIENTEN UND UNTERSUCHUNGSMETHODEN

Insgesamt wurden 55 Patienten (50 Männer und 5 Frauen) mit im Ultrafast-CT nachgewiesener koronarer Herzerkrankung in die Studie eingeschlossen. Voraussetzung war, daß bei den Patienten bereits zuvor Ultrafast-CT-Untersuchungen in der Heirat Scan Klinik in San Francisco durchgeführt worden waren und als Referenz zur Verfügung standen. Zu Beginn der Studie, sowie nach 6 und 12 Monaten, mußte jeder Studienteilnehmer einen umfangreichen Fragenkatalog beantworten. Erfaßt wurde die medizinische Vorgeschichte, Herz-Kreislauf-Erkrankungen, Risikofaktoren, sowie Daten zu den Lebensgewohnheiten. Genau erfaßt wurden auch Ernährung, körperliche Bewegung und andere Lebensgewohnheiten. Die erfaßten Blutwerte (Cholesterin und Triglyceride) zeigten eine normale Verteilung unter den Studienteilnehmern. Etwa die Hälfte der Patienten nahm verschiedene Medikamente ein, z.B. Kalziumblocker, Nitrate, Betablocker und Cholesterinsenker. Vor Beginn der Studie wurden die Patienten angewiesen, keinerlei Veränderungen ihrer Ernährungs- und Lebensgewohnheiten vorzunehmen. Jede Veränderung mußte sorgfältig im Patientenprotokoll dokumentiert werden. Die Vitamintherapie wurde sorgfältig überwacht, durch Patientenprotokoll, Gespräche mit Patienten, sowie während der Kontrolluntersuchungen.

## DIE VITAMINTHERAPIE

Die folgenden Vitamine und anderen Nahrungsergänzungsstoffe wurden von den Patienten für die Dauer eines Jahres eingenommen:

*Vitamine:*

Vitamin C 2700mg, Vitamin E (d-Alpha-Tokopherol) 600 I.E., Vitamin A (als Beta-Karotin) 7500 I.E, Vitamin B-1 (Thiamin) 30 mg, Vitamin B-2 (Riboflavin) 30 mg, Vitamin B-3 (als Niacin und Niacinamid) 195 mg, Vitamin B-5 (Pantothenat: 180 mg, Vitamin B-6 (Pyridoxin) 45 mg, Vitamin B-12 (Cyanocobalamin) 90 µg, Vitamin D (Cholekalziferol) 600 I.U.

*Mineralien und Spurenelemente:*

Kalzium 150 mg, Magnesium 180 mg, Kalium 90 mg, Phosphat 60 mg, Zink 30 mg, Mangan 6 mg, Kupfer 1,5 mg, Selen 90 µg, Chrom 45 µg, Molybdän 18 µg.

*Aminos uren:*

L-Prolin 450 mg, Lysin 450 mg, L-Karnitin 150 mg, L-Arginin 150 mg, L-Cystein 150 mg.

*Weitere Nahrungserg nzungsstoffe:*

Folsäure 390 µg, Biotin 300 µg, Inositol 150 mg, Coenzym Q-10 30 mg, Pycnogenol 30 mg und Zitrusbioflavonoide 450 mg.

Weitere Informationen finden Sie im Internet unter *http://www.drrath.com*

## VERLAUFSKONTROLLE DER KORONARSKLEROSE

(Die nächsten beiden Abschnitte der Veröffentlichung, „Verlaufskontrolle" und „Statistische Analyse", beschreiben die technischen Einzelheiten der Studie. Sie können diese überspringen und zum Abschnitt „Ergebnisse" weitergehen.

Die Ultraschnelle Computertomographie (Ultrafast-CT) Technik wurde von der Firma ***Imatron*** in San Francisco entwickelt. Sie erlaubt es, die Ablagerungen in den Koronararterien eines Patienten zu vermessen, ohne Kontrastmittel und ohne Katheteruntersuchung. Das Ultrafast-CT ist die einzige Methode, mit der die Koronarsklerose nicht-invasiv, also von außen, genau beurteilt werden kann. Deswegen wird Ultrafast-CT auch als „Mammogramm des Herzens" bezeichnet. Weitere Informationen zu dieser neuen Diagnosetechnik finden Sie im Internet unter http://www.Imatron.com. In Deutschland sind die ersten Ultrafast-CT-Geräte an den Universitätskliniken Herdecke, Essen und Erlangen eingerichtet worden.)

Das Ausmaß der Koronarsklerose in den Herzkranzgefäßen der Patienten wurde mit Hilfe des Ultraschnellen Computertomographen vermessen. Es wurde ein Imatron C-100 Ultrafast Scanner mit hohem Bildauflösungsvermögen und eine 100-Millisekunden Belichtungszeit benutzt. Der Aufnahmezeitpunkt der CT-Bilder wurde durch das EKG des Patienten getriggert. Die CT-Bilder wurden exakt zum selben Zeitpunkt in der Entspannungsphase des Herzschlages, nach genau 4/5 der Zeitspanne zwischen zwei Herzkontraktionen aufgenommen. In jedem Durchlauf (Scan) nahm der Computertomograph vom Herzen eines Patienten 30 fortlaufende CT-Bilder im Abstand von 3 Millimetern auf, beginnend an der Herzbasis über die gesamte Länge der Herzkranzarterien. Bei den CT-Untersuchungen zu Beginn der Studie, sowie nach 6 und 12 Monaten wurde zur Kontrolle eine zweite Serie mit 30 CT-Bildern vorgenommen. Die Serienaufnahmen des zweiten Durchlaufs waren um 1,5 Millimeter versetzt (so daß die Ablagerungen in den Koronararterien jedes Patienten durch 60 CT-Bilder im Abstand von nur 1,5 Millimetern exakt vermessen wurden). Die Gesamtbelastung der Patienten durch Röntgenstrahlen bei dieser Untersuchung war geringer als 1 rad (<.01Gy).

Der Schwellenwert des CT-Scans zur Identifizierung der Koronarsklerose wurde mit 130 ***Hounsfield***-Einheiten (Hu) (Helligkeitswert) festgelegt. Koronarsklerotische Ablagerungen ab einer Fläche von 0.68 $mm^2$ (!) wurden vom CT-Bildhintergrund unterschieden. Das Ausmaß der Koronarsklerose wurde als ***Coronary Artery Score***, CAS (Koronarsklerose-***Faktor***) ausgedrückt. Dieser Faktor wurde ermittelt, indem die gemessene Koronarsklerose ***Fl che*** mit der ***Dichte*** der Ablagerungen multipliziert wurde (13). (Diese Dichte wiederum leitete sich von den höchsten *Hounsfield*–Werten in diesem Bildareal ab).

Der Dichtefaktor wurde auf folgende Weise festgelegt: 1 für Ablagerungen mit einer maximalen Dichte von 130-199 Hu, 2 für Ablagerungen zwischen 200-299 Hu, 3 für 300-399 Hu und 4 für solche über 400 Hu. Die Koronarsklerose-***Fl che*** der atherosklerotischen Ablagerungen und der Koronarsklerose-F***aktor*** eines Patienten wurde ermittelt, in dem die Werte der einzelnen Ablagerungen in der rechten und den linken Herzkranzarterien zusammengerechnet wurden.

Verschiedene Untersuchungen hatten bereits eine gute Übereinstimmung zwischen dem im Ultrafast-CT gemessenen Grad der Koronarsklerose und den Ablagerungen ergeben, die mit herkömmlichen Methoden wie der Koronarangiographie (Kontrastmitteluntersuchung der Koronararterien) sowie Histomorphometrie (Vermessen von Gewebeschnitten der Arterien) ermittelt wurde (13-15). Das Ultrafast-CT war für diese Studie die mit Abstand beste Untersuchungsmethode, da sie sehr exakt ist und den Patienten in keiner Weise belastet. Diese neue Diagnosetechnik ermöglichte es auch, den Verlauf der Koronarsklerose bei Patienten im Frühstadium der koronaren Herzerkrankung zu messen, wenn noch keinerlei Beschwerden zu spüren sind.

## STATISTISCHE ANALYSE

Die Wachstumsrate der Koronarsklerose wurde berechnet, indem die Differenz zwischen zwei Ultrafast-CT-Untersuchungen jeweils für die Koronarsklerose-***Fl che*** und den Koronarsklerose-***Faktor*** eines Patienten ermittelt wurde. Diese Differenz wurde dann durch den Zeitfaktor geteilt nach folgender Formel: (Fläche 2 - Fläche 1) **:** (Zeitpunkt 2 - Zeitpunkt 1), bzw. (Koronarsklerose-***Faktor*** 2 - Koronarsklerose-***Faktor*** 1) **:** (Zeitpunkt 2 - Zeitpunkt 1). Die Datenauswertung erfolgte nach den Standardformeln für Mittelwert, Median und Standardabweichung einschließlich des Pearsonschen Korrelationskoeffizienten und des Student t-Tests, wobei die Signifikanz mit < 0,05 festgelegt wurde. Die Progression der Kalzifizierung wurde durch lineare Extrapolation ermittelt. Die Verteilungskurve der Wachstumsrate der Koronarsklerose wurde durch folgende Polynomialgleichung dritter Ordnung beschrieben: ($y = a + bx^3$, wobei $a = 0.9352959$, $b = 8.8235 \times 10^{-5}$ ist).

## ERGEBNISSE

Ziel dieser Studie war es, die Wirkung einer definierten Vitamintherapie auf den Verlauf der Koronarsklerose besonders in ihrem Anfangsstadium und mit Hilfe des Ultrafast-CTs zu bestimmen. Deshalb werteten wir die Ergebnisse für die gesamte Patientengruppe getrennt von einer Untergruppe von 21 Patienten mit ***beginnender*** koronarer Herzerkrankung aus. Alle Patienten mit einem Koronarsklerose-***Faktor*** unter dem Wert 100 wurden in diese Untergruppe zusammengefaßt. (Bei diesen Patienten war die Koronarsklerose im Ultrafast-CT nachweisbar, aber sie litten noch nicht an Herzbeschwerden, z.B. Angina Pectoris. In diese Gruppe fallen über 50% aller Menschen ab 30 Jahren! ). **Tabelle 1** stellt zunächst wichtige Patientenprotokoll-Daten dar, getrennt für alle Patienten und für die Gruppe von Patienten mit früher Koronarsklerose.

Diese Studie ist die erste Therapiestudie, für die die neue Ultrafast-CT-Untersuchungstechnik verfügbar war. Es war daher zunächst wichtig, zu messen, wie rasch die Koronarsklerose normalerweise fortschreitet , also ***ohne*** Vitamintherapie.

**Abbildung 1** zeigt die Zuwachsrate der Koronarsklerose für alle 55 Patienten, abhängig vom Grad der Koronarsklerose bei Studienbeginn. Je weiter die Koronarsklerose fortge schritten ist, um so rascher schreitet sie fort, wenn keine Therapie erfolgt. Die durchschnittliche monatliche Zunahme der Koronarsklerose reichte von

**Tabelle 1:** Klinische Daten der Studienteilnehmer aus dem Patientenprotokoll zu Studienbeginn

| | | **Alle Patienten** (n=55) | | **Patienten mit beginnender Koronarsklerose** (n=21) | |
|---|---|---|---|---|---|
| Alter: | 40-49 | 5 | (9%) | 4 | (8%) |
| | 50-59 | 24 | (44%) | 8 | (40%) |
| | 60-69 | 26 | (47%) | 9 | (52%) |
| Raucher (derzeit) | | 4 | (7%) | 1 | (5%) |
| Raucher (früher) | | 36 | (65%) | 12 | (57%) |
| Diabetiker | | 4 | (7%) | 0 | (0%) |
| Schilddrüsenfehlfunktion | | 3 | (5%) | 1 | (5%) |
| Herzinfarkt (früher) | | 5 | (9%) | 0 | (0%) |
| Angioplastie, Ballonkatheter (früher) | | 2 | (4%) | 1 | (5%) |
| Medikamenteneinnahme (derzeit) | | 27 | (49%) | 7 | (33%) |
| Vitamineinnahmen (früher) | | 36 | (65%) | 15 | (71%) |

**Abbildung 1:**Zunahme der Koronarsklerose pro Monat ohne Vitamintherapie in Abhängikeit vom Schweregrad der Koronarsklerose. (Jeder Punkt repräsentiert eine(n) Patienten/Patientin von links nach rechts geordnet nach zunehmendem Schweregrad der Koronarsklerose bei der Erstuntersuchung)

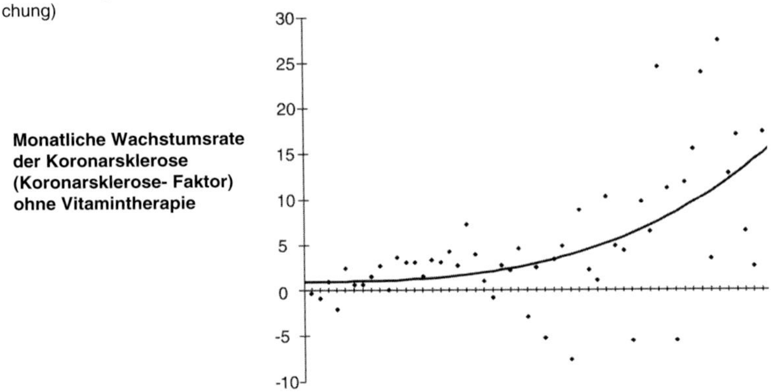


einem Koronarsklerose-Faktor 1 (bei Patienten mit ***beginnender*** Koronarer Herzerkrankung) zu einem Koronarsklerose-Faktor 15 (bei Patienten mit *fortgeschrittener* koronarer Herzerkrankung). Im Durchschnitt nahm die Koronarsklerose pro Jahr um 44% zu; die Ablagerungen in den Herzkranzarterien vergrößerten sich also jedes Jahr um fast die Hälfte.

Mit dieser Studie wurde erstmals (in der Geschichte der Medizin) der aggressive Charakter der koronaren Herzkrankheit gemessen und quantifiziert. Die exponentielle (beschleunigte) Zuwachsrate der Koronarsklerose unterstreicht die Bedeutung eines Therapiebeginns bereits im Frühstadium der Koronaren Herzkrankheit (lange bevor Beschwerden auftreten).

**Abbildung 2** zeigt die Veränderungen in der Zuwachsrate der Koronarsklerose vor Beginn des Vitaminprogramms sowie nach einem Jahr mit diesem Vitaminprogramm. Die Ergebnisse sind sowohl für die Koronarsklerose-Fläche als auch für den Koronarsklerose-Faktor (Fläche x Dichte der Ablagerung) dargestellt.

**Abbildung 2a** zeigt, daß die durchschnittliche monatliche Wachstumsrate der (im CT vermessenen) Koronarsklerose-Fläche von 1,24 $mm^2$ pro Monat (± 0,3) vor Beginn der Vitamintherapie auf 1,05 $mm^2$/Monat (± 0,2) nach einem Jahr Vitamintherapie zurückging. (Dies bedeutet, daß es während der einjährigen Einnahme des Vitaminprogramms zu einer Umkehr des Wachstumstrends der Koronarsklerose kam, das nun nicht mehr beschleunigt, sondern im Gegenteil, verlangsamt ablief).

**Abbildung 2b** zeigt, daß sich bei Patienten mit früher Koronarsklerose die durchschnittliche monatliche Wachstumsrate der Koronarsklerose-Fläche sogar von 0,49 $mm^2$/Monat (± 0,16) *vor* Beginn der Vitamintherapie auf 0,28 $mm^2$/Monat (± 0,09) *nach* einem Jahr Vitamintherapie zurückging (die Wachstumsrate der Koronarsklerose wurde also im Verlauf eines Jahres auf fast die Hälfte abgebremst). Parallel dazu zeigt

**Abbildung 2c,** daß sich die durchschnittliche monatliche Zuwachsrate des Koronarsklerose-*Faktors* (Fläche x Dichte der Koronarsklerose) *aller* 55 Patienten unter der Vitamintherapie um 11% verlangsamte, und zwar von 4,8 CAS-Einheiten/Monat (± 0,97) *vor* Beginn der Vitamintherapie auf 4,27 CAS/Monat (± 0,87) *nach* einem Jahr Vitamintherapie.

**Abbildung 2d** zeigt daß sich bei Patienten mit *beginnender* koronarer Herzerkrankung die durchschnittliche monatliche Zuwachsrate des Koronarsklerose-Faktors während der Vitamintherapie sogar um 65% verringerte, und zwar von 1,85 CAS/Monat (± 0,49) *vor* Beginn der Vitamintherapie auf 0,65 CAS/Monat (± 0,36) *nach* einem Jahr Vitamintherapie.

Der Rückgang der Zuwachsrate der Koronarsklerose während der Vitamintherapie bei Patienten mit beginnender koronarer Herzkrankheit war statistisch signifikant ($p<0,05$) (das heißt, sie hat eine sehr hohe Aussagekraft) **(Abbildung 2d)**. Auch für die anderen drei Gruppen **(Abbildung 2a,b,c)** wurde während der Vitamintherapie ein deutlicher Rückgang der Wachstumsrate der Koronarsklerose ermittelt. Allerdings erreichten die ermittelten Werte in diesen Gruppen keine statistische Signifikanz, was hauptsächlich an der weiten Streuung (großen Unterschieden) beim Schweregrad der Koronarsklerose der einzelnen Patienten zu Studienbeginn lag. (Die Aussagekraft dieser Studie könnte durch eine längere Vitamintherapie oder durch eine größere Studiengruppe weiter verbessert werden).

Bemerkenswert ist, daß die Abnahme des durchschnittlichen Koronarsklerose-***Faktors*** (Fläche x Dichte) während der Vitamintherapie deutlicher ausgeprägt war, als die Koronarsklerose-*Fl che* alleine. Dies deu-

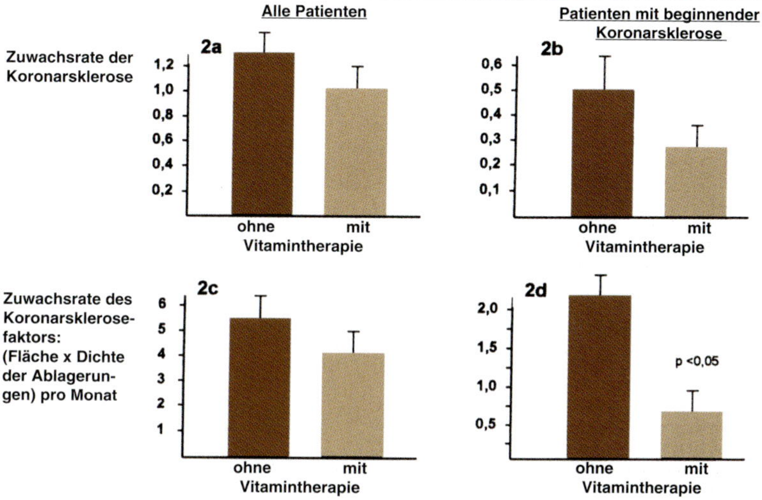


**Abbildung 2: Rückgang der durchschnittlichen monatlichen Wachstumsrate der Koronarsklerose während der einjährigen Vitamintherapie, ermittelt fürdie Fläche der Koronarsklerose (2a, 2b) und für den Koronarsklerose- Faktor (2c, 2d). Abbildung 2a und 2c zeigt den Rückgang der Wachstumsrate für alle Studienpatienten (n=55), 2b und 2d zeigen die Ergebnisse für Patienten mit beginnender Koronarsklerose (n=21). Der Rückgang in Abbildung 2d ist statistisch signifikant (p<0,05).**

tet auch auf eine Abnahme der *Dichte* der Kalziumablagerungen hin, die über die bloße Verringerung der Fläche hinausgeht. (Die Vitamintherapie führte also nicht nur zu einer Verringerung des Flächenwachstums der Koronarsklerose, sondern darüber hinaus zu einer Verminderung der Ablagerung von Kalzium, dem Atherosklerose-Marker, in den Arterienwänden der Patienten.)

Um die Frage zu beantworten, nach welchem Zeitraum die Wirkung der Vitamintherapie dokumentiert werden kann (ab wann ein Heilungseffekt der Vitamintherapie auf die Arterienwände nachweisbar ist), wurde eine weitere Kontrolluntersuchung eingefügt. Zusätzlich zu den Ultrafast-CT-Untersuchungen zu Beginn und nach 12 Monaten Studiendauer wurde nach bereits 6 Monaten eine erste Kontrolluntersuchung durchgeführt. Diese Fragestellung war für die Studiengruppe mit *beginnender* koronarer Herzkrankheit von besonderer Bedeutung, da jede Therapie, die die Koronarsklerose im Frühstadium aufhalten kann, zwangsläufig später einen Herzinfarkt verhindert.

**Abbildung 3** zeigt wiederum die durchschnittliche Koronarsklerose-*Fl che* **(Abbildung 3a)** sowie den Koronarsklerose-*Faktor* **(Abbildung 3b)** für Patienten mit beginnender koronarer Herzerkrankung. Diese Abbildung zeigt die Ergebnisse sämtlicher Ultrafast-CT-Untersuchungen vor und während des Studienverlaufs (einschließlich der Kontrolluntersuchung nach 6 Monaten Studiendauer). Die gemessenen Durchschnittswerte der Koronarsklerose-Fläche und des Koronarsklerose-Faktors werden hier verglichen mit den vorausberechneten Werten, die sich durch lineare Extrapolation (Fortsetzung) des Koronarsklerosewachstums *vor* Therapiebeginn ergibt. (Das unter Vitamintherapie gemessene Koronarsklerose-Wachstum wird in dieser Abbildung verglichen mit der Koronarsklerose-Wachstumsrate, wenn *keine* Therapie erfolgt wäre).

Die Buchstaben A bis D markieren die verschiedenen Zeitpunkte, an denen Ultrafast-CT-Untersuchungen durchgeführt wurden. Die Verbindung zwischen den Punkten A und B gibt den durchschnittlichen Zuwachs der Koronarsklerose ***vor*** Beginn der Vitamintherapie wieder und zwar sowohl für die Fläche **(Abbildung 3a)** als auch für den ***Faktor*** (Fläche x Dichte) **(Abbildung 3b)** der Koronarsklerose. Dementsprechend gibt die Verbindung von B und C den Zuwachs der Koronarsklerose während der ersten sechs Monate der Vitamintherapie wider und die Strecke CD den Wachstumsverlauf während der zweiten sechs Monate der Vitamintherapie. Der vorausberechnete Zuwachs der Koronarsklerose ***ohne*** Vitamintherapie ist durch die gestrichelte Linie zwischen den Punkten B und F dargestellt.

**Abbildung 3a** zeigt, daß sich bei Patienten mit beginnender koronarer Herzerkrankung, ***ohne*** Vitamintherapie die Koronarsklerose-Fläche von 17,62 mm² (±1,0) zum Zeitpunkt A auf 23,05 mm² (±1,8) zum Zeitpunkt B vergrößerte. Dies bedeutet einen jährlichen Zuwachs der Koronarsklerose-***Fläche*** um 31%. Bei dieser Wachstumsrate erreichte die Koronarsklerose-***Fläche*** 26,3 mm² nach weiteren sechs Monaten (Zeitpunkt E) und 29,8 mm² nach zwölf Monaten (Zeitpunkt F). Im Gegensatz dazu erreichte die Koronarsklerose-***Fläche*** mit der Vitamintherapie nur einen Wert von 25,2 mm² (± 2,2) nach sechs Monaten und 27,0 mm² (± 1,7) nach 12 Monaten. Dies entspricht einem um 10% niedrigeren Wert im Vergleich zu dem vorausberechneten Wert.

Für den Koronarsklerose-***Faktor*** wurden entsprechende Beobachtungen vor und während der Vitamintherapie gemacht. **Abbildung 3b** zeigt, daß der Koronarsklerose-***Faktor vor*** der Vitamintherapie im Durchschnitt um 44% pro Jahr zunahm, von 45,8 (± 3,2) (Zeitpunkt A) auf 65,9 (± 5,2) (Zeitpunkt B). Bei dieser Wachstumsrate würde nach weiteren sechs Monaten ein Wert von 77,9 (Zeitpunkt E) und nach zwölf Monaten ein Wert von 91 (Zeitpunkt F) erreicht. Im Gegensatz zu diesem Trend waren die während der Vitamintherapie gemessenen Werte 75,8 (± 6,2) nach sechs Monaten (Zeitpunkt C) und 78,1 (± 5,1) nach 12 Monaten (Zeitpunkt D).

Die Wachstumsrate des Koronarsklerose-***Faktors*** hat also insbesondere während der zweiten sechs Monate Vitamintherapie (zwischen Zeitpunkt C und D) deutlich abgenommen. Der durchschnittliche Koronarsklerose-***Faktor*** war nach 12 Monaten Vitamintherapie nur noch um 3% höher als nach sechs Monaten Vitamintherapie (Strecke EF). Dieser Wert steht im Gegensatz zu einem berechneten Zuwachs des Koronarsklerose-***Faktors*** von 17% ***ohne*** Vitamintherapie (Strecke EF).

Zwischen sechs und zwölf Monaten dieser Vitamintherapie kam das weitere Wachstum der Koronarsklerose fast vollständig zum Stillstand.

**Abbildung 4** zeigt die Ultrafast-CT-Bilder eines 51-jährigen Patienten mit beginnender koronarer Herzerkrankung (der Patient war ohne jegliche Beschwerden). Die erste Ultrafast-CT-Untersuchung wurde 1993 als Teil einer jährlichen Vorsorgeuntersuchung durchgeführt. Die CT-Aufnahmen zeigten kleine koronarsklerotische Ablagerungen sowohl im absteigenden Ast der linken Herzkranzarterie, als auch in der rechten Herzkranzarterie. Ein Jahr später wurde eine CT-Kontrolluntersuchung durchgeführt, wobei eine Zunahme der koronarsklerotischen Ablagerungen festgestellt wurde. **Abbildung 4a** zeigt diese Ablagerungen in den Koronararterien des Patienten. Danach begann der Patient mit der Vitamintherapie. Bei der Kontrolluntersuchung etwa ein Jahr später **(Abbildung 4b)** war keinerlei Koronarsklerose mehr nachweisbar. Dies deutete auf einen natürlichen Rückgang der Koronarsklerose hin.

## AUSWERTUNG

(In diesem Abschnitt werden die Ergebnisse dieser Studie beurteilt. Es wird deutlich, daß dieser Studie sofort gesundheitspolitische Maßnahmen folgen müssen.)

Dies ist die erste Studie überhaupt, mit der das Fortschreiten der Koronarsklerose direkt in den Koronararterienwänden gemessen wurde. Obwohl atherosklerotische Ablagerungen eine komplexe histomorphologische (aus vielschichtigen Gewebeformen bestehende) Zusammensetzung haben, ist die Verteilung von Kalziummolekülen innerhalb dieser Ablagerungen ein ausgezeichneter Marker für das Fortschreiten der koronaren Herzerkrankung (11,13).

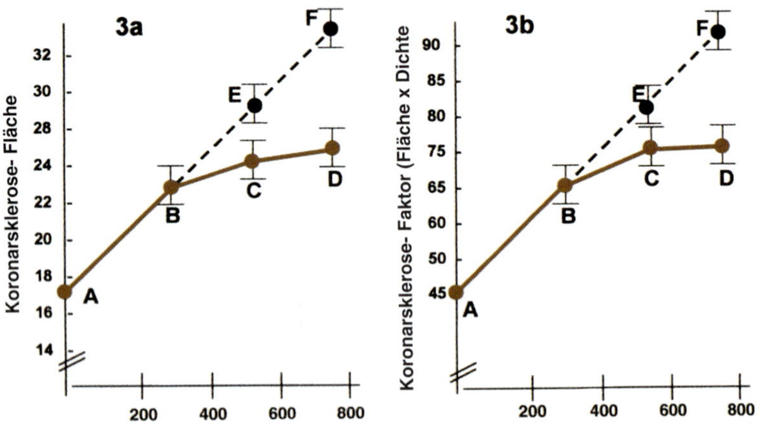


***Abbildung 3*: Zunahme von Koronarsklerose- Fläche *(3a)* und -Faktor *(3b)* vor und während der Vitamintherapie (durchgehende Linie) im Vergleich zum berechneten Koronarsklerosewachstum ohne Vitamintherapie (gestrichelte Linie). Mittelwerte von Koronarsklerose- Fläche und -Faktor (± Standardabweichung) aller Patienten mit beginnender Koronarsklerose (CAS- Faktor <100)**

*Abbildung 4*: **Ultrafast CT- Aufnahmen des Herzens eines 51- jährigen Geschäftsmannes mit asymptomatischer koronarer Herzerkrankung (ohne jegliche Beschwerden). Abbildung 4a (obere Reihe) zeigt die Ultrafast-CT-Bilder vor der Vitamintherapie,**

***Abbildung 4b*** **(untere Reihe) zeigt die CT- Bilder nach etwa einem Jahr Vitamintherapie. Die koronarsklerotischen Ablagerungen in der rechten und linken Koronararterie sind als weiße Flecke deutlich zu erkennen. (Diese CT- Bilder stellen einen Querschnitt des Herzens dar. Man blickt „von unten" in das Herz, deshalb zeigt die mit „B" markierte Stelle die Koronarsklerose in der rechten Herzkranzarterie und die mit „C" markierte Stelle die Ablagerung in der linken Kranzarterie. Nach einem Jahr Vitamintherapie sind die Ablagerungen in beiden Herzkranzarterien vollständig verschwunden, was auf eine natürliche Abheilung der Koronarsklerose durch die Vitamintherapie hinweist).**

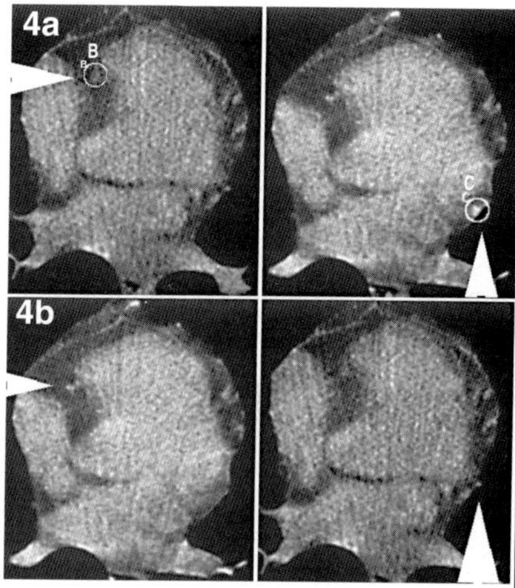


Unsere Untersuchungen zeigten, daß sich die unbehandelte Koronarsklerose jedes Jahr zwischen 5 $mm^2$ (beginnende Koronarsklerose) und 40 $mm^2$ (fortgeschrittene Koronarsklerose) ausweitet. Vor Beginn der Vitamintherapie betrug das durchschnittliche jährliche Wachstum der Koronarsklerose 44% **(Abbildung 1)**. Angesichts des exponentiellen (beschleunigten) Wachstums der Koronarsklerose wird deutlich, daß eine erfolgreiche Bekämpfung der Herz-Kreislauf-Erkrankung von einer ***frühen Diagnose*** und einer ***frühen Behandlung*** abhängt.

Heute ist die Diagnose des Herz-Kreislaufrisikos eines Patienten immer noch weitgehend beschränkt auf das Messen von Cholesterin und anderer Risikofaktoren im Blut, die kaum oder gar keinen Zusammenhang mit der Größe der atherosklerotischen Ablagerungen in den Arterienwänden aufweisen. Exaktere Methoden, wie zum Beispiel die Koronarangiographie (Kontrastmitteluntersuchung der Koronararterien) sind beschränkt auf Patienten mit ***fortgeschrittener*** koronarer Herzerkrankung, wenn bereits Beschwerden bestehen. Demgegenüber bietet das Ultrafast-CT die (einzigartige) Möglichkeit, Koronarsklerose bereits im Anfangsstadium von außen zu bestimmen (14,15).

Das wichtigste Ergebnis dieser Studie ist die Tatsache, daß die koronare Herzerkrankung auf natürliche Weise verhindert und behandelt werden kann. Die getestete Vitamintherapie war in der Lage, das Fortschreiten der Koronarsklerose innerhalb nur eines Jahres zu drosseln und zwar unabhängig vom bereits vorhandenen Schweregrad der koronaren Herzerkrankung. Von besonderer Bedeutung ist die Tatsache, daß diese Vitamintherapie bei Patienten mit ***beginnender*** Koronarsklerose, die Herz-Kreislauf-Erkrankung praktisch zum Stillstand brachte.

In Einzelfällen wurden kleine koronarsklerotische Ablagerungen (wie sie im Anfangsstadium der koronaren Herzerkrankung typisch sind) vollständig zum Verschwinden gebracht (Abbildung 4).

Aus den Ergebnissen dieser Studie schließen wir, daß das hier getestete Nahrungsergänzungsprogramm (Vitamintherapie) eine natüriche Heilung der Arterienwand einleitet. Verschiedene Bestandteile des getesteten Programms tragen zu einem natürlichen Wiederaufbau der Arterienwand bei, wie zum Beispiel Askorbinsäure (Vitamin C), Pyridoxin (Vitamin B-6), die Aminosäuren L-Lysin und L-Prolin und das Spurenelement Kupfer. Askorbinsäure (Vitamin C) ist unerläßlich für die Synthese (Herstellung) und Hydroxylierung (biochemischer Prozeß, der die im Körper hergestellten Moleküle funktionsfähig macht) von Kollagen und anderen Bestandteilen des (Arterienwand-) Bindegewebes (16,17,18). Askorbinsäure ist auch direkt und indirekt beteiligt an der Steuerung biologischer Vorgänge in der Arterienwand, angefangen von der Regulation der Zelldifferenzierung (Entwicklung der Arterienwandzellen) bis hin zu Verteilung von Zellwachstumsfaktoren (19,20). Pyridoxin (Vitamin B-6) und Kupfer sind unerläßlich für die einwandfreie Vernetzung der Bindegewebsmoleküle (8) (dies sind in erster Linie Kollagen und Elastin, Strukturmoleküle des Körpers, die auch den Arterienwänden ihre Form, Stabilität und Elastizität geben).

Die Aminosäuren L-Lysin und L-Prolin sind wichtige Bausteine der Biosynthese (Herstellung) dieser Bindegewebsmoleküle. Diese Aminosäuren verhindern auch die Ablagerung von Lipoprotein(a) in der Arterienwand (Lipo-protein(a) ist ein mit dem Low-Density-Lipoprotein (LDL) verwandter, aber besonders klebriger Blutfettfaktor, der für den Großteil der Fettablagerungen in der Arterienwand verantwortlich ist). Darüber hinaus sind die Aminosäuren Lysin und Prolin in der Lage, bereits in den atherosklerotischen Ablagerungen der Arterienwand deponiertes Lipoprotein(a), sowie andere Lipoproteine aus der Arterienwand auszuschleußen (5,12,21). (Das allmähliche Herauslösen Tausender kleinster Fettmoleküle aus den atherosklerotischen Ablagerungen der Arterienwand führt zu einem Abbau dieser Ablagerungen und damit zu einer natürlichen Umkehr der Koronarsklerose. Dieser Therapieansatz ist so neu und gleichzeitig so bedeutend, daß uns dafür 1994 die ersten Patente der Welt zur natürlichen Umkehr der Herz-Kreislauf-Erkrankung zugesprochen wurden (12)).

Askorbinsäure (Vitamin C) und Tokopherol (Vitamin E) verhindern das Wuchern der glatten Muskelzellen der Arterienwand (diese Zellen sind die wichtigsten *zellul ren* Bausteine der Arterienwände. Im Bereich atherosklerotischer Ablagerungen kommt es zu einem Wuchern dieser Zellen - ähnlich einem lokalen Tumor in der Arterienwand, der die Blutbahn weiter einengt und damit zur Herz-Kreislauf-Erkrankung beiträgt. Darüber hinaus sind Askorbinsäure, Tokopherol (Vitamin E), Beta-Karotin (Provitamin A), Selen und andere Antioxidantien in der Lage, sogenannte freie Radikale abzufangen und damit sowohl die Bestandteile des Blutes als auch das Gewebe der Blutgefäßwand vor Oxidationsschäden zu schützen (25, 26). (Diese natürlichen Antioxidantien wirken also als biologischer Rostschutz.)

Nikotinsäure (Vitamin B-3) Riboflavin (Vitamin B-2) Pantothensäure (Vitamin B-5) Karnitin, Coenzyme Q-10 (Ubichinon), sowie zahlreiche Mineralien und Spurenelemente haben wichtige Funktionen als Katalysatoren des Zellstoffwechsels und als Trägermoleküle von biologischer Zellenergie. Die wichtigsten dieser Zellenergiemoleküle sind NADH (Nikotinamid-Adenin-Dinucleotid), NADPH, (Nikotinamid-Adenin-Dinucleotid-Phosphat), FADH (Flavin-Adenin-Dinucleotid), und Coenzym A (8). (Diese Bioenergieträger, liefern Millionen Zellen des Körpers lebenswichtige Energie. Dies ist besonders wichtig für die Zellen des Herzens und der Blutgefäßwände, die auf Grund der mechanischen Beanspruchung durch die Blutzirkulation einen besonders hohen Verbrauch an Zellenergie haben.)

Die Ergebnisse dieser Studie bestätigen, daß die Aufrechterhaltung der optimalen Struktur und Funktion der Arterienwände ein besonders wichtiges therapeutisches Ziel zur erfolgreichen Bekämpfung der Herz-Kreislauf-Erkrankung ist. Damit werden auch frühere Untersuchungen bestätigt, in denen gezeigt wurde, daß eine Nahrungsergänzung durch Vitamin C Atherosklerose in den Beinarterien aufhalten kann (27).

Die Erkenntnisse dieser Studie sind um so wichtiger, da heute fast jeder Mensch an einem Mangel an Vitaminen und anderen Nahrungsergänzungsstoffen leidet (28,29). Darüber hinaus haben bereits zahlreiche Studien die Bedeutung verschiedener Nahrungsergänzungsstoffe zur Verhinderung der Herz-Kreislauf-Erkrankung gezeigt (30-35). Im Vergleich zu den dabei oft in hohen Dosen getesteten Vitaminen, ist die Dosierung der Bestandteile des hier getesteten Nahrungsergänzungsprogramms vergleichsweise niedrig. Dies weist auf einen wichtigen Synergie-Effekt dieser Vitamintherapie hin. (Die Einzelbestandteile dieser Formel wirken zusammen, so daß sich deren Wirkungen gegenseitig ergänzen. Deshalb kann die Dosierung der Einzelbestandteile vergleichsweise niedrig gehalten werden, bei gleichzeitig optimaler Wirkung.)

In diesem Zusammenhang ist es angebracht, einige der gegenwärtig noch weit verbreiteten Versuche zur Verhinderung der Herz-Kreislauf-Erkrankung kritisch zu durchleuchten. Dies gilt insbesondere für den Massengebrauch von cholesterinsenkenden Medikamenten.

Der Masseneinsatz dieser Medikamente, einschließlich Lovastatin (Mevinacor), wurde zunächst mit Studienergebnissen an Patienten mit extremen Fettstoffwechselstörungen gerechtfertigt, die allerdings nur einem Bruchteil der Bevölkerung entsprechen (36). Später wurde eine Studie mit Simvastatin hinzugezogen, bei der sich eine geringere Rate an Herzinfarkten und anderen Herz-Kreislaufproblemen ergeben hatte. (Simvastatin ist ein weiteres Präparat der sogenannten „Statin"-Medikamentengruppe, die die körpereigene Herstellung von Cholesterin drosseln, dabei jedoch vielfältige Nebenwirkungen haben). Letztere Studie führte dazu, daß diese Medikamente jetzt sowohl zum Langzeitgebrauch als auch bei Patienten ohne jegliche Fettstoffwechselstörung eingesetzt wurden.

Jetzt allerdings wurde der empfohlene Gebrauch dieser Medikamente wegen möglicher schwerwiegender Nebenwirkungen deutlich eingeschränkt auf Patienten mit *akutem* Herzinfarktrisiko (38). (Eine Auswertung experimenteller Studien mit Mevinacor und weiteren „Statin"-Medikamenten sowie Gevilon, Cedur und anderen „Fibrat"-Medikamenten hatte eine erschreckend hohe Krebsrate ergeben. Wissenschaftler warnten bereits im Januar 1996 im Amerikanischen Ärzteblatt (JAMA) die Weltöffentlichkeit unmißverständlich vor diesen Medikamenten, und fordern ihre Arztkollegen dazu auf, diese Medikamente nur noch in Ausnahmefällen einzusetzen (38). Wohl auch aus Mangel an Behandlungsalternativen wurde diese ernste Warnung bislang nur unzureichend befolgt. Mit dem hier getesteten Vitaminprogramm steht jetzt für Ärzte und Patienten gleichermaßen eine wirksame und nebenwirkungsfreie Behandlungsalternative zur Verfügung).

Auch einige „natürliche" Ansätze zur Verhinderung von Herz-Kreislauf-Erkrankungen müssen kritisch hinterfragt werden. (Dies gilt insbesondere für Programme, bei denen die Patienten extremem körperlichen Training und einer rigorosen Diät unterzogen werden). Von einem dieser Programme wird sogar behauptet, daß es koronare Herzerkrankung wieder rückgängig mache. Die hierzu veröffentlichte Untersuchungen liefern allerdings keinen Beweis für die tatsächliche Rückbildung der Koronarsklerose (39). Die dort angegebene verbesserte Durchblutung des Herzmuskelgewebes war das Ergebnis des intensiven körperlichen Trainings, (das die Muskeln der Patienten, einschließlich des Herzmuskels stärkte), und somit zu einer verbesserten Herzauswurfleistung und schließlich zu einer verbesserten Herzmuskeldurchblutung führte. (Während körperliche Bewegung, vernünftige Ernährung und regelmäßige Freizeit sinnvoll sind, gibt es bislang keinen Beweis, daß intensives körperliches Training und andere extreme Umstellungen der Lebensgewohnheiten Herz-Kreislauf-Erkrankungen verhindern. Für Patienten die an Herzinsuffizienz (Herzschwäche), Arrhythmie (Herzrhythmusstörungen) und anderen schweren Herzproblemen leiden, können derartige Extremprogramme sogar lebensbedrohliche Folgen haben.)

In Anbetracht der dringenden Notwendigkeit von wirksamen und nebenwirkungsfreien Gesundheitsprogrammen zur erfolgreichen Bekämpfung der Herz-Kreislauf-Erkrankung, ist die (Validität) Aussagekraft dieser Studie und die folgenden Fakten von besonderer Bedeutung:

1. Die Patienten in dieser Studie bildeten ihre eigene Kontrollgruppe, *vor* und *w hrend* der Vitamintherapie. Damit wurden Begleitfaktoren, wie Alter, Geschlecht, genetische Veranlagung, Ernährung oder Medikamenteneinnahme, die Studienergebnisse beeinflussen können, auf ein Minimum reduziert. (Bei anderen Therapiestudien erhält meist eine Patientengruppe das Testmedikament und eine zweite Patientengruppe eine unwirksame Kontrollsubstanz (Placebo). Die beste Kontrolle ist allerdings, wenn dieselben Patienten *ohne* und *mit* Therapie untersucht werden, wie es in dieser Studie der Fall war.)
2. Umfangreiche Untersuchungen haben gezeigt, daß die Ultrafast-CT Untersuchungstechnik den Schweregrad der koronaren Herzkrankheit zuverlässig bestimmen kann. Darüber hinaus ermöglicht diese Diagnosetechnik das Vermessen der koronarsklerotischen Ablagerungen *in situ* (direkt innerhalb der Wände der Koronararterien) (13,14,15).

   Diese Untersuchungstechnik vermeidet auch Fehldiagnosen, wie sie zum Beispiel bei der Koronarangiographie (Kontrastmitteluntersuchung der Koronararterien) vorkommen. Bei der Angiographie können Spasmen der Arteriewand, die Bildung von Thromben und andere Ereignisse (also Vorgänge innerhalb der Blutbahn) nicht unterschieden werden vom Fortschreiten oder dem Rückgang der Koronarsklerose (also Vorgängen innerhalb der Arterienwand).

   Darüber hinaus bietet das Ultrafast-CT wertvolle Informationen über die morphologischen (die Gewebestruktur der Arterienwand betreffenden) Veränderungen während des Fortschreitens oder der Umkehr koronarsklerotischer Ablagerungen. Dies wird ermöglicht, indem nicht nur die *Fläche* der Ablagerungen gemessen wird, sondern auch deren *Dichte*.

   Ein weiterer Vorteil dieser Untersuchungstechnik ist die Tatsache, daß die Computer-Tomographie-Bilder der Koronarsklerose automatisch (vom Computer) vermessen werden, und damit menschlicher Irrtum bei der Studienauswertung ausgeschlossen ist.

Zusammenfassend zeigen die Ergebnisse dieser Studie, daß die koronare Herzkrankheit verhinderbar und auch umkehrbar ist. Die hier getestete Vitamintherapie ist in der Lage, die koronare Herzkrankheit bereits in ihrem Frühstadium aufzuhalten. Diese Ergebnisse wurden bereits innerhalb eines Jahres erzielt und lassen darauf schließen, daß durch eine Langzeit-Vitamin-Therapie auch Patienten mit fortgeschrittener koronarer Herzkrankheit geholfen wird. Um die Langzeitwirkung dieser Vitamintherapie zu dokumentieren, wird diese Studie gegenwärtig weitergeführt.

Das hier getestete Nahrungsergänzungsprogramm ist eine wirksame und nebenwirkungsfreie Methode zur Verhinderung und zur unterstützenden Behandlung der Herz-Kreislauf-Erkrankung. Politiker und alle, die innerhalb des Gesundheitswesens Verantwortung tragen, sind jetzt aufgefordert, neue Wege zur erfolgreichen Bekämpfung der koronaren Herzkrankheit zu beschreiten.

## DANK

Wir danken Herrn Jeffrey Kamradt für seinen Einsatz bei der Koordination dieser Studie. Unser Dank gilt auch Dr. Douglas Boyd, Dr. Lewis Meyer und Herrn Dale Grant von Imatron/ HeartScan in San Francisco für ihre Hilfe bei der Planung und Durchführung der Studie. Ebenso bedanken wir uns bei Frau Laureanne Cox, Frau Susan Brody und Herrn Tom Caruso für ihre Mitarbeit bei den CT-Untersuchungen sowie bei Frau Martha Best für Sekretariatsassistenz.

## ANMERKUNG

***Die vorliegende wissenschaftliche Arbeit wurde ursprünglich am 5. August 1996 an das Amerikanische Ärzteblatt (Journal of the American Medical Association, JAMA) zur Veröffentlichung eingereicht. Der Chefredakteur, Dr. Georg Lundberg übergab die Studie zur Begutachtung an seinen Stellvertreter Dr. Charles Clayman. Obwohl die Bedeutung dieser Studie für die Gesundheit von Millionen Menschen sofort klar war, lehnte Dr. Clayman in seinem Brief vom 23. August 1996 eine Veröffentlichung der Arbeit ohne weitere Begründung ab. Daraufhin schickte Dr. Rath das Manuskript dieser Studie an das Journal of Applied Nutrition („Zeitschrift für angewandte Ernährung", das Fachorgan der Internationalen Akademie für Ernährung und Präventive Medizin). Die wissenschaftlichen Gutachter dieser Fachzeitschrift erkannten sofort die Bedeutung dieser Studie für die Gesundheit der Menschen weltweit und sorgten für eine unverzügliche Veröffentlichung.***

# Literaturverzeichnis

Die meisten der hier angeführten medizinischen und wissenschaftlichen Zeitschriften sind in englischer Sprache. Dies liegt auch daran, dass in Deutschland und Europa im Bereich der Vitaminforschung immer noch viel zu wenig Studien vorliegen. Für interessierte Leser habe ich deshalb ein umfangreiches Literaturverzeichnis zusammengestellt. Sie können die meisten dieser Arbeiten in Bibliotheken, insbesondere den medizinischen Universitätsbibliotheken finden.

Dieses Buch ist in erster Linie für einen breiten Leserkreis geschrieben. Darüber hinaus ist es jedoch auch eine Einladung an meine Ärztekolleginnen und -kollegen in Deutschland und Europa. Meine besondere Einladung gilt den Medizinstudentinnen und -studenten, den Ärzten von morgen. Das umfangreiche Literaturverzeichnis ermöglicht es Ihnen allen, die Informationen dieses Buches weiter zu vertiefen.

Armstrong VW, Cremer P, Eberle E, et al. (1986) The association between serum Lp(a) concentrations and angiographically assessed coronary atherosclerosis. Dependence on serum LDL levels. Atherosclerosis 62: 249-257.

Altschul R, Hoffer A, Stephen JD. (1955) Influence of nicotinic acid on serum cholesterol in man. Archives of Biochemistry and Biophysics 54: 558-559.

Aulinskas TH, Van Westhuyzen DR, Coetzee GA. (1983) Ascorbate increases the number of low density lipoprotein receptors in cultured arterial smooth muscle cells. Atherosclerosis 47: 159-171.

Avogaro P, Bon G B, Fusello M. (1983) Effect of pantethine on lipids, lipoproteins and apolipoproteins in man. Current Therapeutic Research 33: 488-493.

Bates CJ, Mandal AR, Cole TJ. (1977) HDL. cholesterol and vitamin-C status. The Lancet II: 611.

Beamish R. (1993) Vitamin E - then and now. Canadian Journal of Cardiology 9: 29-31.

Beisiegel U, Niendorf A, Wolf K, Reblin T, Rath M. (1990) Lipoprotein(a) in the arterial wall. European Heart Journal 11 (Supplement E): 174-183.

Bendich A. (1992) In Beyond Deficiency - New views on the function and health effects of vitamins. Annals of the New York Academy of Sciences 669: 300-312.

Berg K. (1963) A new serum type system in man - the Lp system. Acta Pathologica Scandinavia 59: 369-382.

Blumberg A, Hanck A, Sandner G. (1983) Vitamin nutrition in patients on continuous ambulatory peritoneal dialysis (CAPD). Clinical Nephrology 20: 244-250.

Braunwald E, Hrsg. (1992) Heart Disease – A textbook of cardiovascular medicine. W.B. Saunders & Company, Philadelphia.

Briggs M, Briggs M. (1972) Vitamin C requirements and oral contraceptives. Nature 238: 277.

Carlson LA, Hamsten A, Asplund A. (1989). Pronounced lowering of serum levels of lipoprotein Lp(a) in hyperlipidemic subjects treated with nicotinic acid. Journal of Internal Medicine (England) 226: 271-276.

Cherchi A, Lai C, Angelino F, Trucco G, Caponnetto S, Mereto PE, Rosolen G, Manzoli U, Schiavoni G, Reale A, Romeo F, Rizzon P, Sorgente I, Strano A, Novo S, Immordino R. (1985) International Journal of Clinical Pharmacology, Therapy and Toxicology: 569-572.

Chow CK,Changchit C, Bridges RB, Rehn SR, Humble J, Turbek J. (1986) Lower levels of vitamin C and carotenes in plasma of cigarette smokers. Journal of the American College of Nutrition 5: 305-312.

Clemetson CAB. (1989) Vitamin C, Volume I-III. CRC Press Inc., Florida.

Cushing GL, Gaubatz JW, Nave ML, Burdick BJ, Bocan TMA, Guyton JR, Weilbaecher D, DeBakey ME, Lawrie GM, Morrisett JD. (1989) Quantitation and localization of lipoprotein(a) and B in coronary artery bypass vein grafts resected at re-operation. Arteriosclerosis 9: 593-603.

Dahlen GH, Guyton JR, Attar M, Farmer JA, Kautz JA, Gotto AM, Jr. (1986) Association of levels of lipoprotein LP(a), plasma lipids, and other lipoproteins with coronary artery disease documented by angiography. Circulation 74: 758-765.

DeMaio SJ, King SB, Lembo NJ, Roubin GS, Hearn JA, Bhagavan HN, Sgoutas DS. (1992) Vitamin E supplementation, plasma lipids and incidence of restenosis after percutaneous transluminal coronary angioplasty (PTCA). Journal of the American College of Nutrition 11: 68-73.

Dice JF, Daniel CW. (1973) The hypoglycemic effect of ascorbic acid in a juvenile-onset diabetic. International Research Communications System: 1: 41.

Digiesi V. (1992) Mechanism of action of coenzyme Q10 in essential hypertension. Current Therapeutic Research 51: 668-672.

England M. (1992) Magnesium administration and dysrhythmias after cardiac surgery: A placebo-controlled, double-blind randomized trial. Journal of the American Medical Association 268: 2395-2402.

Enstrom JE, Kanim LE, Klein MA. (1992) Vitamin C intake and mortality among a sample of the United States population. Epidemiology 3: 194-202.

Ferrari R, Cucchini, und Visioli O. (1984) The metabolical effects of L-carnitine in angina pectoris. International Journal of Cardiology 5: 213-216.

Folkers K, Yamamura Y (Hrsg.). (1976, 1979, 1981,1984, 1986) Biomedical and clinical aspects of coenzyme Q. Volume 1-5. Elsevier Science Publishers, New York.

Folkers K, Vadhanavikit S, Mortensen SA. (1985) Biochemical rationale and myocardial tissue data on the effective therapy of cardiomyopathy with coenzyme Q10. Proceedings of the National Academy of Sciences USA 82: 901-904.

Folkers K, Langsjoen P, Willis R, Richardson P, Xia LJ, Ye CQ, Tamagawa H. (1990) Lovastatin decreases coenzyme Q-10 levels in humans. Proceedings of the National Academy of Sciences USA 87: 8931-8934.

Gaby SK, Bendich A, Singh VN, Machlin LJ (Hrsg.). (1991) Vitamin intake and health. Marcel Dekker Inc. N.Y.

Gaddi A, Descovich GC, Noseda G, Fragiacomo C, Colombo L, Craveri A, Montanari G, Sirtori CR. (1984) Controlled evaluation of pantethine, a natural hypolipidemic compound, in patients with different forms of hyperlipoproteinemia. Atherosclerosis 5: 73-83.

Galeone F, Scalabrino A, Giuntoli F, Birindelli A, Panigada G, Rossi, Saba P. (1983) The lipid-lowering effect of pantethine in hyperlipidemic patients: a clinical investigation. Current Therapeutic Research 34: 383-390.

Genest J Jr., Jenner JL, McNamara JR, Ordovas JM, Silberman SR, Wilson PWF, Schaefer EJ. ( 1991) Prevalence of lipoprotein(a) Lp(a) excess in coronary artery disease. American Journal of Cardiology 67: 1039-1045.

Gerster H. (1991) Potential role of beta-carotene in the prevention of cardiovascular disease. International Journal of Vitamin and Nutrition Research 61: 277-291.

Gey KF, Stähelin HB, Puska P und Evans A. (1987) Relationship of plasma level of vitamin C to mortality from ischemic heart disease.110-123. In: Burns JJ, Rivers JM, Machlin LJ (Hrsg.): Third conference on vitamin C. Annals of the New York Academy of Sciences 498.

Gey KF, Puska P, Jordan P, Moser UK. (1991) Inverse correlation between plasma vitamin E and mortality from ischemic heart disease in cross-cultural epidemiology. American Journal of Clinical Nutrition 53: 326, Supplement.

Ghidini O, Azzurro M, Vita A, Sartori G. (1988) Evaluation of the therapeutic efficacy of L-carnitine in congestive heart failure. International Journal of Clinical Pharmacology, Therapy and Toxicology 26: 217-220.

Ginter E. (1973) Cholesterol: Vitamin C controls its transformation into bile acids. Science 179: 702.

Ginter E. (1978) Marginal vitamin C deficiency, lipid metabolism, and atherosclerosis. Lipid Research 16: 216-220.

Ginter E (1991) Vitamin C deficiency cholesterol metabolism and atherosclerosis. Journal of Orthomolecular Medicine 6: 166-173.

Guraker A, Hoeg JM, Kostner G, Papadopoulos NM, Brewer HB Jr. (1985) Levels of lipoprotein Lp(a) decline with neomycin and niacin treatment. Atherosclerosis 57: 293-301.

Halliwell B, Gutteridge JMC (Hrsg.). (1985) Free radicals in biology and medicine. Oxford University Press, London, New York, Toronto.

Harwood HJ Jr, Greene YJ, Stacpoole PW (1986) Inhibition of human leucocyte 3-hydroxy-3-methylglutaryl coenzyme A reductase activity by ascorbic acid. An effect mediated by the free radical monodehydro-ascorbate. Journal of Biological Chemistry 261: 7127-7135.

Hearn JA, Donohue BC, Ba'albaki H, Douglas JS, King SBIII, Lembo NJ, Roubin JS, Sgoutas DS. (1992) Usefulness of serum lipoprotein(a) as a predictor of restenosis after percutaneous transluminal coronary angioplasty. The American Journal of Cardiology 68: 736-739.

Hermann WJ JR, Ward K, Faucett J. (1979) The effect of tocopherol on high-density lipoprotein cholesterol. American Journal of Clinical Pathology 72: 848-852.

Hemilä H. (1992) Vitamin C and plasma cholesterol. In: Critical Reviews in Food Science and Nutrition 32 (1): 33-57, CRC Press Inc., Florida.

Hoff HF, Beck GJ, Skibinski CI, Jürgens G, O'Neil J, Kramer J, Lytle B. (1988) Serum Lp(a) level as a predictor of vein graft stenosis after coronary artery bypass surgery in patients. Circulation 77: 1238-1244.

Iseri LT. (1986) Magnesium and cardiac arrhythmias. Magnesium 5: 111-126.

Iseri LT, French JH. (1984) Magnesium: nature's physiologic calcium blocker. American Heart Journal 108: 188-193.

Jacques PF, Hartz SC, McGandy RB, Jacob RA, Russell RM. (1987) Ascorbic acid, HDL, and total plasma cholesterol in the elderly. Journal of the American College of Nutrition 6: 169-174.

Kamikawa T, Kobayashi A, Emaciate T, Hayashi H, Yamazaki N. (1985) Effects of coenzyme Q-10 on exercise tolerance in chronic stable angina pectoris. American Journal of Cardiology 56: 247-251.

Koh ET. (1984) Effect of Vitamin C on blood parameters of hypertensive subjects. Oklahoma State Medical Association Journal 77: 177-182.

Korbut R. (1993) Effect of L-arginine on plasminogen-activator inhibitor in hypertensive patients with hypercholesterolemia. New England Journal of Medicine 328 [4]:287-288.

Kostner GM, Avogaro P, Cazzolato G, Marth E, Bittolo-Bon G, Qunici GB. (1981) Lipoprotein Lp(a) and the risk for myocardial infarction. Atherosclerosis 38: 51-61.

Langsjoen PH, Folkers K, Lyson K, Muratsu K, Lyson T, Langsjoen P. (1988) Effective and safe therapy with coenzyme Q10 for cardiomyopathy. Klinische Wochenschrift 66: 583-590.

Langsjoen PH, Folkers K, Lyson K, Muratsu K, Lyson T, Langsjoen P. (1990) Pronounced increase of survival of patients with cardiomyopathy when treated with coenzyme Q10 and conventional therapy. International Journal of Tissue Reactions XIII (3) 163-168.

Lavie CJ. (1992) Marked benefit with sustained-release niacin (vitamin B3) therapy in patients with isolated very low levels of high-density lipoprotein cholesterol and coronary artery disease. The American Journal of Cardiology 69: 1093-1085.

Lawn RM. (1992) Lipoprotein(a) in heart disease. Scientific American. June: 54-60.

Lehr, HA, Frei B, Arfors KE. (1994) Vitamin C prevents cigarette smoke-induced leucocyte aggregation and adhesion to endothelium in vivo. Proceedings of the National Academy of Sciences 91: 7688-7692.

Levine M. et al. (1996) Vitamin C pharmacokinetics in healthy volunteers: Evidence for a recommended daily allowance. Proceedings of the National Academy of Sciences 93: 3704-3709.

Liu VJ, Abernathy RP. (1982) Chromium and insulin in young subjects with normal glucose tolerance. American Journal of Clinical Nutrition 25: 661-667.

Mann GV, Newton P. (1975) The membrane transport of ascorbic acid. Second Conference on Vitamin C. 243-252. Annals of the New York Academy of Sciences.

Mather HM et al. (1979) Hypomagnesemia in diabetes. Clinical and Chemical Acta 95: 235-242.

McBride PE und Davis JE. (1992) Cholesterol and cost-effectiveness implications for practice, policy, and research. Circulation 85: 1939-1941.

McCarron DA, Morris CD, Henry HJ und Stanton JL. (1984) Blood pressure and nutrient intake in the United States. Science 224: 1392-1398.

McNair P et al. (1978) Hypomagnesemia, a risk factor in diabetic retinopathy. Diabetes 27: 1075-1077.

McSheehy PMJ und Chambers TJ. (1987) 1,25-Dihydroxyvitamin D3 stimulates rat osteoblastic cells to release a soluble factor that increases osteoclastic bone resorption. Journal of Clinical Investigation 80: 425-429.

Miccoli R, Marchetti P, Sampietro T, Benzi L, Tognarelli M, Navalesi R. (1984) Effects of pantethine on lipids and apolipoproteins in hypercholesterolemic diabetic and nondiabetic patients. Current Therapeutic Research 36: 545-549.

Mikami H et al. (1990) Blood pressure response to dietary calcium intervention in humans. American Journal of Hypertension 3: 147-151.

Newman T, Hulley S. (1996) Cancerogenicity of Lipid-Lowering Drugs. Journal of the American Medical Association 275 (1996) 55-60.

Niedzwiecki A, Ivanov V. (1994) Direct and extracellular matrix mediated effect of ascorbate on vascular smooth muscle cell proliferation. 24th AAA (Age) and 9th American College of Clinical Gerontology Meeting Washington D.C.

Niendorf A, Rath M, Wolf K, Peters S, Arps H, Beisiegel U, Dietel M. (1990) Morphological detection and quantification of lipoprotein(a) deposition in atheromatous lesions of human aorta and coronary arteries. Virchow's Archives of Pathological Anatomy 417: 105-111.

Nunes GL, Sgoutas DS, Redden RA, Sigman SR, Gravanis MB, King SB, Berk BC. (1995) Combination of Vitamin C and E alters the response to coronary balloon injury in the pig. Arteriosclerosis, Thrombosis and Vascular Biology 15: 156-165.

Opie LH. (1979) Review: Role of carnitine in fatty acid metabolism of normal and ischemic myocardium. American Heart Journal 97: 375-388.

Paolisso G et al. (1993) Pharmacologic doses of vitamin E improve insulin action in healthy subjects and in non-insulin-dependent diabetic patients. American Journal of Clinical Nutriion 57: 650-656.

Paterson JC (1941): Canadian Medical Association Journal 44: 114-120.

Pauling L. (1986): Das Vitamin-Programm. Topfit bis ins hohe Alter. Goldmann Verlag München.

Pfleger R, Scholl F. (1937) Diabetes und vitamin C. Wiener Archiv für Innere Medizin 31: 219-230.

Rath M, Niendorf A, Reblin T, Dietel M, Krebber HJ, Beisiegel U. (1989) Detection and quantification of lipoprotein(a) in the arterial wall of 107 coronary bypass patients. Arteriosclerosis 9: 579-592.

Rath M, Pauling L. (1990a) Hypothesis: Lipoprotein(a) is a surrogate for ascorbate. Proceedings of the National Academy of Sciences USA 87: 6204-6207.

Rath M, Pauling L. (1990b) Immunological evidence for the accumulation of lipoprotein(a) in the atherosclerotic lesion of the hypoascorbemic guinea pig. Proceedings of the National Academy of Sciences USA 87: 9388-9390.

Rath M, Pauling L. (1991a) Solution to the puzzle of human cardiovascular disease: Its primary cause is ascorbate deficiency, leading to the deposition of lipoprotein(a) and fibrinogen/fibrin in the vascular wall. Journal of Orthomolecular Medicine 6: 125-134.

Rath M, Pauling L. (1991b) Apoprotein(a) is an adhesive protein. Journal of Orthomolecular Medicine 6: 139-143.

Rath M, Pauling L. (1992a) A unified theory of human cardiovascular disease leading the way to the abolition of this disease as a cause for human mortality. Journal of Orthomolecular Medicine 7: 5-15.

Rath M, Pauling L. (1992b) Plasmin-induced proteolysis and the role of apoprotein(a), lysine, and synthetic lysine analogs. Journal of Orthomolecular Medicine 7: 17-23.

Rath M. (1992c) Lipoprotein-a reduction by ascorbate. Journal of Orthomolecular Medicine 7: 81-82.

Rath M. (1992d) Solution to the puzzle of human evolution. Journal of Orthomolecular Medicine 7: 73-80.

Rath M. (1992e) Reducing the risk for cardiovascular disease with nutritional supplements. Journal of Orthomolecular Medicine 7: 153-162.

Rath M. (1993a) Cationic-anionic and anionic-cationic oligopeptides in apoprotein(a) and other proteins as modulators of protein action and of biological communication. Journal of Applied Nutrition 44: 62-69.

Rath M. (1993b) Eradicating heart disease. Health Now Inc., San Francisco, USA.

Rath M. (1993c) A new era in medicine. Journal of Orthomolecular Medicine 8: 134-135.

Rath M, Pauling L. (1993d): Die Entstehung von Herz-Kreislauf-Erkrankungen. Vitamin-C-Mangel als Ursache für die Ablagerung von Lipoprotein(a) und Fibrinogen/Fibrin in der Gefäßwand. Journal für Orthomolekulare Medizin 1, Heft 2: 19-29.

Rath M. (1994a) Discovery of new elements of biological communication leading the way to the abolition of infectious diseases, cancer, and other diseases as causes of human mortality. Journal of Orthomolecular Medicine 8: 11-20.

Rath M. (1994b) The Protein Code and principles of Peptide Interception Therapy. Journal of Applied Nutrition 46: 32-34.

Rath M. (1994c) Why animals don't get heart attacks. Health Now Inc., San Francisco, USA.

Rath M. (1995) America's Most Successful Cardiovascular Health Program. Health Now Inc., San Francisco, USA.

Rath M. und Niedzwiecki A. (1996) Nutritional Supplement Program Halts Progression of Early Coronary Atherosclerosis Documented by Ultrafast Computed Tomography. Journal of Applied Nutrition 48.

Rhoads GG, Dahlen G, Berg K, Morton NE, Dannenberg AL. (1986) Lp(a) Lipoprotein as a risk factor for myocardial infarction. Journal of the American Medical Association 256: 2540-2544.

Riales RR, Albrink MJ. Effect of chromium chloride supplementation on glucose tolerance and serum lipids including high-density lipoprotein of adult men. American jouernal of Clinical Nutrition 34: 2670-2678.

Riemersma RA, Wood DA, Macintyre CCA, Elton RA, Gey KF, Oliver MF. (1991) Risk of angina pectoris and plasma concentrations of vitamins A, C, and E and carotene. The Lancet 337: 1-5.

Rimm EB, Stampfer MJ, Ascherio AA, Giovannucci E, Colditz GA, Willett WC. (1993) Vitamin E consumption and the risk of coronary heart disease in men. New England Journal of Medicine 328: 1450-1449.

Rivers JM. (1975) Oral contraceptives and ascorbic acid. American Journal of Clinical Nutrition 28: 550-554.

Rizzon P, Biasco G, Di Biase M, Boscia F, Rizzo U, Minafra F, Bortone A, Silprandi N, Procopio A, Bagiella E, Corsi M. (1989) High doses of L-carnitine in acute myocardial infarction: metabolic and antiarrhythmic effects. European Heart Journal 10: 502-508.

Rudolph Willi. (1939) Vitamin C und Ernährung. Enke Verlag Stuttgart.

Salonen JT, Salonen R, Ihanainen M, Parviainen M, Seppänen R, Seppänen K, Rauramaa R. (1987) Vitamin C deficiency and low linolenate intake associated with elevated blood pressure: The Kuopio Ischemic Heart Disease Risk Factor Study. Journal of Hypertension 5 (Supplement 5): S521-S524.

Salonen JT, Salonen R, Seppäneen K, Rinta-Kiikka S, Kuukka M, Korpela H, Alfthan G, Kantola M, Schalch W. (1991) Effects of Antioxidanz supplementation on platelet function: a randomized pair-matched, placebo-controlled, double-blind trial in men with low antioxidant status. American Journal of Clinical Nutrition 53: 1222-1229.

Sauberlich HE, Machlin LJ (Hrsg.). (1992) Beyond deficiency: new views on the function and health effects of vitamins. Annals of the New York Academy of Sciences 669.

Smith HA, Jones TC, Hrsg. (1958) Veterinary Pathology.

Sokoloff B, Hori M, Saelhof CC, Wrzolek T, Imai T. (1966) Aging, atherosclerosis and ascorbic acid metabolism. Journal of the American Gerontology Society 14: 1239-1260.

Som S, Basu S, Mukherjee D, Deb S, Choudhury PR, Mukherjee S, Chatterjee SN, Chatterjee IB. (1981) Ascorbic acid metabolism in diabetes mellitus. Metabolism 30: 572-577.

Spittle CR. (1971) Atherosclerosis and vitamin C. Lancet ii, 1280-1281.

Stankova L, Riddle M, Larned J, Burry K, Menashe D, Hart J, Bigley R. (1984) Plasma ascorbate concentrations and blood cell dehydroascorbate transport in patients with diabetes mellitus. Metabolism 33: 347-353.

Stepp W, Schroeder H, Altenburger E. (1935) Vitamin C und Blutzucker. Klinische Wochenschrift 14 [26]: 933-934.

Stryer L. (1988) Biochemistry. 3rd edition. W.H. Freeman and Company New York.

Tarry WC. (1994) L-arginine improves endothelium-dependent vasorelaxation and reduces intimal hyperplasia after baloon angioplasty. Arteriosclerosis and Thrombosis 14: 938-943.

Teo KK, Salim Y. (1993) Role of magnesium in reducing mortality in acute myocardial infarction: A review of the evidence. Drugs 46[3}: 347-359.

Thomsen JH, Shug AL, Yap VU et al. (1979) Improved pacing tolerance of the ischemic human myocardium after administration of carnitine. American Journal of Cardiology 43: 300-306.

Turlapaty PDMV, Altura BM. (1980) Magnesium deficiency produces spasms of coronary arteries: relationship to etiology of sudden death ischemic heart disease. Science 208: 198-200.

Virchow R. (1859) Cellularpathologie. Verlag von August Hirschwald, Berlin.

Widman L et al. (1993) The dose-dependent reduction in blood pressure through administration of magnesium: A double-blind placebo controlled cross-over study. American Journal of Hypertension 6: 41-45.

Willis GC, Light AW, Gow WS. (1954) Serial arteriography in atheroscle rosis. Canadian Medical Association Journal 71: 562-568.

Zenker G, Koeltringer P, Bone G, Kiederkorn K, Pfeiffer K, Jürgens G. (1986) Lipoprotein(a) as a Strong Indicator for Cardiovascular Disease. Stroke 17: 942-945.

**Besuchen Sie die international führende Internet-Seite über Naturheilkunde und finden Sie die neusten Informationen zur Vitamin-Forschung und die Wirkungsweise der Zellular Medizin bei Herz-Kreislauf-Erkrankungen und anderen Gesundheitsproblemen:**

**www.dr-rath-research.org**

**Besuchen Sie die international führende Internet-Seite über den Kampf um die Freiheit der Naturheilkunde und erfahren Sie, was Sie selbst tun können, um am Aufbau eines neuen, patientenorientierten Gesundheitswesens auf der ganzen Welt mitzuarbeiten:**

**www.dr-rath-health-foundation.org**

**Besuchen Sie die Internet-Seite der MR Publishing und erhalten Sie Informationen über weitere Bücher und Medien zu diesen Themen:**

**www.mr-verlag.com**

**Weitere Informationen auch bei:**

**MR Publishing, B.V.**
**Postbus 859**
**NL 7600 AW Almelo**

**Tel +31-5 46 5 33 3 33**
**Fax +31-5 46 5 33 3 23**

## Notizen

# Notizen